In der Reihe *„Spirituelle Aspekte in der Medizin"* sind bisher erschienen:

Band 1:   Bachblüten als Erkenntnisweg
Band 2:   Karma-Sutra, Indische Medizin als Erkenntnisweg

Brigid Ryll
Physiotherapeutin, Yogalehrer-Diplom-Ausbildung, langjährige Praxis des Indischen Bogenschießens, Bachblütentherapeutin, Ausbildung in anthroposophischer Medizin, Ayurvedatherapeutin, Entwicklung frauenspezifischer Therapiekonzepte in den Bereichen Yoga, Indisches Bogenschießen und Meditation.

Dr. med. Stefan Jarzombek, M.A.
Facharzt für Allgemeinmedizin, Ärztlicher Psychotherapeut, Anthroposophischer Arzt (GAÄD), Ayurvedaarzt, Akupunkturausbildung.

Brigid Ryll
Stefan Jarzombek

Karma-Sutra
Indische Medizin als Erkenntnisweg

2. Auflage

Spirituelle Aspekte in der Medizin Band 2

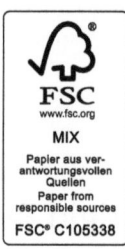

Brigid Ryll, Stefan Jarzombek, >Karma-Sutra<
2., durchgesehene und überarbeitete Auflage
© 2019
Herstellung und Verlag: BoD – Books on Demand, Norderstedt.
ISBN: 9 783746 068305

Satz: Brigid Ryll, Stefan Jarzombek
Bild Umschlagseite und S. 5: ©Viktoriia Protsak - Fotolia.com
Illustrationen: Brigid Ryll, Stefan Jarzombek

für Theresa und Johannes

für Marion

für Helga, Leah und Tom

Inhalt

Einleitung

Jedes wirksame, ganzheitliche Heilungssystem ist auf dieselben grundlegenden Wahrheiten zurückzuführen. Dies kann auch nicht anders sein, denn die Rahmenbedingungen, die auf den Menschen und die Schöpfung wirken, sind stets gleich. Dies gilt nicht nur für die Gesetze des materiellen Kosmos. Gleichermaßen hat diese Grundannahme Gültigkeit für die geistig-seelischen Aspekte der Schöpfung und ihre Gesetzmäßigkeiten. Folgerichtig stimmen alle bedeutsamen und authentischen Weisheitslehren in ihren grundlegenden Aussagen zur Existenz einer göttlichen Kraft, zum Aufbau der Schöpfung sowie zum Sinn und Weg der menschlichen Existenz überein. Es ergeben sich daher gleichsam „Rahmendaten", die dem Kundigen immer wieder als Ausdruck der Authentizität eines Heilungssystems erkennbar werden.

In beeindruckender Weise finden wir die Gesetze und das Zusammenwirken der körperlichen, geistigen und seelischen Schöpfung in den Lehren der Indischen Medizin wieder. Unter dem Begriff *Indische Medizin* wird im allgemeinen Sprachgebrauch meist der *Ayurveda* verstanden, welcher sich seit einigen Jahren auch in der westlichen Welt zunehmender Beliebtheit erfreut. Allerdings handelt es sich bei den ayurvedischen Angeboten in Europa häufig um Maßnahmen im Wellnessbereich, deren Zweck sich in eher allgemeiner Erholung und Entspannung erschöpft. Tatsächlich umfasst die Indische Medizin erheblich mehr als lediglich den *Ayurveda*. Die zugrundeliegende Heilungsphilosophie geht zudem weit über eine reine Wohlfühlbehandlung hinaus. Bereits die Überlieferung zur Entstehung des *Ayurveda* beginnt mit der unmissverständlichen Klarstellung, dass Gesundheit kein Selbstzweck ist, sondern notwendige Voraussetzung, damit sich der Mensch seiner spirituellen Weiterentwicklung widmen kann. Das Ziel aller Heilung ist die Unterstützung des Menschen auf seinem Erkenntnis- und Erleuchtungsweg.

In einzigartiger Weise umfasst die *Indische Medizin* eine Sammlung verschiedener Lehren, die in der Gesamtheit die ganzheitliche Heilung von Körper, Seele und Geist im Sinne eines Erkenntnisprozesses ermöglichen. Es existiert weltweit kein vergleichbares System, welches ähnlich komplex und umfassend Anleitung zur ganzheitlichen Heilung bietet. Dabei gehen tiefgreifende geisteswissenschaftliche und philosophische Darstellungen Hand in Hand mit lebenspraktischen Ratgebern und Unterweisungen.

1

Die Indische Medizin in der Übersicht

Der Mensch als Individuum	Ebene Körper	*Ayurveda*
	Ebene Geist	*Dhanurveda*
	Ebene Seele	*Yoga*
Der Mensch in der Paarbeziehung	Ebene Körper	*Kamasutra*
	Ebene Geist	*Tantra*
	Ebene Seele	*Ardhanarishvara Veda*

   Der *Ayurveda*, das *Wissen vom Leben,* beschäftigt sich intensiv mit den körperlich-stofflichen Aspekten des Lebens. Ausführlich beschreibt der Ayurveda die Entstehung der Elemente, die Zusammensetzung und Funktion des menschlichen Körpers sowie die Wechselwirkungen zwischen dem Organismus und dem umgebenden Kosmos. Das Leben wird als ständige Wandlung des Substanziellen begriffen, als unaufhörliches Werden und Vergehen. In diesem Kreislauf des Lebens ist Gesundheit eine harmonische Balance, sowohl innerhalb des Organismus, als auch in der Beziehung zur kosmischen Umgebung. Da der den Menschen umgebende Kosmos ständigen und wechselnden Einfluss auf den Organismus ausübt, muss der Mensch durch angemessene Verhaltensweisen, bewusste Ernährung und balancierende Behandlungen stets aufs Neue seine Gesundheit herstellen. Gesundheit ist somit das Ergebnis eines aktiven Prozesses, in welchem der Mensch die wirkenden Kräfte des stofflichen Lebens bewusst wahrnimmt und balanciert. Der *Ayurveda* lehrt diese Kräfte des stofflichen Lebens und beschreibt genau ihre Wirkungen und Wechselwirkungen in Bezug auf den Organismus. Die Darstellungen im *Ayurveda* reichen dabei von allgemeingültigen Prinzipien bis hin zu ganz konkreten und detaillierten Empfehlungen zur täglichen Lebensführung. Nach indischem Verständnis ist der Körper das Gefährt, mit dem die Seele durch dieses Leben reist. Nur ein gesunder Körper vermag der Seele die notwendige Hilfe zu sein, um alle Lebenserfahrungen zu machen, für die sie in dieses Leben gekommen ist. Daher kommt der Pflege des Körpers, dem achtsamen Erhalten des irdischen Fahrzeugs, große Bedeutung zu.

Der *Dhanurveda*, das *Wissen vom Bogen*, erschließt die geistige Dimension des Menschen. Die geistigen Fähigkeiten des Menschen sind während des Lebens stoffgebunden und manifestieren sich durch die Funktionen des Nervensystems. Dennoch sind die geistigen Wahrnehmungen und Erkenntnisse nicht allein stofflicher Qualität. Sie überschreiten die Ebene des rein Körperlichen und bilden die Brücke zu einer metaphysischen, geistigen Welt, die ebenfalls Teil des Kosmos und der menschlichen Existenz ist. Der *Dhanurveda* lehrt die Wirkung des Geistigen im Lebendigen und bildet einen Übungsweg, der die geistigen Qualitäten des Menschen wahrnehmen und bewusst einsetzen hilft.

Der *Yoga* widmet sich schließlich der seelischen Dimension der menschlichen Existenz. Er stellt die Frage nach dem Woher und Wohin des Menschen und bietet ein komplexes Lehr- und Übungssystem, welches die Erleuchtung des Menschen - im Sinne der Erfahrung der Einheit mit dem Göttlichen - zum Ziel hat. Wie eine umfassende Klammer schließt der *Yoga* auf diesem Erleuchtungsweg auch die körperliche und geistige Dimension des Menschen ein, dennoch ist er im Kern eine Lehre, die auf die seelische Dimension des Menschen abzielt. Körperliche und geistige Übungen werden zum Zwecke der Kontrolle und Überwindung der körperlichen und geistigen Begrenzungen gelehrt, um damit die Seele als eigentlichen Kern der menschlichen Existenz auf dem Erleuchtungsweg zu unterstützen.

Die Indische Medizin erschöpft sich nicht in der Betrachtung des einzelnen Menschen, sondern erkennt die besondere Bedeutung der Paarbeziehung für Leben und Erleuchtung des Menschen. Die konsequente Integration der Beziehungsdimension der menschlichen Existenz in den Heilungsansatz ist bis heute revolutionär. Dabei wird der Tatsache Rechnung getragen, dass der Mensch, ebenso wie die gesamte Schöpfung, dem Schöpfungsprinzip der Polarität unterworfen ist. Auf der Ebene des Körperlich-Stofflichen gilt es stets, den unterschiedlichen Bedürfnissen der polaren Seiten gerecht zu werden. Auf der geistigen Ebene dient die gegenseitige Ergänzung dem vertieften Erkennen der Wirklichkeiten. Auf der seelischen Ebene schließlich führt die Verschmelzung der polaren Seelen zur Rückkehr der Schöpfung in ihren Ursprung. Dieser letzte Erkenntnisschritt ist für eine einzelne Seele nicht erreichbar.

Das *Kamasutra* beschäftigt sich mit der körperlich-stofflichen und lebens-praktischen Seite einer Partnerschaft. Es lehrt Praktiken und Regeln, um die Beziehung zum Wohlbefinden beider Partner auszugestalten. Im Fokus sind dabei alle Aspekte, die innerhalb der Partnerschaft körpervermittelt stattfinden oder erlebt werden. In diesem Verständnis wird die sexuelle Begegnung primär in ihrer lustbringenden körperlichen Dimension betrachtet. Die Lehren beschränken sich jedoch nicht auf die körperliche Liebe. Ebenso werden viele weitere relevante Aspekte einer Partnerschaft im Hinblick auf die stofflich-körperliche Dimension dargestellt, zum Beispiel die Gestaltung des Wohnraumes, Essen und Trinken, Hygiene, soziale Aktivitäten oder Freizeitgestaltung.

Das *Tantra* lehrt die geistige Dimension einer Partnerschaft. Hier geht es darum, die körperliche Begegnung bewusst um die Qualität einer geistigen Entwicklung zu erweitern. Die gemeinsame körperliche Übung dient dabei lediglich als äußeres Bild eines angestrebten inneren Prozesses. Da jedes menschliche Individuum stets auf die eigene Geschlechtlichkeit begrenzt ist, soll die Ergänzung um das gegengeschlechtliche polare Gegenüber dem Geist Hilfe zur Erweiterung seiner erkennenden Wahrnehmung sein.

Der Ardhanarishvara Veda, der Weg der Liebenden, stellt die seelische Dimension einer Paarbeziehung dar. Im Schöpfungsprozess manifestiert sich die göttliche Seele als Dualseele, welche in sich nicht nur die Fähigkeit zur Erkenntnis des göttlichen Ursprungs trägt, sondern auch die Möglichkeit der Rückkehr zum göttlichen Ursprung besitzt.

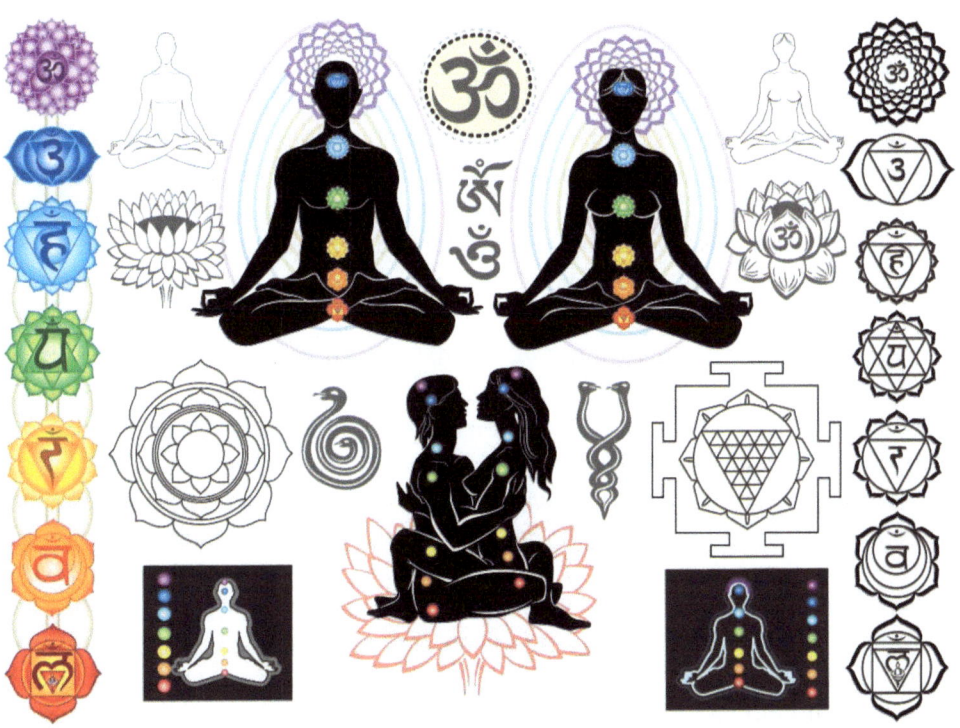

Ayurveda

Die *Indische Medizin* ist eine Sammlung verschiedener Lehren, die in der Gesamtheit die ganzheitliche Heilung von Körper, Seele und Geist im Sinne eines Erkenntnisprozesses ermöglichen. Die *Indische Medizin* erschöpft sich dabei nicht in der Betrachtung des einzelnen Menschen, sondern erkennt zudem die besondere Bedeutung der Paarbeziehung für Leben und Erleuchtung des Menschen. Im Folgenden betrachten wir nun den Menschen als Individuum und beschäftigen uns mit der körperlichen Ebene der individuellen Existenz. Diese Ebene wird durch den *Ayurveda* beschrieben.

Der *Ayurveda*, das *Wissen vom Leben*, beschäftigt sich intensiv mit den körperlich-stofflichen Aspekten des Lebens. Ausführlich beschreibt der Ayurveda die Entstehung der Elemente, die Zusammensetzung und Funktion des menschlichen Körpers sowie die Wechselwirkungen zwischen dem Organismus und dem umgebenden Kosmos. Das Leben wird als ständige Wandlung des Substanziellen begriffen, als unaufhörliches Werden und Vergehen. In diesem Kreislauf des Lebens ist Gesundheit eine harmonische Balance, sowohl innerhalb des Organismus, als auch in der Beziehung zur kosmischen Umgebung. Da der den Menschen umgebende Kosmos ständigen und wechselnden Einfluss auf den Organismus ausübt, muss der Mensch durch angemessene Verhaltensweisen, bewusste Ernährung und balancierende Behandlungen stets aufs Neue seine Gesundheit herstellen. Gesundheit ist somit das Ergebnis eines aktiven Prozesses, in welchem der Mensch die wirkenden Kräfte des stofflichen Lebens bewusst wahrnimmt und balanciert. Der *Ayurveda* lehrt diese Kräfte des stofflichen Lebens und beschreibt genau ihre Wirkungen und Wechselwirkungen in Bezug auf den Organismus. Die Darstellungen im *Ayurveda* reichen dabei von allgemeingültigen Prinzipien bis hin zu ganz konkreten und detaillierten Empfehlungen zur täglichen Lebensführung. Nach indischem Verständnis ist der Körper das Gefährt, mit dem die Seele durch dieses Leben reist. Nur ein gesunder Körper vermag der Seele die notwendige Hilfe zu sein, um alle Lebenserfahrungen zu machen, für die sie in dieses Leben gekommen ist. Daher kommt der Pflege des Körpers, dem achtsamen Erhalten des irdischen Fahrzeugs, große Bedeutung zu.

Historie

Die Legende erzählt:

Vor langer Zeit waren 52 Rishis (heilige, gelehrte Männer) sehr entmutigt, da die Menschen unter Krankheit und einer kurzen Lebenserwartung litten und sich kaum der spirituellen Weiterentwicklung widmeten. Die heiligen Männer versammelten sich in einem Tal des Himalaja und beratschlagten, wie den Menschen geholfen werden könnte. Nach gemeinsamer, tiefer Meditation beschlossen Sie, Bharadvaja zum Gottkönig Indra zu schicken, damit dieser ihn die Weisheit und das Wissen vom Leben lehren sollte. Indra überzeugte sich zunächst von den lauteren Motiven des Bharadvaja und unterrichtete ihn anschließend in den Prinzipien der Wissenschaft vom Leben, Ayurveda. Bharadvaja kehrte nach der Unterweisung in den Himalaja zurück und lehrte alle Weisen dieses neue Wissen. Gestärkt durch die Kunst des Ayurveda führten diese Weisen anschließend ein langes, erfülltes Leben. Punarnava Atreya schließlich wies aus Mitgefühl für alle Lebewesen seine Schüler an, dieses Wissen niederzuschreiben.

Soweit die Legende, wie sie sich in der *Charaka Samhita* findet, in der *Sutra Sthana*, Kapitel 1, Verse 3 – 34.

Ein langes, gesundes Leben wünscht sich jeder Mensch. Doch was fangen wir mit einem solchen Leben an? Der *Ayurveda* sagt deutlich, dass unser Leben der spirituellen Weiterentwicklung dienen soll. Das heißt, wir sollen uns in unserem Leben darum bemühen, weiser und reifer zu werden und irgendwann den Zustand der Erleuchtung erreichen. Der *Ayurveda* widmet sich dabei den Zusammenhängen der stofflich-körperlichen Ebene und lehrt, wie der Körper gesund erhalten werden kann. Damit schafft er die Voraussetzungen dafür, dass der Mensch sich der geistigen und spirituellen Weiterentwicklung widmen kann. Der *Ayurveda* selbst lehrt jedoch nicht die Wege zur spirituellen Weiterentwicklung. Diese Weisheiten erfahren wir durch *Dhanurveda*, *Yoga* und *Tantra* sowie in der Lehre über *Ardhanarishvara Veda*, den Weg der Liebenden.

Aus der kulturhistorischen Forschung wissen wir heute, dass die schriftliche Überlieferung des *Ayurveda* bereits in der frühen rigvedischen Zeit ab 6000 v. Chr., das heißt vor 8000 Jahren, begann. Die *Veden* sind vermutlich die derzeit ältesten Schriften der Erde. Sie gehen zurück auf den Beginn der indischen Zivilisation. Es wird angenommen, dass die *Veden* zunächst für viele tausend Jahre nur mündlich überliefert wurden, bevor sie schriftlich niedergelegt wurden. Die *Veden* sind die älteste Schrift der Menschheit überhaupt. Sie sind die Ur-Quelle allen religiösen Wissens. Man sagt, dass sie niemals von Menschenhand ge-schrieben wurden und daher vollkommen und göttlich sind. Sie wurden den weisen *Rishis* (Sehern) vom Gott *Brahma* durch Meditation offenbart. Der *Rishi* schuf also nicht aus seinem Geist, sondern er „sah" den Gedanken, der schon da war.

In der indischen Philosophie werden vier *Veden* unterschieden:

Die *Veden*			
Rigveda	*Yajurveda*	*Samaveda*	*Adharvaveda*

Rigveda

Der *Rigveda* ist die älteste, umfangreichste und bedeutendste Schrift der Veden. Er umfasst eine Sammlung von 1028 vedischen Sanskrit-Hymnen (Sanskrit: *samhitas*) und 10600 Sanskrit-Versen, gegliedert in 10 Bücher (Sanskrit: *mandalas*). *Rigveda* bedeutet „Veda der Verehrung" oder „Veda der Anbetung" und beinhaltet hauptsächlich Verse, in denen Gottheiten angebetet oder beweihräuchert werden. Aber der *Rigveda* handelt darüber hinaus auch von anderen weltlichen Themen, wie dem Ablauf einer Hochzeit. Zudem enthält der *Rigveda* das erste Verzeichnis medizinischer Heilpflanzen.

Ungefähr zwei Drittel des *Rigveda* handeln von den Göttern *Agni* (Gott des Feuers) und *Indra* (Herrscher der Götter). Ergänzt durch die Gottheit *Soma* bilden die Gottheiten eine Dreiheit, welche die drei kosmischen Kräfte symbolisiert, die den gesamten Kosmos formen. Sie manifestieren sich in drei Prinzipien, den so genannten *gunas*, welche die Grundlage aller Schöpfung darstellen:

Gottheit	guna
Indra	*sattva*
Soma	*tamas*
Agni	*rajas*

Die Idee einer göttlichen Dreiheit findet sich in zahlreichen Religionen. So lehrt auch das Christentum unseres Kulturkreises einen dreigestaltigen Gott aus Gottvater, Sohn und Heiligem Geist. Nun ist aber gerade das Christentum ein Monotheismus, also der Glaube an nur einen einzigen Gott. Wie lässt sich dies mit der göttlichen Dreifaltigkeit verbinden? Wie auch in der indischen Mythologie steht die Dreiheit immer für drei grundlegende kosmische Prinzipien, die in der von Gott erschaffenen Schöpfung wirken und erst durch ihre innere Dynamik die Schöpfung ausmachen. Die drei Gottheiten symbolisieren also ein kosmisches Prinzip, welches uns in zahlreichen Manifestationen der Schöpfung begegnet:

Einige Beispiele:

sattva	*tamas*	*rajas*
Indra	*Soma*	*Agni*
Gottvater	Sohn	Heiliger Geist
Vishnu	*Brahma*	*Shiva*
Lakshmi	*Sarasvati*	*Parvati*
atma	*buddhi*	*manas*
Kether	Chochmah	Neschama
Geistesmensch	*Lebensgeist*	*Geistselbst*

Die Drei spielt in allen religiösen, philosophischen und mystischen Lehren eine wichtige Rolle. Sie zeigt uns, dass alles im Universum in Dreiheit auftaucht. Die Drei steht für das vermittelnde Prinzip zwischen den dualen Gegensätzen und für das Neue, was sich aus der Verbindung der dualen Gegensätze ergibt. Dieses Neue entspricht dem Schöpfungsprozess.

Yajurveda

Der *Yajurveda*, der „*Veda* der Opferformeln", besteht aus alten, umgangssprachlichen *Mantras*, teilweise auch aus Versen, welche dem *Rigveda* entliehen wurden. Ihr Nutzen war praktischer Natur, insofern als jedes *Mantra* Hand in Hand mit einer Opferhandlung gehen musste. Anders als der *Samaveda* fand es jedoch bei allen Opferzeremonien Verwendung, nicht nur bei Opfergaben für die Gottheit *Soma*. Der *Yajurveda* umfasst 5 Hymnen (*samhitas*) und Prosatexte, sowie die *Aranyakas* und einzelne *Upanischaden*. Rituale und Zeremonien sind wichtige Elemente jeder religiösen oder spirituellen Lebensweise. Sie dienen über ihre Symbolik der Bewusstmachung spiritueller Weisheiten.

Samaveda

Der *Samaveda* ist der „*Veda* der Gesänge" oder das „Wissen von den Melodien". Der Name leitet sich vom Sanskritwort *saman* ab, welches soviel wie „Lobgesang" bedeutet. Der *Samaveda* umfasst 1810 Hymnen (*samhitas*), die Gebete der Brahmanen sowie den *Chandogya* und *Jaiminia Upanischaden*. Die Formen der Gesänge sind wichtig für die liturgische Verwendung der Verse, somit waren die Hymnen entsprechend bestimmter, festgelegter Melodien zu singen. Gesang und Gebete sind urmenschliche Ausdrucksformen, um in Verbindung zu treten mit unserer göttlichen Quelle, mit der Kraft, aus der die gesamte Schöpfung und auch wir Menschen hervorgegangen sind.

Adharvaveda

Adharvaveda bedeutet „*Veda* der Weisen und Alten". Er beinhaltet zunächst die klassische Dichtung der visionären Dichter. Meist wird darin die heilende Kraft der Pflanzen und des Wassers verherrlicht. Viele Dichtungen beziehen sich auf Erkrankungen sowie Kräuter und magische Amulette, welche die Krankheiten wieder beseitigen. Weiter finden sich Dichtungen, die sich mit Sünde und deren Sühne beschäftigen, mit Fehlern in der Durchführung von Ritualen und den zugehörigen sühnenden Handlungen, mit politischen und philosophischen Themen sowie eine Hymne auf Mutter Erde (*prithvi*). In der Dichtung versuchen Menschen, Dinge und Sachverhalte in Worte zu fassen, die eigentlich durch die Sprache nicht mehr ausdrückbar sind. Dichtung geht über die Umgangssprache weit hinaus, sie vermag tiefere Weisheiten und Empfindungen zu vermitteln. Krankheiten werden seit alters her mit der Lebensweise des Menschen in Verbindung gebracht.

Krankheit ist ein Hinweis, dass der Mensch sich (ver-)ändern muss. Diese uralte Auffassung, dass Krankheiten wichtige Signale auf dem Lebensweg sind, ist heute im naturheilkundlich-ganzheitlichen Verständnis von Gesundheit und Krankheit unverändert aktuell. Wir können in unserem Leben Halt, Stütze und Führung erfahren, indem wir Rituale, Gesang, Gebet, Dichtung und die Reflexion über Krankheitssignale entsprechend unseres Bewusstseinszustandes in unseren Alltag integrieren.

Ayurveda
Der *Ayurveda* hat seine Wurzeln hauptsächlich im *Adharvaveda*. Im *Ayurveda* gibt es keine Trennung von Philosophie und Naturwissenschaft. Vielmehr werden übergreifende, grundlegende Prinzipien des Kosmos in ihrer Allgemeingültigkeit zur Basis von Diagnostik, Therapie und Pharmakologie. Ergänzend zu den Veden bilden die *darsanas*, spirituelle und wissenschaftliche Auslegungen der Welt mit ihren Erscheinungen, die Grundlage für den *Ayurveda*. Auf der Grundlage der alten *vedischen* Texte schufen *Charaka*, *Bhela* und *Sushruta* ihre heilkundigen Werke, welche bis heute für die *ayurvedische* Medizin von grundlegender Relevanz sind.

Die Grundlagen des Ayurveda

Im *Ayurveda* sind Naturwissenschaft und Philosophie lediglich zwei Seiten derselben Sache. Die Trennung von Naturwissenschaft und Philosophie, wie sie bei uns im Westen besteht, wurde im *Ayurveda* nie vollzogen. Philosophische und spirituelle Erkenntnisse werden direkt in Beziehung gesetzt zu naturwissenschaftlichen Modellen und Vorstellungen. Der *Ayurveda* betrachtet den Menschen als Mikrokosmos, der den gleichen Kräften und Gesetzen unterliegt, wie der Makrokosmos. Alles in der Natur besteht aus den gleichen Bausteinen, die in einem balancierten Gleichgewicht vorliegen müssen, wenn Harmonie bestehen soll. Ein Zuviel oder Zuwenig einer bestimmten Seite führt immer zu Krankheit und Zerstörung. So lautet die wichtigste Regel im *Ayurveda*, stets für einen Ausgleich der wirkenden Kräfte zu sorgen.

Grundlage des Verständnisses bilden **Universale Gesetze**, die nicht nur wichtige Eckdaten des *ayurvedischen* Weltbildes sind, sondern seit Tausenden von Jahren die Basis aller ganzheitlichen philosophischen, religiösen und medizinischen Systeme bilden:

1. **Wie oben, so unten**

    Dieses Gesetz sagt aus, dass in der gesamten polaren Schöpfung die gleichen Regeln und Gesetze gelten. Aus diesem Grunde ist es möglich, Erkenntnisse, die man im (großen) kosmischen Zusammenhang gewonnen hat, auf den (kleinen) Menschen zu übertragen und umgekehrt. Dies gilt nicht nur für materielle Aspekte der Schöpfung (*prakriti*), sondern ebenso für die geistig-seelischen Dimensionen (*purusha*). In vielen religiösen und spirituellen Texten wird uns dieses Gesetz immer wieder dargelegt. Beispielhaft sei die bekannte Textpassage aus dem *Vater unser* erwähnt:

    ...Dein Wille geschehe, wie im Himmel, so auch auf Erden...

    Mit diesen Worten wird ausgedrückt, dass die göttliche Kraft gleichermaßen in der geistigen Welt (*purusha*) wie auch in der materiellen Welt (*prakriti*) wirkt. Wie oben, so unten.

2. **Das Gesetz des Ausgleichs**

Sowohl in der materiellen Welt (*prakriti*) als auch in der geistigen Welt (*purusha*) ist eine Balance der wirkenden Kräfte notwendig, damit die Schöpfung existieren kann. So führt das Ansteigen des einen Pols stets zum Anstieg des anderen Pols, so dass sich immer wieder die wirkenden Kräfte im Sinne einer ganzheitlichen Harmonie ausgleichen.

3. **Alles ist Eins. Alles ist mit Allem verbunden.**

Diese Wahrheit ist nicht leicht zu verstehen, noch schwieriger ist es, entsprechend dieser Wahrheit zu leben. Natürlich ist es notwendig, sich von anderen abzugrenzen, seinen eigenen Rhythmus des Lebens zu finden, sich vor Übergriffen oder vor Fremdbestimmung zu schützen. Dennoch müssen wir uns stets vor Augen halten, dass kein Mensch in seiner eigenen Welt für sich allein existiert. Alles, was wir tun oder nicht tun, hat Auswirkungen auf andere Menschen und auf die Umwelt um uns herum. Daher lehrt uns der *Ayurveda* eine zunehmende Bewusstheit über die ständigen Wechselwirkungen des Lebens, zwischen uns und der uns umgebenden Welt. Die ayurvedische Medizin ist zwar schon tausende von Jahren alt, sie ist mit dieser Sichtweise dennoch hochaktuell und nutzt Grundannahmen, wie wir sie heute aus der Systemtheorie kennen. Kurz zusammengefasst besagt diese Theorie, dass alles im Universum voneinander abhängig ist. Alles unterliegt ständiger Veränderung, es herrscht ein kontinuierliches Wachsen und Vergehen - die Rhythmik des Lebens im Mikro- wie im Makrokosmos. In diesem Fluss des Lebens gibt es keine Stagnation. So kann auch Gesundheit nicht als statischer Zustand begriffen werden, sondern entsteht in jedem Augenblick neu durch das immer wieder neu zu schaffende Gleichgewicht der lebensbestimmenden Kräfte des Universums.

Entstehung und Struktur der Schöpfung

Die *Indische Medizin* lässt sich nur erfassen, wenn grundlegende Vorstellungen über die Entstehung und den Aufbau der Schöpfung vorhanden sind. Wir wollen uns daher zunächst ansehen, wie nach indischem Verständnis die Schöpfung entsteht. Dabei können wir immer wieder feststellen, dass sich die dargestellten grundlegenden Prinzipien in ähnlicher Weise in allen anderen großen Weisheitsschulen der Menschheit finden.

Der Beginn der Schöpfung

Die *Veden* lehren uns, dass vor der Schöpfung eine allumfassende göttliche Kraft in sich selber ruhte. Ohne Zeit, ohne Raum, ohne Existenz und ohne Nicht-Existenz. Da und doch nicht da. Dies ist die ursprüngliche göttliche Dimension, die jegliches menschliche Vorstellungsvermögen übersteigt. Daher heißt es in allen Lehren, dass wir uns kein Bild von Gott machen sollen, da dieses Bild zwingend unvollkommen und falsch sein müsste.

Weiter berichten die Lehren, dass diese allmächtige göttliche Dimension irgendwann wie einen Gedanken fasste und damit aus der ursprünglich allumfassenden, in sich ruhenden Unendlichkeit heraustrat. Durch die Bildung eines Gedankens begrenzte sich die göttliche Dimension. Diese Begrenzung des Unendlichen und Allmächtigen hin zu einem Endlichen und Eingeschränkten war die Grundvoraussetzung für alle Schöpfung.

Der erste göttliche Gedanke, die göttliche Bewusstheit, enthielt bereits alle Schöpfung. Aus diesem ersten Gedanken entstanden nun eine materielle und eine geistige Schöpfungsdimension, die Polarität als ewiges Schöpfungsprinzip.

Die geistige Dimension enthält die Gesamtheit aller Möglichkeiten, eine materielle Schöpfung zu bilden. Sie ist und bleibt jedoch selbst immer unveränderlich. Wie eine Blaupause, eine Quelle endloser Ideen, eine Sammlung aller Möglichkeiten bildet sie ewig die männliche Dimension der Schöpfung.

Die materielle Schöpfung dagegen ist die konkrete Umsetzung einer geistigen Idee. Jede materielle Manifestation ist dabei unvermeidbar immer eine Begrenzung, eine Beschränkung. Aus der unendlichen Zahl der Möglichkeiten und Ideen (die vom Beginn der Schöpfung an bereits in der geistigen Welt vorhanden sind) wird ein kleiner Aspekt wie herausgegriffen und materialisiert. Die Manifestation gelingt nur um den Preis, dabei auf viele andere Aspekte möglicher

Manifestation zu verzichten. Die materielle Schöpfung bildet den weiblichen Teil der Schöpfung.

Die materielle Welt und die geistige Welt

Die *Samkhya*-Philosophie lehrt diesen Schöpfungsverlauf so, dass neben der ewigen, aktiven und veränderlichen Materie (*prakriti*) eine zweite Kraft in der Schöpfung wirkt, die ebenfalls ewige, jedoch passive und unveränderliche Antimaterie (*purusha*). Diese Antimaterie kann man als reines Selbst bezeichnen, als immaterielle Grundlage der materiellen Objekte, als göttlichen Geist oder als die der Objekte zugrundeliegende Idee. Erst aus der Spannung dieser gegensätzlichen Kräfte entsteht die Evolution der Schöpfung.

Neben der materiellen Schöpfung existiert also eine nicht-materielle, eine geistige Welt. Sie bildet den Gegenpol zum Materiellen und entsteht ebenso wie der materielle Pol im Schöpfungsprozess. Unter Schöpfung verstehen wir, dass aus dem allumfassenden Eins des Göttlichen etwas Wahrnehmbares, Erkennbares wird. Dies kann nur gelingen, wenn aus der 1 des Göttlichen eine 2 wird. Erst in der Entstehung eines Gegenübers wird Wahrnehmung und Erkenntnis möglich (vergleiche hierzu das Kapitel „*Ardhanarishvara Veda*"). Die nicht-materielle Welt ist die Welt des Geistigen, des Metaphysischen, also des über das Materiell-körperliche Hinausgehenden. In ihr gelten andere Gesetzmäßigkeiten, als in der materiellen Welt. So wird die geistige Welt nicht bestimmt durch die Elemente, daher gibt es nicht die Beschränkung durch Aggregatzustände, ebenso nicht die Beschränkungen durch Raum und Zeit. Materielle und nicht-materielle Welt sind zwar getrennte Pole der Schöpfung, jedoch in ständiger Wechselwirkung aufeinander. Ideen und Kräfte der geistigen Welt beeinflussen die Ausgestaltung und die Manifestationen der Materie, ebenso wirken materielle Veränderungen in die geistige Welt. Diese Wechselwirkungen sind die Grundlage für die Wirkungen von Ritualen, Gebeten oder Meditation. Die materielle Schöpfung ist von der nicht-materiellen gleichsam „durchgeistigt", daher finden wir die Aspekte der *Trigunas* ebenso in den geistigen wie auch in allen materiellen Manifestationen der Schöpfung.

Die Trigunas

Alle Schöpfung, die geistige Welt ebenso wie die materielle, wird bestimmt durch die so genannte Dreierkomponente (*triguna*). Dies sind drei Prinzipien, die sich im gesamten Kosmos finden:

- *sattva* , entspricht dem Prinzip der Reinheit
- *rajas*, entspricht dem Prinzip der Aktivität
- *tamas*, entspricht dem Prinzip der Untätigkeit

Wir hatten diese drei kosmischen Prinzipien in Form des Bildes der göttlichen Dreifaltigkeit bereits weiter oben dargestellt. In der indischen Mythologie steht eine göttliche Dreiheit für drei grundlegende kosmische Prinzipien, die in der von Gott erschaffenen Schöpfung wirken und erst durch ihre innere Dynamik die Schöpfung ausmachen. Drei Gottheiten symbolisieren dieses kosmische Prinzip, welches uns in zahlreichen Manifestationen der Schöpfung begegnet.

Die geistige Welt

In der geistigen Welt befinden sich die *Trigunas* im Gleichgewicht. Solange die drei grundlegenden Schöpfungsprinzipien in Balance sind, entsteht keine materielle Manifestation. Alle Prinzipien stehen wie als Möglichkeit gleicher-maßen zur Verfügung, um in unendlicher Kombinationsfülle denkbarer Dys-balancen materielle Schöpfung hervorzubringen.

Die materielle Welt

Sobald die drei *gunas* in ein Ungleichgewicht geraten, manifestiert sich Schöpfung. Aus der Fülle der unendlichen geistigen Möglichkeiten beschränkt sich eine materielle Möglichkeit heraus und wird stoffliche Wirklichkeit. Jede stoffliche Wirklichkeit, jede materielle Manifestation ist somit Ausdruck einer Gewichtung der kosmischen Prinzipien.

Aus der Dysbalance der drei *gunas* bilden sich zunächst die fünf Elemente, aus diesen dann im Weiteren alle Objekte der materiellen Schöpfung:

Die Entstehung der Elemente

Die *vedische Vaisheshika*-Schule benennt **fünf Elemente**, aus denen sich die gesamte materielle Schöpfung bildet:

Äther	Luft	Feuer	Wasser	Erde

Diese Elemente werden als kleinste subatomare Partikel aufgefasst, die nicht weiter aufgeteilt werden können, also als kleinste materielle Bausteine der Schöpfung. Es gibt eine Art Reihenfolge der Elemente, das heißt, dass sich die gröberen aus den feineren Elementen entwickeln. Jedes Element besitzt eine ganz eigene Qualität sowie zudem alle Qualitäten der feineren Elemente:

Element	Eigene Qualität	weitere Qualitäten
Äther	Schall	-
Luft	Spürbarkeit	Schall
Feuer	Farbe	Schall, Spürbarkeit
Wasser	Geschmack	Schall, Spürbarkeit, Farbe
Erde	Geruch	Schall, Spürbarkeit, Farbe, Geschmack

Diese Reihenfolge in der Entstehung der Elemente ist eine universale Gesetz-mäßigkeit. In allen Schöpfungsmythen wird berichtet, wie sich die materielle Schöpfung aus dem All-Einen, dem ursprünglichen Nichts des allumfassenden Göttlichen, zunächst als Klang, also als reiner Äther manifestierte („Am Anfang war das Wort"). Im Weiteren entfaltete sich die Schöpfung dann in einem fortwährenden Prozess vom Fein- hin zum Grobstofflichen. Dieser Schöpfungs-prozess findet bis heute ständig statt und begegnet uns täglich im Kreislauf aus Werden und Vergehen: *der ewige Kreislauf der Elemente*.

Aus den fünf Elementen mit ihren Qualitäten entstehen durch Vereinigung und Zusammenfügung alle materiellen Objekte. Entsprechend der Qualitäten der Ele-mente, aus denen ein Objekt besteht, ergeben sich demnach die Qualitäten des Objektes. Elemente als Bausteine der Schöpfung finden wir nicht nur im *Ayurveda*. Auch in der *TCM* (Traditionell Chinesische Medizin) oder der *Anthroposophischen Medizin* wird mit der Elementenlehre in Diagnostik und Therapie gearbeitet. Darüber hinaus finden sich die Elemente auch als zentrale Inhalte verschiedenster philosophischer Systeme und Weisheitslehren, wie beispielsweise der *Alchemie*. Man darf sich die Elemente dabei nicht als die tatsächlichen Substanzen vorstellen, die wir aus unserer alltäglichen Lebenserfahrung kennen. Die Bezeichnungen werden eher symbolhaft genutzt:

- Mit **Erde** ist also z.B. nicht die Gartenerde gemeint, sondern das Prinzip des Festen.
- **Wasser** meint nicht so sehr das Trinkwasser, sondern das Prinzip des Flüssigen.
- **Feuer** entspricht dem Wärme- und Lichtprinzip.
- **Luft** steht für das Prinzip des Luftigen, Leichten, Beweglichen.
- Der **Äther** steht für das Prinzip des Raumes, also letztlich die dimensionale Qualität der Schöpfung. Raum umfasst dabei immer auch die Zeit, da beides untrennbar miteinander verbunden ist (das sogenannte Raum-Zeit-Kontinuum der Quantenphysik). Ebenso steht Raum für den Klang, den es ohne Raum und Zeit nicht geben könnte.

Betrachtet man ein materielles Objekt, so kann man es zum einen in Bezug auf die Qualitäten der es bildenden einzelnen Elemente betrachten. Es wirken die fünf Elemente jedoch nicht nur substanzbildend als einzelne Bausteine, sondern auch dynamisch als Gruppierungen. Jeweils zwei miteinander in eine Wirkungsgemeinschaft eintretende Elemente bilden ein Wirkungsprinzip, welches seinerseits in jedem materiellen Objekt wahrgenommen und betrachtet werden kann. Diese Wirkungsprinzipien nennt der *Ayurveda doshas*. Die *dosha*-Lehre spielt innerhalb des *Ayurveda* eine zentrale Rolle.

Die Entstehung der Tridosha

Die drei *doshas* entstehen aus den fünf Elementen und besitzen daher Qualitäten der sie bildenden Elemente:

Elemente	*dosha*	Qualitäten
Äther / Luft	*vata*	kalt, trocken, beweglich, leicht, durchdringend, klar
Feuer / Wasser	*pitta*	heiß, leicht, beweglich, flüssig,
Wasser / Erde	*kapha*	kalt, feucht, schwer, unbeweglich, weich, schleimig

Die *doshas* entsprechen drei grundsätzlichen Wirkungsprinzipien. Man bezeichnet diese Wirkungsprinzipien auch als *pathophysiologische Faktoren*.

dosha	Wirkungs-prinzip	Beispiele für Funktionen im Körper
vata	Bewegung	Atmung, Kreislauf, motorische Bewegung, Wehen, Darmbewegung
pitta	Stoffwechsel/ Metabolismus	Verdauung, Körperwärme
kapha	Struktur	Widerstandsfähigkeit, Gelenke

Die drei pathophysiologischen Faktoren kann man nicht getrennt voneinander betrachten. Alle drei Faktoren sind stets gemeinsam in einem Organismus vorhanden und stehen in ständiger Wechselwirkung untereinander. Sind die *doshas* ausgewogen und in Harmonie, so besteht Gesundheit. Sind sie in ihrer Harmonie gestört, überwiegt ein *dosha* die anderen, so entsteht Krankheit. Mit den *Tridoshas* begegnet uns erneut das Schöpfungsprinzip, welches kultur- und religionsübergreifend in allen bedeutsamen Weisheitsschulen und ganzheitlichen Medizinsystemen Verwendung findet - das **Prinzip der Dreiheit**. Das Prinzip der Dreiheit beinhaltet stets einen Aspekt, dem ein entgegengesetzter Aspekt als Gegenpol gegenübersteht, sowie ein resultierendes Drittes, welches als Synthese, als Ausgleich oder als vermittelndes Element wirksam ist. In der westlichen Medizin finden wir diese Dreiheit nur (noch) in der *anthroposophischen Medizin*, als die drei Funktionssysteme des Menschen:

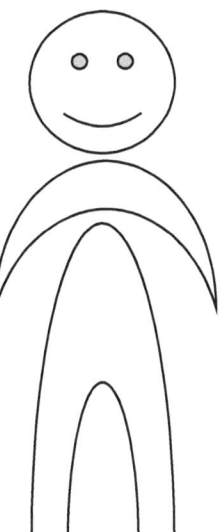

- *das Nerven-Sinnessystem*
     im oberen Menschen
     mit Sinnesorganen und ZNS

- *das vermittelnde rhythmische System*
     im mittleren Menschen
     mit Herz/Kreislauf und Atmung

- *das Stoffwechsel-Gliedmaßen-System*
     im unteren Menschen
     mit Verdauungstrakt und
     Extremitäten

Bau und Funktion des menschlichen Körpers

Die Körpergewebe

Unter dem Einfluss der drei *doshas* entstehen aus den fünf Elementen Äther, Wind, Feuer, Wasser und Erde die sieben Körpergewebe. Dabei entstehen die Gewebe im Sinne einer fortschreitenden Entwicklung in einer festgelegten Reihenfolge:

Plasma	Blut	Muskel	Fett	Knochen	Knochenmark	Fortpflanzungsgewebe

Bei diesem Umwandlungsprozess entstehen verschiedene Abfall- und Neben-produkte, die ebenfalls wichtige Funktionen im Körper ausüben. Von besonderer Bedeutung bei diesem Umwandlungsprozess ist das Verdauungsfeuer (*agni*), auf welches wir später noch genau eingehen werden. Funktionieren der Aufbau und die Transformation der Körpergewebe in ungestörter Weise, so führt dies nach ayurvedischem Verständnis zu Gesundheit und langem Leben. Störungen dieser Stoffwechselharmonie führen dagegen unweigerlich zur Entstehung giftiger Stoff-wechselprodukte (*ama*), die dann weitere Störungen des Stoffwechsels nach sich ziehen. Ein gefährlicher Kreislauf, an dessen Ende immer schwerere Krankheiten und letztlich der Tod stehen. Daher sind alle Bemühungen der ayurvedischen Medizin darauf ausgerichtet, eine ausgewogene Funktion der *doshas* zu erreichen, damit die Gewebe sich ungestört entwickeln können und die Physiologie des Körpers harmonisch abläuft. Idealerweise sollte dies bereits vorbeugend erfolgen, damit gar nicht erst schlimme Entwicklungen entstehen. Aus diesem zeitlos modernen Denken resultieren die umfangreichen präventivmedizinischen Empfehlungen des *Ayurveda* zu Lebensführung und Ernährung. Sollten jedoch schon giftige Stoffwechselprodukte entstanden sein, so müssen diese durch medizinische Behandlungen zunächst aus dem Körper entfernt werden, bevor erneut ausgleichende, stärkende Behandlungen eingesetzt werden können. Der *Ayurveda* verfügt daher über zahlreiche hocheffektive Ausleitungs- und Reinigungsverfahren, die an späterer Stelle noch ausführlicher erörtert werden.

Die Doshas und die Konstitution

Die drei *doshas*, die sogenannten pathophysiologischen Faktoren, stellen die drei wirksamen Grundprinzipien in der materiellen Welt dar. Auch alle lebenden Geschöpfe, also auch der Mensch, werden in ihrem Sein durch diese drei grund-legenden Lebensenergien bestimmt. Jeder Mensch wird mit einer individuellen Konstitution (*prakruthi*) geboren, welche durch ein bestimmtes Gleichgewicht der drei *Doshas* charakterisiert ist. Dabei liegen die drei *doshas* in der Konstitution nie ausgeglichen vor. Es kann ein *dosha* überwiegen, meist überwiegen jedoch zwei *doshas* und das dritte ist eher unterrepräsentiert. Unsere einzigartige, besondere Konstitution (*prakruthi*) besitzen wir nicht ohne Grund. Sie ist die Folge be-stimmter Rahmenbedingungen, die zum Zeitpunkt unserer Empfängnis und Geburt wirksam wurden. Unter dem Gesichtspunkt des *karma* betrachtet, ist diese Konstitution Folge früherer Handlungen bzw. vorangegangener Lebensereignisse und hat auch eine Bedeutung für unsere zukünftige Entwicklung. Unsere Konstitution (*prakruthi*) ist so, wie sie ist, als zu uns gehörig genau richtig und bietet uns die jeweils optimalen Voraussetzungen für die erfolgreiche Bewältigung unserer anstehenden Lebensaufgabe.

Während des Lebens, in der täglichen Auseinandersetzung mit der Umwelt, wird unser Organismus ständig durch verschiedenste Faktoren beeinflusst, die ihrerseits selbst die drei *doshas* in unterschiedlicher Zusammensetzung beinhalten. Zu diesen Faktoren, die auf unseren Organismus wirken, zählen beispielsweise:

- Ernährung
- Bewegung
- Tagesrhythmus und Jahreszeiten
- Tätigkeiten und Beruf
- Menschen und Beziehungen
- Krankheitserreger, Gifte und Unfälle

Auf diese Weise wird unser Organismus ständig durch die Wirkung äußerer *doshas* aus seinem eigenen, konstitutionellen Gleichgewicht gebracht. Es entsteht eine Verschiebung der *doshas* des Körpers, indem deren konstitutionelles Gleichgewicht sich in Richtung auf ein oder zwei *doshas* hin verändert. Kurzzeitig ist eine solche Verschiebung lediglich Ausdruck der Dynamik des Lebens und unser Organismus besitzt in gewissem Umfang die Möglichkeit, solche Verschiebungen im Sinne einer Selbstheilung auszugleichen. Wir nennen dies *Regulationsfähigkeit*. Hält die Verschiebung jedoch über längere Zeit an und erreicht sie einen Umfang, den der Organismus nicht mehr selbst ausgleichen kann, so entstehen Befindlichkeitsstörungen und Krankheit. Die Störung der *doshas* (*vikruthi*) ist somit nach *ayurvedischem* Verständnis die Ursache von Krankheit.

> Erkrankungen entstehen infolge von Dysbalancen der *Doshas*.

Der Zustand der *doshas* im Körper lässt sich wie folgt einteilen:

1. *dosha vrudhi*

das Ansteigen eines *doshas* im Körper und die Wechselwirkung des gestörten *doshas* mit den Geweben (*dhatus*). Dieser Zustand erzeugt Krankheiten.

2. *dosha shama*

der normale Zustand eines *doshas*, entspricht gesunder Harmonie im Körper. In diesem Zustand sind die drei *doshas* im konstitutionellen Gleichgewicht, die anatomischen und physiologischen Funktionen des Körpers sind ungestört.

3. *dosha ksheena*

der erniedrigte Zustand eines *doshas* im Körper. In diesem Zustand sind die normalen Funktionen des *doshas* reduziert. Auch dieser Zustand führt zu Erkrankungen.

Der *Ayurveda* lehrt, welche pathophysiologische Wirkung den oben genannten Lebensfaktoren zugeordnet ist oder anders formuliert: Der *Ayurveda* lehrt uns, wo und wie in der Welt welche *doshas* wirken. Die Kenntnis dieser Wirkung erlaubt uns, durch bewusste Lebensweise immer wieder einen Ausgleich der *doshas* hinsichtlich unserer angeborenen Konstitution vorzunehmen und auf diese Weise lange und gesund zu leben. Daher auch die Bezeichnung dieses Gesundheitssystems: *Das Wissen vom Leben*. Es handelt sich daher beim *Ayurveda* keinesfalls um eine mystische oder esoterische Geheimlehre, sondern um eine Jahrtausende lang entwickelte Wissenschaft, ständig verbessert und verfeinert durch genaue Beobachtung und ein klar strukturiertes Ordnungssystem.

An dieser Stelle sei ein häufiger Fehler im Verständnis *ayurvedischer* Behandlungskonzepte angesprochen: Es ist <u>nicht</u> das Ziel *ayurvedischer* Behandlung, die angeborene Konstitution (*prakruthi*) zu verändern! Begreift man Sinn und Zusammenhänge unseres Lebens, insbesondere vor dem Hintergrund des Rades der Wiedergeburt und des *karma*-Prinzips, so wird dies rasch klar. Es ist Ziel des *Ayurveda*, die gestörten *doshas* (*vikruthi*) zu korrigieren, also unsere angeborene Konstitution immer wieder zu balancieren, damit wir auf diese Weise die uns in diesem Leben gestellten Aufgaben erfüllen und auf dem Erkenntnisweg weiter voranschreiten können. Erinnern wir uns an die Legende von der Entstehung des *Ayurveda*: Konstitutionsgerechtes Leben führt zu einem langen und gesunden Leben. Dieses ist jedoch kein Selbstzweck, sondern soll uns die Möglichkeit schaffen, uns dem spirituellen Wachstum zu widmen. An dieser Stelle fügen sich *Ayurveda* und *Yoga* zu einem geschlossenen Verständnis von Gesundheit und Krankheit sowie Leben und Tod zusammen.

Der *Ayurveda* lehrt also eine konstitutionsgerechte Lebensweise sowie die konstitutionsgerechte Behandlung der gestörten *doshas*. Nach westlicher Einteilung gleiche Symptombilder (z.B. Kopfschmerzen) müssen daher aus ayurvedischer Sicht sehr unterschiedlich behandelt werden, je nachdem, welche Störung der *doshas* und welcher Konstitutionstyp vorliegen.

Im Folgenden wollen wir uns zunächst die drei *doshas* nochmals im Detail ansehen.

Vata

Vata ist das stärkste der drei *doshas*, infolge der besonderen Kombination aus Äther und Luft. Diese besondere Kombination führt zu einer großen Dynamik in der Wirkung. Das Ätherelement trägt Eigenschaften wie Durchlässigkeit, Raum und Leichtigkeit bei, das Luftelement Trockenheit, Rauhigkeit und schnelle Bewegung. Für jede Bewegung sind Raum und ein Bewegungsimpuls nötig, beides schafft *vata*. Daher wird jede Bewegung und jeder Raum im Körper durch *vata* bestimmt. In ungestörter Funktion sorgt *vata* in unserem Organismus für

1. Begeisterungsfähigkeit
   (psychische Beweglichkeit)
2. Atmung
   (Bewegung der Luft in der Lunge)
3. Auslöser/ Impuls körperlicher Aktivität
   (motorische Beweglichkeit)
4. Ausscheidung von Abfallprodukten
   (Bewegung Verdauungstrakt, Harnwege)

Wie wirkt es sich aus, wenn vata in der Konstitution eines Menschen im Vordergrund steht? Die Grundcharakteristika eines *vata*-Typen sind Bewegung und Veränderung. *Vata*-Typen sind daher aktiv und eher unbeständig im Lebensstil.

Charaka lehrt, dass ein Mensch mit *vata*-Konstitution von eher hagerem Wuchs ist. Er besitzt instabile Gelenke, die auch oft Geräusche machen, einen unsteten Gang und ist recht wechselhaft in seinen Handlungen und Ernährungsgewohnheiten. Der *vata*-Typ redet gern und viel, ist dabei meist sprunghaft und assoziativ. Er handelt schnell, oft unüberlegt, ist rasch irritiert, oft ängstlich. Schnell kann er sich für Neues begeistern, wird jedoch ebenso schnell wieder desillusioniert und wendet sich dann anderen Dingen zu. Er ist von schneller Auffassungsgabe und lernt rasch, vergisst jedoch auch schnell wieder. Der *vata*-Typ besitzt eine ausgeprägte Kälteempfindlichkeit, neigt zu kalten Füßen, Schüttelfrost und Steifigkeit.
(Charaka Samhita, Vimana Sthana, Kapitel 8)

Grundlegende Empfehlungen
für Menschen mit einer *vata*-Konstitution dienen dazu, einem zusätzlichen, krankmachenden Anstieg von *vata* durch die konstitutionsgerechte Lebensweise vorzubeugen. Daher wird einem Menschen mit *vata*-Konstitution für die allgemeine Lebensweise folgendes angeraten:

- regelmäßige Essenszeiten
- warme, süße, saure und salzige Nahrungsmittel
- warme Kleidung mit beruhigenden Farben wie z.B. Erdtönen
- wärmender Schmuck wie Gold oder gelbfarbige Edelsteine
- wärmende Anwendungen, wie beispielsweise Schwitzanwendungen, Ölanwendungen, Massagen, Wickel und Bäder
- regelmäßige Einnahme verdauungsfördernder Kräuter und Tees
- von Zeit zu Zeit eine Reinigungskur (*panchakarma*) mit Darmeinläufen (*vasti*)

Pitta

Pitta ist zuständig für die Thermoregulation und den Metabolismus des Körpers, infolge der besonderen Kombination von Feuer und Wasser. Das Feuerelement trägt Eigenschaften wie Wärme und Licht bei, das Wasserelement ermöglicht die Ausbreitung und das Fließen. Alle Stoffwechselaktivitäten des Körpers werden durch *pitta* bestimmt. In ungestörter Funktion sorgt *pitta* in unserem Organismus für

1. Verdauung
2. Aufrechterhaltung der Körpertemperatur
3. Sehen
4. Hunger- und Durstgefühl
5. Ausstrahlung
6. Intelligenz
7. Mut
8. Zärtlichkeit und Sanftheit

Wie wirkt es sich aus, wenn pitta in der Konstitution eines Menschen im Vordergrund steht? Die Grundcharakteristika eines *pitta*-Typen sind Leistungswille und Durchsetzungskraft. *Pitta*-Typen sind daher geradlinige, strukturiert und methodisch vorgehende Kämpfernaturen, die auch Auseinandersetzungen nicht scheuen.

Charaka lehrt, dass ein Mensch mit *pitta*-Konstitution aufgrund der eigenen inneren Hitze heiße Nahrung und heißes Klima schlecht verträgt. Sein Gesicht ist oft gerötet und erhitzt, am Körper finden sich häufig zahlreiche Sommersprossen. Die Haut neigt zur Faltenbildung, die Haare sind eher fein und ergrauen früh, mit Tendenz zur Glatzenbildung. Der *pitta*-Typ hat ausgeprägten Hunger und Durst und isst und trinkt viel. Seine Verdauung ist dabei gut und produziert reichlich Stuhl und Urin. Es besteht eine Neigung zu starkem Schwitzen, wobei der Schweiß oft unangenehm riecht. Der *pitta*-Typ ist ehrgeizig und karriereorientiert. Er strebt nach Wohlstand und Macht. Dabei hilft ihm sein meist scharfer Intellekt.
(Charaka Samhita, Vimana Sthana, Kapitel 8, Vers 97)

Grundlegende Empfehlungen
für Menschen mit einer *pitta*-Konstitution dienen dazu, einem zusätzlichen, krank-machenden Anstieg von *pitta* durch die konstitutionsgerechte Lebensweise vor-zubeugen. Daher wird einem Menschen mit *pitta*-Konstitution für die allgemeine Lebensweise folgendes angeraten:

- regelmäßiges Trinken kalten Tees, vorzugsweise bittersüß
- kühlende, vom Geschmack süße, bittere und herbe Nahrungsmittel
- leichte, kühlende Kleidung in beruhigenden Farben, wie blau, grün oder weiß
- kühlender Schmuck, wie Perlen oder Silberschmuck
- häufiger Aufenthalt in kühlen Räumen, in leichtem Wind, in den Bergen oder weitläufigen Gärten
- regelmäßige Einnahme von Ghee
- von Zeit zu Zeit eine Reinigungskur (*panchakarma*) mit Abführmaßnahmen (*virecana*)

Kapha

Kapha ist zuständig für Kraft, Struktur und Stabilität des Körpers. Es unterstützt darüber hinaus auch die Immunstärke. Die besondere Kombination aus Erde und Wasser ermöglicht das Erreichen der notwendigen Stabilität. In ungestörter Funktion sorgt *kapha* in unserem Organismus für:

1. Stabilität
2. Schmierung
3. Zusammenhalt der Gelenke
4. Fähigkeit, Emotionen und Anspannung auszuhalten
5. Immunstärke

Wie wirkt es sich aus, wenn kapha in der Konstitution eines Menschen im Vorder-grund steht? Die Grundcharakteristika eines *kapha*-Typen sind Stabilität und Ruhe. *Kapha*-Typen sind daher geduldige, oft behäbige Menschen. Sie zeigen wenig Drang nach Neuem, sondern sind eher auf den Erhalt des Bestehenden konzentriert.

Charaka lehrt, dass ein Mensch mit *kapha*-Konstitution meist von angenehmer, üppig-weicher Erscheinung ist. Sein Gesicht zeigt Glück und Zufriedenheit, die Stimme ist klar und ruhig. Sein Körperbau strahlt Stabilität und Kraft aus. Der Gang ist schwer, fast behäbig. In seinen Bewegungen ist der *kapha*-Typ eher langsam, ebenso in seinem Handeln. Alles braucht seine Zeit. Er ruht stabil in seiner Lebenssituation, Veränderungen werden nur widerstrebend zugelassen, selten aktiv angestrebt. Der *kapha*-Typ ist sehr widerstandsfähig gegen Krankheiten. Hunger und Durst sind nur gering ausgeprägt. Die Körpertemperatur ist niedrig, kaum Auftreten von Schwitzen.
(Charaka Samhita, Vimana Sthana, Kapitel 8, Vers 96)

Grundlegende Empfehlungen
für Menschen mit einer *kapha*-Konstitution dienen dazu, einem zusätzlichen, krankmachenden Anstieg von *kapha* durch die konstitutionsgerechte Lebensweise vorzubeugen. Daher wird einem Menschen mit *kapha*-Konstitution für die allgemeine Lebensweise folgendes angeraten:

- möglichst heiße und trockene Nahrung, vom Geschmack scharf, bitter und herb
- wärmende Kleidung in anregenden Farben, wie Orange und Rottönen
- als Schmuck vorzugsweise Edelsteine
- intensive körperliche Betätigung sowie häufiger Sex
- regelmäßige Einnahme von Kräuterweinen
- von Zeit zu Zeit Reinigungskur (*panchakarma*) mit therapeutischem Erbrechen (*vamana*) sowie Ölbehandlungen der Nasenschleimhaut (*nasya*)
- stimulierende Ölmassagen, Schwitzbehandlung (*svedana*), Pulvermassagen (*udvartana*) und heiße Bäder
- eher wenig Nachtschlaf

Sattva, Rajas, Tamas

Neben den drei pathophysiologischen Faktoren (*doshas*) wirken nach ayurvedischer Vorstellung auch die drei *gunas* im Menschen. In der praktischen Bedeutung ist es so, dass die *Trigunas* insbesondere für die Beschreibung der psychischen Prozesse und Konstitutionen verwendet werden (geistige Welt), während physiologische und anatomische Sachverhalte der Körperebene sowie die Körperkonstitution eher durch die *doshas* bestimmt sind. Die *Trigunas* wirken auf den Menschen vor allem durch den Einfluss von Nahrungsmitteln und Umwelt. Dabei ist gerade auch das psychosoziale Umfeld als Faktor von Bedeutung.

Zunächst eine kurze Übersicht der *Trigunas*:

guna	Bedeutung	Eigenschaft
sattva	Harmonie	in sich selbst ruhend, rein, hell, klar, ausgeglichene Psyche, ohne krankmachende Wirkung
rajas	Leidenschaft, Aktivität	instabil, unruhig, in ständiger Bewegung, kraftvoll, aufbauend
tamas	Trägheit, Passivität	unbeweglich, langsam, (zer-)störend wirksam, verharrend

Sattva wird oft auch als psycho*physischer* Faktor bezeichnet, da er keine krankmachende Wirkung besitzt. *Rajas* und *tamas* dagegen bezeichnet man als psycho*pathologische* Faktoren, da ihr übermäßiges Vorhandensein zu Krankheit führt. Anzustrebendes Ziel im Sinne der Gesundheitsförderung und Gesundheits-erhaltung ist ein Zustand, bei dem der Geist im Gleichgewicht ruht. Hierzu dienen eine ethische Lebensweise sowie eine gezielte Ernährung, da beide geeignet sind, *sattva* zu vermehren. Im *Ayurveda* finden sich entsprechend Empfehlungen, um den Geist und Verstand durch eine Regulierung der Ernährung und des Lebensstils sowie durch unterstützende Aktivitäten wie *Yoga* oder Meditation zu entgiften und zu reinigen.

Wie bei den drei *doshas* so trägt jeder Mensch auch bei den drei *gunas* stets alle Qualitäten in sich. Ihre Ausgewogenheit unterscheidet sich jedoch ebenfalls von Mensch zu Mensch und bestimmt so auch hier eine individuelle geistige Konstitution (*manasa prakriti*). Im Gegensatz zu den *doshas* ist es bei den *gunas* nicht das Ziel, diese entsprechend der angeborenen Konstitution zu balancieren. Bei den *gunas* besteht das Bemühen vielmehr darin, die geistige Verfassung im Sinne eines inneren Reifungsprozesses hin zu einer ausgewogenen Balance der drei *gunas* zu entwickeln. Damit nähert sich der materiell inkarnierte Mensch in seinem geistigen Reifungsprozess wieder der geistigen Welt an, in der die drei *gunas* in Harmonie vorliegen.

Wir erinnern uns, dass die materielle Schöpfung durch die Dysbalance der *gunas* entsteht. In der Regel ist unsere materielle menschliche Inkarnation in dieser Dysbalance durch ein Überwiegen von *rajas* oder *tamas* geprägt. Aus diesem Grunde ist es auf einem geistigen Übungsweg sinnvoll, *sattva* durch entsprechende Verhaltensweisen zu vermehren. Ebenso wichtig ist es jedoch, *rajas* und *tamas* nicht zu unterdrücken, in der falsch verstandenen Vorstellung, nur *sattva* sei wichtig. Der Zustand der Harmonie der drei *gunas*, wie er in der geistigen Welt vorliegt, erfordert, dass *rajas* und *tamas* ebenso wie *sattva* angenommen und integriert werden müssen.

Im Ayurveda basieren sämtliche Maßnahmen der Vorbeugung und der Behandlung auf der individuellen Konstitution. Grundlage jeder Beratung oder Behandlung nach *ayurvedischen* Gesichtspunkten ist daher zunächst die Bestimmung der physiologischen (*doshas*) und der psychischen (*gunas*) Konstitution. Im Anhang findest Du einen Test, um anhand einfacher Fragen Deine eigene Konstitution zu bestimmen. Überwiegt ein *dosha* erheblich die anderen, so ist dies Deine vorherrschende Konstitution. Oft überwiegen jedoch zwei stark ausgeprägte *doshas* das dritte *dosha*. Dann bist Du ein Mischtyp. Das Wissen um Deine Konstitution hilft Dir, die richtigen Vorbeuge- und Präventionsstrategien einzusetzen. Dazu später mehr.

Agni - das Verdauungsfeuer

Agni bedeutet übersetzt „Feuer" und bezeichnet eines der wichtigsten ayurvedischen Wirkprinzipien in unserem Körper. Es wird auch als „biologisches Feuer" oder „Verdauungsfeuer" bezeichnet. *Agni* leistet alle Stoffwechselprozesse im Körper. Dazu gehören die Umwandlung von Nahrung in Körpergewebe sowie alle sonstigen abbauenden, umbauenden und aufbauenden Stoffwechselprozesse in unserem Organismus. Ist das Verdauungsfeuer kraftvoll und ungestört, so verlaufen alle Stoffwechselprozesse optimal, die Körpergewebe bauen sich in korrekter Weise auf und ab und die Regeneration unseres Organismus funktioniert. Nach *ayurvedischem* Verständnis wirkt *agni* auf drei verschiedenen Ebenen:

1. im Verdauungstrakt
2. in den Stoffwechselorganen
3. auf zellulärer Ebene in den Geweben

Je nach Wirkungsort und spezieller Aufgabe wird *agni* daher weiter unterteilt in 13 Aspekte:

1 Primärstoffwechsel (*jatharagni*)
5 elementbezogene Stoffwechsel (*bhutagni*)
7 gewebsbezogene Stoffwechsel (*dhatwagni*)

Gemäß der Feuernatur von *agni* besteht eine unmittelbare Beziehung zu *pitta*, welches ja ebenfalls vom Feuerelement bestimmt ist. So nimmt auch das *pitta-dosha* Aufgaben des Stoffwechsels wahr. Die optimale Funktion von *agni* besitzt nach *ayurvedischem* Verständnis eine überragende Bedeutung für die Gesundheit des Menschen. Praktisch alle Krankheiten können letztlich auf eine Störung des Verdauungsfeuers zurückgeführt werden. So sind alle Funktionen des Körpers, die Fähigkeit zur Reproduktion und die Abwehrkraft des Organismus direkt abhängig von einer guten Ernährung und funktionierenden Verdauung.

Auch in unserer westlichen Naturheilkunde spielt die Verdauungskraft heute eine zentrale Rolle. Dabei werden ähnlich wie im *Ayurveda* die verschiedenen Komponenten des Verdauungssystems in ihrer Besonderheit und ihrem Zusammenwirken betrachtet:

- der Magen-Darm-Trakt
- die Verdauungsorgane, wie Leber, Gallenblase, Bauchspeicheldrüse
- der Zellstoffwechsel

Der Darm ist nicht einfach eine Röhre, durch die der Speisebrei transportiert wird, sondern ein hochkomplexes Organ, welches aktiv Verdauungsleistungen erbringt. Hierzu ist jedoch ein Zusammenwirken mit im Darm symbiontisch lebenden Darmbakterien erforderlich. Diese sogenannte Darmflora ist unverzichtbarer Teil unseres Verdauungssystems und nur bei Vorliegen einer gesunden, ausgeglichenen Darmflora kann der Verdauungsprozess ungestört und erfolgreich ablaufen. Störungen der Darmflora können verschiedene Ursachen haben, so zum Beispiel:

- Antibiotikagaben
- Stress
- Bewegungsmangel
- falsche Ernährung

Charaka sagt übrigens sehr konkret, der Körper sei das Ergebnis der aufgenommenen Nahrung und Krankheit entstehe daher aufgrund falscher Ernährung. Störungen der Darmflora lassen sich anhand entstehender Symptome oder durch eine Darmflorauntersuchung erkennen. Im *Ayurveda* wird über Ernährungsumstellung, Kräutermedikamente sowie gezielte Anwendungen der Darm entgiftet, die Darmfunktion normalisiert und die Darmflora regeneriert. In der westlichen Naturheilkunde würde man eine *Mikrobiologische Therapie*, früher *Symbioselenkung* oder *Darmsanierung* genannt, einsetzen.

Agni spielt eine besondere Rolle bei der Entstehung der sieben Körpergewebe (*dhatus*). Der Primärstoffwechsel (*jatharagni*) im Verdauungstrakt zerkleinert zunächst die aufgenommene Nahrung, so dass diese über den Darm in den Körper gelangen kann. Die Körpergewebe befinden sich in einem ständigen Umwandlungsprozess und gehen auseinander hervor. Die sieben Gewebefeuer (*dhatwagni*) transformieren dabei in einem fortlaufenden Prozess die einzelnen Gewebe, jeweils das nachfolgende aus dem vorhergehenden in folgender Reihenfolge:

> *Lymphe oder Nährgewebe (rasadhatu)*
> > *> Blutgewebe (raktadhatu)*
> > > *> Muskelgewebe (mamsadhatu)*
> > > > *> Fettgewebe (medodhatu)*
> > > > > *> Knochengewebe (asthidhatu)*
> > > > > > *> Knochenmark/ Nervengewebe (majjadhatu)*
> > > > > > > *> Fortpflanzungsgewebe (sukradhatu)*

In diesem Prozess der Gewebsumwandlung entstehen neben diesen *Primär*gewebеn zudem verschiedene *Sekundär*gewebe sowie eine Reihe von Abfallprodukten (*mala*). Aus dem Fortpflanzungsgewebe wird schließlich noch eine weitere Substanz gebildet, das sogenannte *ojas*. Es kann als Essenz des Lebens aufgefasst werden, also am ehesten als die bestehende Immun- oder Abwehrkraft des Organismus. Hinsichtlich der Vorstellungen einer *Lebenskraft*, die quasi die Abwehrkraft des Organismus beschreibt, beweist der *Ayurveda* eine bewundernswerte Modernität. Wir wissen heute, dass in der Tat das Immunsystem ganz überwiegend im Darm gebildet wird und zudem das Ergebnis eines Zusammenwirkens verschiedener Gewebearten ist. Das Verständnis der Entstehung und Funktion von *ojas* wird somit modernstem medizinischen Wissen der heutigen Zeit gerecht. Es ergeben sich aus dem entsprechenden Verständnis ganz praktische Folgen:

> *Ist man sich darüber im Klaren, dass ojas erst am Ende der gesunden Entstehung aller Gewebearten resultiert, so wird deutlich, dass die Immunkraft eines Menschen nicht isoliert betrachtet und durch gezielte*

Einzelmaßnahmen oder Therapietricks aufgebaut werden kann. Eine Immunkraft kann nur dann erreicht werden, wenn der Organismus als Ganzes, in seiner komplexen und vernetzten Physiologie und Anatomie, in Harmonie ist. Die Behandlung einer Infektanfälligkeit bedeutet demnach zwingend die Behandlung des ganzen Menschen.

Ojas, Lebenskraft, Abwehrkraft ist letztlich der Grad der Harmonie, in welcher sich der Organismus mit dem Kosmos befindet. Aus diesem Verständnis leitet sich ab, wieso der *Ayurveda* der Verjüngung dienen kann.

Eine gute Funktion des Verdauungsfeuers lässt sich an typischen Anzeichen erkennen:

- regelmäßiger, normaler Appetit
- ein Wohlgefühl nach der Aufnahme einer angemessenen Nahrungsmenge
- keine funktionellen Beschwerden nach der Nahrungsaufnahme (kein Völlegefühl, keine Atembeschwerden, keine Herzbeschwerden, kein Aufstoßen)
- regelmäßiger, geformter, nicht übermäßig riechender Stuhlgang in durchschnittlicher Menge. Hierbei muss jedoch beachtet werden, dass der Stuhlgang auch noch durch andere Faktoren beeinflusst werden kann. Er liefert also nur indirekte Hinweise zu *agni*.

Ein gut funktionierendes Verdauungsfeuer verdaut eine angemessene und konstitutionsgerechte Nahrungsmenge problemlos in 5 – 6 Stunden. Liegt eine Störung des Verdauungsfeuers vor, so sind zum einen die Bereitstellung notwendiger Energie und der Gewebsaufbau eingeschränkt. Zum anderen kommt es durch unzureichende *agni*-Aktivität zur Entstehung toxischer Stoffwechselzwischenprodukte, im *Ayurveda* als *ama* bezeichnet. Die Belastung des Körpers durch *ama* führt zu akuten und chronischen Erkrankungen. Zu den akuten Erkrankungen zählen Durchfallerkrankungen, Verstopfung und Blähungen. Besonders bedrohlich sind jedoch die sich langfristig aus einer anhaltenden *ama-*

Belastung entwickelnden chronischen Krankheitsbilder, wie beispielsweise Leber-
erkrankungen, Rheuma, Diabetes oder Anämien.

In unserem Kulturkreis leiden viele Menschen unter Symptomen, die eine
Störung des Verdauungsprozesses anzeigen:

- sie haben entweder dauernd Hunger oder aber das Hungergefühl
  verloren, beides Hinweise für eine massive Störung des
  Regelkreises, der eine sinnvolle Nahrungsaufnahme steuert
- sie leiden regelmäßig nach dem Essen, in schweren Fällen sogar
  dauernd, unter Oberbauchbeschwerden, Völlegefühl und
  Aufstoßen
- sie haben einen unregelmäßigen Stuhlgang, oftmals wechselnd
  zwischen weichem Stuhl und Verstopfung, meist übelriechend

Der *Ayurveda* empfiehlt zunächst eine konsequente Änderung der
Ernährungsweise. Weiterhin kommen Kräutermedikamente zum Einsatz, um das
Verdauungsfeuer anzuregen.

Drei grundlegende Ernährungsregeln:

1. Achte auf regelmäßige Essenszeiten.

2. Iss nur, wenn Du Hunger verspürst.

3. Iss lediglich dem Hunger angemessene, eher kleine Mengen.

Mala – die Ausscheidungsprodukte

Als *mala* werden im *Ayurveda* die körperlichen Abfallprodukte bezeichnet, die im Rahmen des Stoffwechselgeschehens anfallen. Hierzu zählen zum einen die Haupt-*mala*:

- Urin (*mutra*)
- Stuhl (*purisha*)
- Schweiß (*sveda*)

Im Gewebsstoffwechsel fallen darüber hinaus weitere Abfallstoffe an, die zum Teil ausgeschieden werden, zum Teil jedoch für strukturelle oder funktionelle Aufgaben Verwendung finden. Hierzu zählen beispielsweise:

- Galle
- Ohrenschmalz
- Haare
- Nägel
- Tränen

Die körperlichen Abfallprodukte sind in der ayurvedischen Diagnostik bedeutsam, da ihr Zustand als Hinweis auf die Funktion von *agni* genutzt werden kann. Grundsätzlich ist es für den Erhalt der Gesundheit notwendig, dass die körperlichen Abfallprodukte rechtzeitig aus dem Körper ausgeschieden werden. Ein Zurückhalten der Ausscheidungsprodukte führt über kurz oder lang zu gesundheitlichen Schäden. Wir kommen auf diesen Punkt nochmals beim Thema Prävention zurück. Hier spielt der Umgang mit den natürlichen Bedürfnissen, also auch dem Stuhl- und Harndrang, aus genau diesem Grunde eine wichtige Rolle. Die Lehre des *Ayurveda* ist eindeutig: Eine regelmäßige Ausscheidung der Abfallprodukte ist notwendig! Wir können nicht immer nur aufnehmen, sondern müssen auch dafür Sorge tragen, dass das Alte und Verbrauchte wieder abgegeben wird. In unserem hektischen Alltag nehmen wir uns jedoch oft nicht die Zeit, dann zur Toilette zu gehen, wenn sich das Bedürfnis einstellt. Dies führt dazu, dass längerfristig unser Verdauungsrhythmus völlig durcheinander gerät. Es entstehen Störungen des Stoffwechsels bis hin zu schweren Erkrankungen.

Aber nicht nur körperliche Abfallprodukte belasten unseren Organismus. Es gibt zahlreiche andere Aspekte des Alten und Verbrauchten, die Körper, Geist und Seele belasten. Hierzu gehören beispielsweise überflüssig gewordene Gebrauchsgegenstände, alte Kleidung oder auch Beziehungen, die wir nur noch mit uns herumschleppen, weil wir uns bisher nicht aufraffen konnten, uns aus ihnen heraus zu nehmen. Nimm Dir Zeit auch für die anderen „Abfälle" des Lebens. Trenne Dich bewusst von Altem, schaffe Raum für den Rhythmus der Wandlung!

Ama - die Stoffwechselgifte

Ama bedeutet übersetzt soviel wie „unverdaut". Mit dem Begriff *ama* werden daher im *Ayurveda* Stoffwechselzwischenprodukte bezeichnet, die infolge einer unzureichenden Verdauung bei gestörtem *agni* entstehen. Diese Zwischenprodukte sind für den Körper schädigend, da sie derart unzureichend verdaut nicht verwendet werden können. Zunächst entstehen und sammeln sich diese Stoffwechselprodukte im Magen und Dünndarmbereich, vermischen sich mit gestörten *doshas* und wandern dann durch die feinen Transportkanäle des Körpers (*srotas*) weiter in die Gewebe des Körpers ein und verbinden sich mit diesen (*samadosha*). Sobald sich *ama* und gestörte *doshas* mit den Geweben verbinden, entstehen dort Störungen und Krankheiten.

In der Behandlung muss nun *ama* wieder aus dem Körper eliminiert werden. Hierzu ist es zunächst erforderlich, durch Kräutermedikamente und Ölbehandlungen *ama* aus den Geweben wieder in den Verdauungstrakt zurückzubringen, um es anschließend durch ausleitende Reinigungsverfahren (*panchakarma*) endgültig aus dem Körper zu entfernen.

Die Ursachen für eine Störung von *agni* und die Entstehung von *ama* können mannigfaltig sein:

- miteinander unverträgliche Nahrungsmittel
- schwere oder blähende Nahrung
- Völlerei
- rohe, schlecht verdauliche Nahrung
- zu kalte oder zu trockene Nahrung

- verunreinigte Nahrung
- übermäßiges Fasten
- Allergien
- Stress
- unregelmäßiges Essen
- Unterdrückung der natürlichen Bedürfnisse (Einhalten von Stuhlgang und Urin)
- belastendes Klima oder Jahreszeiten

Srotas – die Transportkanäle

Srotas bedeutet „durchdringen". Mit diesem Begriff werden im *Ayurveda* alle Gefäße, röhrenförmigen Strukturen oder Kanäle bezeichnet, die dem Transport von Substanzen im Körper dienen. Diese Transportprozesse sind von grundlegender Bedeutung für den Stoffaustausch der Nähr- und Aufbaustoffe, aber auch für den Abtransport und die Ausscheidung der Abfallstoffe. *Srotas* können sehr groß sein, wie beispielsweise der Magen-Darm-Trakt oder auch sehr klein, wie beispielsweise der Raum zwischen einzelnen Zellen. Sie sind in der Art eines funktionellen Systems einem zugehörigen Organ und/oder Gewebe zugeordnet. Entsprechend teilt die *Ayurveda* die *srotas* in 13 + 2 Systeme ein:

- je ein *srotas*-System für die Atemwege, den Verdauungtrakt und den Flüssigkeitstransport (3)
- je ein *srotas*-System für jedes Gewebe (7)
- je ein *srotas*-System für Stuhl, Urin und Schweiß (3)
- ein *srotas*-System für die Milch produzierenden Drüsen der Frau (1)
- ein *srotas*-System für die inneren Geschlechtsorgane der Frau mit Vaginaltrakt (1)

Es ist von größter Wichtigkeit für die Gesundheit, dass die *srotas* blockadefrei durchgängig sind, so dass der Stofftransport im Organismus ungestört ablaufen kann. Verstopfte oder blockierte *srotas* behindern die Versorgung der Gewebe mit notwendigen Nährstoffen und den Abtransport von Abfallstoffen. Die Ansammlung der Abfallstoffe im schlecht ernährten Gewebe führt schließlich zu

Funktionsstörungen und Krankheiten. Blockaden der *srotas* entstehen durch den Einfluss gestörter *doshas*, durch übermäßigen Anfall körperlicher Abfallprodukte (*malas*) sowie durch die Ansammlung von *ama*. Der *Ayurveda* kennt verschiedene Behandlungsverfahren, um verstopfte *srotas* zu reinigen und den Stofftransport wieder zu normalisieren. Dabei stehen meist entschlackende Maßnahmen im Vordergrund. Vorbeugend kommt jedoch zunächst einmal der Pflege der *srotas* eine wichtige Bedeutung zu. Denn *srotas*, deren Funktion nicht, nur eingeschränkt oder übermäßig genutzt wird, neigen zum Umbau ihrer Struktur, d.h. sie passen sich dem veränderten Gebrauch an. Oft ist dies die Vorstufe chronischer Erkrankungen.

srotas	Aktivitäten zur Pflege der Srotas
pranavaha (Atemwege)	- gesunde, tiefe Zwerchfellatmung - Atemübungen, Pranayama
annavaha (Speiseröhre, Dünndarm)	- gutes Kauen zur Vorbereitung der Speise - regelmäßige Nahrungsaufnahme
udakavaha (Flüssigkeit)	- ausreichende Trinkmenge
rasavaha (Blut- und Lymphgefäße)	- abhärtende Maßnahmen, wie Sauna, Kneippsche Güsse, Wechseldusche
raktavaha (Blutgewebe)	- blutreinigende Heilkräutertees - gelegentliche Blutspenden
mamsavaha (Muskelgewebe)	- regelmäßiger Sport, Bewegung - (Selbst-)Massage
medovaha (Fettgewebe)	- regelmäßiger Sport, Bewegung - (Selbst-)Massage
asthivaha (Knochengewebe)	- regelmäßiger Sport, Bewegung
majjavaha (Nervengewebe)	- tägliche Entspannungsphasen - ausreichend Schlaf
shukravaha (männl. Geschlechtsorgane)	- Geschlechtsverkehr - alternativ ggfs. Selbstbefriedigung
arthavavaha (weibl. Geschlechtsorgane)	- Geschlechtsverkehr - alternativ ggfs. Selbstbefriedigung - Verzicht auf Tampons und Spirale

mutravaha (Harnwege)	- ausreichende Trinkmenge - Vorbeugung gegen Verkühlung
purishavaha (Dickdarm)	- regelmäßige Darmentleerung - gelegentlich Reinigungseinlauf
svedavaha (Schweißdrüsen)	- Bürstenmassagen - Zurückhaltung bei Antitranspiranten

Generell gilt: gesunde Ernährung, ausreichende Trinkmenge

Die sieben Körpergewebe

Der *Ayurveda* unterscheidet zwischen Primär- und Sekundärgewebe. Die Sanskritbezeichnung für das Primärgewebe ist *dhatu*, was so viel bedeutet wie „tragen" oder „stützen". Die Sekundärgewebe werden *upa-dhatu* genannt, worin ihre Abhängigkeit von den Primärgeweben zum Ausdruck kommt.

Die sieben Primärgewebe gehen, wie bereits oben ausgeführt, in einem transformierenden Stoffwechselprozess unter Mitwirkung der Gewebefeuer auseinander hervor. Im Verlauf dieser Entwicklung der Gewebe findet eine Art Potenzierung statt, so dass das nachfolgende Gewebe jeweils von höherer Qualität (im Sinne einer physiologischen Potenz) ist, als das vorhergehende. Entsprechend länger ist der Entstehungsprozess für das hochwertigere Gewebe. Während das Nährgewebe *rasa* täglich neu aus der aufgenommenen Nahrung gebildet wird, dauert es 35 Tage, bis sich aus der Umwandlung der Gewebe letztlich Fortpflanzungsgewebe (*sukra*) gebildet hat.

Anders als die Primärgewebe sind die sieben Sekundärgewebe nicht in der Lage, andere Gewebe aus sich selbst hervorzubringen. Die Sekundärgewebe sind Nebenprodukte des Primärgewebes und daher an die Entstehung des zugehörigen Primärgewebes gekoppelt.

Es gibt einige besondere Zusammenhänge zwischen den *doshas* und den Geweben (*dhatus*):

- Eine Zunahme von *rasa* vermehrt *kapha*.
- Eine Zunahme von *rakta* vermehrt *pitta*.
- *Vata* steht zu allen Geweben im umgekehrt proportionalen Verhältnis, das heißt, eine Zunahme von *vata* führt zur Abnahme aller Gewebearten.

41

Die sieben Körpergewebe in der Übersicht

Primärgewebe (dhatu)	Sekundärgewebe (upadhatu)	zugehöriges Abfallprodukt
Blutplasma, Lymphe (rasa)	Muttermilch	Schleim (kapha)
Rote Blutzellen (rakta)	Menstruations- gewebe	Galle (pitta)
Muskel (mamsa)	Sehnen	Sekrete der Körper- öffnungen (khamala)
Fett (medas)	Haut, Bänder, Muskelfett	Schweiß (sveda)
Knochen (asthi)	Zähne	Haare (kesha) Nägel (nakha)
Knochenmark Nervensystem (majja)	Kammerwasser der Augen	Tränen
Fortpflanzung (sukra)	Essenz aller Gewebe, Immunkraft (ojas)	

Sowohl der Mangel als auch der Überschuss bestimmter Gewebearten führen zu Befindlichkeitsstörungen und Krankheiten. Im *Ayurveda* wird daher besonders auf die Anzeichen von Störungen der Gewebe geachtet. Durch entsprechend nährende oder reduzierende Behandlungen kann bei Bedarf ein Ausgleich gestörten Gewebes hergestellt werden.

Die Marmapunkte

Als *marma*-Punkte oder Vitalpunkte werden im *Ayurveda* besondere anatomische Punkte des Körpers beschrieben, an denen sich für das Leben wichtige Strukturen befinden. Eine Verletzung dieser Stellen führt zu schweren Schmerzen, lebensgefährlichen Komplikationen oder sogar zum Tod. Das Wissen um diese besonderen anatomischen Strukturen ist sowohl für Ärzte als auch für Meister der indischen Kampfkünste von großer Bedeutung. Für die Ärzte kommt es darauf an, diese Strukturen bei der Behandlung besonders zu schonen, da eine Verletzung schlimmste Folgen haben kann. Für die Meister der Kampfkünste ist es umgekehrt notwendig, um diese verletzlichen Punkte zu wissen, um den Gegner möglichst effektiv kampfunfähig machen zu können oder ihn gar schnellstmöglich zu töten. Nach klassischer *ayurvedischer* Lehre gibt es 107 *marma*-Punkte:

- 11 in der Muskulatur
- 41 an Blutgefäßen
- 27 an Bändern
- 8 an den Knochen
- 20 an Gelenken

Einige *marma*-Punkte können medizinisch genutzt werden, in dem sie beispielsweise bei Ohnmachtsanfällen belebend gedrückt werden. Andererseits kann die Manipulation bestimmter Punkte auch zur Bewusstlosigkeit führen. In einigen *Ayurveda*-Schulen wird eine spezielle Massage der *marma*-Punkte gelehrt. Diese Technik ist nicht Teil der traditionellen *Ayurveda*lehre aus *Kerala*. Aufgrund der besonderen Empfindlichkeit der Punkte sollte man unbedingt darauf achten, dass eine solche Massage nur von sehr erfahrenen Therapeuten und nur beim Vorliegen einer besonderen Notwendigkeit durchgeführt wird.

Der Grundgedanke der indischen Medizin besteht in der Harmonie. Gesundheit entsteht durch die Harmonie im Organismus sowie durch die Harmonie zwischen Organismus und Kosmos. Harmonie jedoch bedeutet Ausgeglichenheit der Kräfte. Es geht nicht darum, bestimmte Kräfte grundsätzlich auszuschließen oder zu verdammen, sondern um die Integration. Jeder wirkenden Kraft ist ihr Platz zuzuweisen, zum Wohle des Großen und Ganzen. Harmonie gibt es nur dann zwischen zwei Aspekten, wenn jeder Aspekt um sein Eigenes weiß, wenn er für sich bestimmt und abgegrenzt sein kann. Andernfalls wäre es keine Harmonie, sondern Vereinnahmung oder Verschmelzung. So ist es nicht verwunderlich, dass sich in der indischen Weisheitslehre neben der Medizin auch die Kampfkunst entwickelt hat. Nur wer sich selbst schützen und abgrenzen kann, ist aus dieser Sicherheit heraus in der Lage, in Harmonie mit der Umgebung zu sein. Die *marma*-Punkte machen uns diese verschiedenen Seiten einer Medaille deutlich: Kampf/Zerstörung und Medizin/Heilung sind nicht Gegensätze, sondern Pole, die integriert werden wollen.

<u>Zum Nachdenken</u>: *Was hindert Dich möglicherweise daran, in Harmonie zu sein? Gibt es etwas, was Dich ängstigt, vor dem Du Dich schützen können möchtest? Welchen Bedarf oder welches Bedürfnis hast Du, Dich durch Selbstverteidigung abgrenzen zu können? Beschäftige Dich mit den verschiedenen Möglichkeiten, Selbstverteidigung zu erlernen oder einen Kampfsport zu betreiben. Nimm an einem Probetraining teil und ergründe, ob und wie eine Verteidigungskunst Dich innerlich stärkt und Dir hilft, Dich nötigenfalls abzugrenzen.*

Das Verständnis von Gesundheit und Krankheit im Ayurveda

Sushruta, einer der klassischen Lehrer des *Ayurveda*, definiert Gesundheit als Produkt verschiedener Zustände, nämlich der

- Ausgewogenheit der *doshas*
- Ausgewogenheit von Verdauung und Stoffwechsel
- Ausgewogenheit der Struktur und Funktion der Gewebe
- Ausgewogenheit der Ausscheidungen
- kraftvollen Sinnesfunktionen
- Harmonie der psychischen Verfassung
- Zufriedenheit im Selbst

Gesundheit (*swasthya*) wird also als ganzheitlicher Zustand begriffen, der Körper, Geist und Seele gleichermaßen umfasst. Der Sanskrit-Begriff *swasthia* für Gesundheit bedeutet so viel wie „im-Selbst-verweilen". Diese Bezeichnung macht zum einen deutlich, dass Gesundheit und Erkrankung individuelle Problematiken sind, die mit dem einzelnen Menschen zu tun haben, mit seiner Art zu leben und zu handeln. Daraus resultiert, dass zur Erreichung der Gesundheit notwendige Maßnahmen an der Person des Erkrankten ansetzen müssen. Es geht also um die Arbeit an sich selbst, weniger darum, etwas im Außen zu ändern. Zum anderen muss uns bewusst sein, dass das „Verweilen im Selbst" letztlich ein Zustand der Erleuchtung wäre. Somit ist die umfassende, letzte Gesundheit erst im Zustand der Erleuchtung erreichbar. Daraus resultiert, dass Krankheit unvermeidlicher Bestandteil des unerleuchteten Lebens ist. Krankheit kann im Sinne eines Korrektivs begriffen werden, als Signal, welches uns hinweist auf Lebens- und Verhaltensweisen, die der Änderung bedürfen.

Gesundheit wird als Zustand der Harmonie und Ausgewogenheit von Körper, Seele und Geist verstanden. Der Mensch wird also als Körper-Seele-Geist-Einheit begriffen, deren verschiedene Aspekte letztlich in ständiger Wechselwirkung miteinander stehen und nicht mehr getrennt betrachtet werden können. Auch die Einbindung des Menschen ins Außen, im Sinne der umgebenden, speziell der sozialen Rahmenbedingungen, wird ganzheitlich-systemisch aufgefasst: Der Mensch ist Teil eines größeren Ganzen. Da er unvermeidlich in Wechselwirkung mit dem Außen steht, ist die Auseinandersetzung mit dem Außen immer auch ein

Teil seiner individuellen Gesundung. So erfordert Gesundheit in diesem ganzheitlichen Verständnis immer auch das Leben in Harmonie mit dem Außen.

Wenn Gesundheit also der Zustand der Harmonie einer Körper-Seele-Geist-Einheit im umgebenden größeren Außen ist, so ist folglich Krankheit das Gegenteil dessen, nämlich der Verlust dieser Harmonie von Körper, Seele, Geist und der umgebenden Welt. Der kranke Mensch ist quasi herausgefallen aus der Mitte, hat die Zentrierung verloren, seinen Weg oder Platz in der Harmonie der Welt.

> *Ayurvedisch-ganzheitlich betrachtet existiert Krankheit ebenso wie Gesundheit nur in der Einzahl.*

Sowenig, wie es mehrere Gesundheiten gibt, gibt es mehrere Krankheiten. Es existieren lediglich verschiedene Krankheitsbilder, die stets der individuelle Ausdruck des „Krank-Seins" des jeweiligen Menschen sind. Dieser individuelle Ausdruck ergibt sich als Folge aller für diesen Menschen im aktuellen Moment bestehenden Rahmenbedingungen seines Lebens. Folglich hat das individuelle Krankheitsbild einen hohen Signalcharakter, denn es weist auf die Problematik hin, die zum Verlust der gesunden Harmonie geführt hat. Krankheit ist in diesem Sinne ein Korrektiv. Sie zeigt uns an, dass der Mensch seinen Weg verloren hat, aus der Harmonie mit sich und der Welt herausfiel. Immer sind dabei Körper, Seele und Geist gleichermaßen beteiligt. Es gilt, auf allen Ebenen die verlorene Harmonie wieder zu erlangen.

Im Gegensatz zu Gesundheit ist Krankheit (*awasthya*) die Unausgewogenheit der oben dargestellten Zustände, mit daraus resultierenden Symptomen des Unwohlseins. Je nachdem, wie viele Zustände gestört sind und welches Ausmaß diese Störung erreicht, ist die resultierende Krankheit nur leicht oder schwer. Jede Erkrankung beginnt mit ersten, leichten Dysbalancen der obigen Zustände. Werden diese nicht ausgeglichen, so schreitet die Erkrankung fort und wird zunehmend gravierender, unter Umständen so schwer, dass sie letztlich zum Tode führt.

Der *Ayurveda* beschreibt sechs klassische Stadien bei der Entstehung einer Krankheit:

1. *Zunahme des dosha an seinem Hauptsitz*
   - *vata:*   Dickdarm
   - *pitta:*   Magen und Dünndarm
   - *kapha*:   Atmungsorgane

2. *Starke Zunahme des dosha mit Übergreifen des gestörten dosha auf die Umgebung*

3. *Ausweitung des gestörten dosha und Zirkulation im Körper durch die srotas, Blockierung der srotas*

4. *Festsetzen des gestörten dosha an geschwächten Geweben und Verbindung mit dem Gewebe (dosha-dushya-samurcana)*

5. *Manifestation des vollständigen Krankheitsbildes*

6. *Entwicklung von Komplikationen*

Die ersten drei Stadien entsprechen einer präklinischen Phase, in der nur leichte Symptome vorliegen. Die Ausbildung der Krankheit ist in dieser Phase noch durch Änderungen der Lebensweise (Prävention) möglich. Ab dem Stadium vier liegt die Erkrankung in klinischer Ausprägung vor. Nun ist eine therapeutische Behandlung erforderlich, um eine Heilung zu erreichen.

Krankheitsursachen

Die Entstehung von Krankheiten erfolgt also in einem Prozess: Störungen der *doshas* verursachen zunächst eine Belastung und Blockierung der Transportkanäle (*srotas*). Dies führt zu Befindlichkeitsstörungen und ersten Krankheitssymptomen. Im weiteren Verlauf verbinden sich die gestörten *doshas* mit den verschiedenen Gewebearten (*dhatus*). Nun resultiert das manifeste Krankheitsgeschehen. Diesen Vorgang bezeichnet man als *dosha-dushya-samurcana*. Wichtigste Ursache einer Krankheit ist daher die gestörte Balance der *doshas*.

Der *Ayurveda* kennt darüber hinaus *zusätzliche* Krankheitsursachen. Hierzu zählen Lebensgewohnheiten und Ernährungsweisen, die dazu führen, dass die *doshas* gestört werden oder sich die Immunkraft des Körpers (zum Beispiel durch eine Störung im Aufbau der Gewebe) reduziert. Diese zusätzlichen Ursachen nennt man *sahakara karana*. Sie sind von besonderer Bedeutung, da sie meist am Anfang einer Krankheitsentwicklung stehen und es möglich ist, diese Ursachen im Sinne einer Vorbeugung zu vermeiden. Im Einzelnen unterscheidet der *Ayurveda*:

- Zu intensive, unzureichende oder unangemessene Sinneseindrücke
- Fehlverhalten im Sinne unangemessener geistiger und körperlicher Verhaltensweisen
- Einflüsse der Jahreszeiten und des Klimas

Im Zusammenhang mit der Krankheitsursache begegnet uns auch der Begriff des *dharma* (s. Kapitel Kamasutra). *Dharma* bezeichnet die Pflicht, gemäß der individuellen Lebensaufgabe zu leben. *Adharma*, die Nicht-Beachtung des *dharma*, führt zu Krankheit. Der *Ayurveda* stellt die Ursache von Krankheit damit klar in einen spirituellen Kontext. Krankheit ist ein Korrektiv, welches entsteht, wenn der Mensch nicht seinem *dharma* gemäß lebt.

Untersuchung und Diagnose im Ayurveda

Der *Ayurveda* lehrt eine ganzheitliche Sichtweise von Gesundheit und Krankheit. Folgerichtig beschränkt sich die ayurvedische Herangehensweise nicht auf die Betrachtung eines isolierten Symptoms oder die Behandlung einer einzelnen körperlichen Störung. Grundsätzlich wird bei der ayurvedischen Diagnostik der gesamte Mensch mit seinen körperlichen, geistigen, seelischen und sozialen Aspekten umfassend betrachtet. Ziel ist es, die gestörten *doshas* und ihre bestehenden, krankmachenden Wirkungen im Körper zu erkennen, um dann je nach Ausprägung der Störung geeignete Maßnahmen zu ergreifen, um die *doshas* wieder in Balance zu bringen.

Es ist von großer Wichtigkeit, durch die genaue Untersuchung und Befragung des Erkrankten herauszuarbeiten, welche angeborene Konstitution (*prakriti*) der Patient eigentlich hat, denn nur auf der Grundlage dieses Wissens kann die Abweichung der *doshas* korrekt bewertet werden. Behandelt wird nur eine krankhafte Abweichung der *doshas* von der ursprünglichen Konstitution. Es ist - wie bereits oben dargestellt - nicht sinnvoll, eine angeborene Konstitution mit dem Ziel zu behandeln, sie zu ändern, denn unsere besondere Konstitution besitzen wir nicht ohne Grund.

In der klassischen Literatur werden verschiedene diagnostische Konzepte beschrieben, von denen die Drei-Punkte-Diagnose, die Acht-Punkte-Diagnose und die Zehn-Punkte-Diagnose am bekanntesten sind. In der Regel kombiniert der ayurvedische Arzt diese klassischen Methoden und erreicht so eine sehr differenzierte und umfängliche Darstellung der angeborenen Konstitution, der krankhaften Veränderungen und der zugrunde liegenden Fehler und Störungen in der Lebensweise und Ernährung.

Praktisches Vorgehen bei einer ayurvedischen Untersuchung

1. *Genaue Anamnese (Befragung) des Patienten*

   - Alter, familiäre und soziale Situation, Beruf
   - Symptome
   - Entstehung und bisheriger Verlauf der Erkrankung
   - Appetit und Verdauung
   - Verträglichkeit von Nahrungsmitteln
   - Lebensweise und Gewohnheiten
     (insbesondere Schlaf, Ernährung, Bewegung, Sexualität,
     Freizeitgestaltung)
   - psychische Verfassung
   - spirituelles Bewusstsein

2. *Beobachtung*

   - Körperbau, Haltung, Gangbild
   - Beurteilung des Gesichtsausdrucks
   - Beurteilung der Stimme
   - Allgemeinzustand

3. *Untersuchung*

   - körperliche Kraft
   - Zustand und Beschaffenheit der Gewebe
     (beinhaltet auch die uns aus der westlichen Medizin bekannten
     Untersuchungsweisen wie z.B. Abhorchen, Abtasten, Abklopfen,
     Blutdruckmessung, Laboruntersuchungen, u.ä.)
   - Puls
   - Zunge
   - Augen
   - Urin und Stuhl

Es ergibt sich daraus die *Ayurvedische* Diagnose:

- Welche angeborene **Konstitution** liegt vor?
- Welches *dosha* ist gestört?
- Wie ist der Zustand der *gunas*?
- Welche *srotas* und *dhatus* sind betroffen?
- Wie ist der Zustand von *agni*?
- Ist *ama* vorhanden?
- In welchem **Stadium** ist die Erkrankung?

Die drei Ebenen der Behandlung

In Abhängigkeit vom Ausmaß der vorliegenden Dysbalance der *doshas* sind unterschiedlich intensive Maßnahmen notwendig, um wieder einen Ausgleich der gestörten *doshas* zu erreichen. Im *Ayurveda* unterscheidet man drei Ebenen mit zunehmend intensiverer Vorgehensweise:

1. **Prävention**
   bedeutet die gezielte Vorbeugung bzw. den Ausgleich der physio-logisch auftretenden Schwankungen der *doshas* durch eine konstitu-tionsgerechte Lebensweise, insbesondere durch eine angemessene Ernährung und Bewegung. Durch Präventionsmaßnahmen soll die Entwicklung von Krankheiten bereits in der Entstehungsphase ver-hindert werden. Die Durchführung regelmäßiger und konsequenter Präventionsmaßnahmen ist Aufgabe jedes gesundheitsbewusst leben-den Menschen.

2. **Balancierende Behandlung (*shamana*)**
   beinhaltet die zusätzliche Gabe von innerlichen Kräuterpräparaten, ergänzend zu umfangreichen gesundheitsfördernden Maßnahmen der Prävention, wie Lebensstiländerungen, Ernährungsoptimierung und Bewegung. Eine *Shamana*behandlung wird bei leicht gestörten *doshas* durchgeführt und von einem erfahrenen *Ayurveda*arzt nach aus-führlicher Untersuchung des Patienten individuell verordnet.

3. **Reinigungsbehandlung (*shodhana*)**
   umfasst umfangreiche Entgiftungs- und Ausleitungsbehandlungen, beinhaltend *purvakarma* und *panchakarma*. Eine *Shodana*behandlung ist bei schweren und chronischen Behandlungen angezeigt und erfolgt grundsätzlich nur nach ärztlicher Verordnung und unter ärztlicher Aufsicht durch geschulte Therapeuten.

Prävention als Gesundheitsprinzip

Der Mensch ist kein abgeschlossenes System. Er lebt in ständigem Austausch mit der Umwelt. Sein körperlicher und psychischer Zustand ist daher niemals statisch, sondern in immerwährendem Wandel, in der Auseinandersetzung mit sich selbst und mit einwirkenden Faktoren der Umwelt. Infolge der dauernden Einwirkungen der *doshas* des Makrokosmos (Welt, Kosmos) auf den Mikrokosmos (Mensch) und die Lebensweise des Menschen ist es unvermeidlich, dass die Balance der *doshas* im Menschen ständig gestört wird. Schwankungen der *doshas* sind also Ausdruck der normalen Lebensaktivität und zunächst gänzlich unproblematisch. Der gesunde Mensch besitzt in gewissen Grenzen ausreichende Möglichkeiten, solche Schwankungen auszugleichen. Wir bezeichnen diese Fähigkeit als *Selbstregulation*. Überschreiten die Störungen der *doshas* jedoch ein bestimmtes Ausmaß, so kann unser Organismus die notwendige Balance durch die ihm zur Verfügung stehende Selbstregulation nicht wiederherstellen und es entwickeln sich Krankheiten. In den Stadien eins bis drei der Krankheitsentstehung (s.o.) ist es noch möglich, durch bewusste Änderungen der Lebensweise und der Ernährung die Manifestation der Erkrankung zu verhindern. Noch besser wäre es natürlich, dass es erst gar nicht zu einer Krankheitsentwicklung kommen würde, indem den natürlichen Schwankungen der *doshas* im Lebensalltag durch angemessene Verhaltensweisen begegnet wird.

Der *Ayurveda* lehrt in besonderer Weise gerade dieses Wissen um die Lebensweise, mit der man Krankheit bereits im Vorfeld verhindern oder ihre Entstehung bereits in den ersten Stadien wieder beenden kann. Der Ernährung und der Lebensweise im Sinne der Ordnungstherapie kommt hierbei die entscheidende Bedeutung zu.

Ayurvedische Ernährungslehre

Im *Ayurveda* wird der Ernährung eine herausragende Rolle zugeschrieben. Bedenken wir, dass eine gesunde Entwicklung von Körper und Geist nur möglich ist, wenn die notwendigen Bausteine in richtiger Menge und Qualität zur Verfügung stehen so wird rasch klar, dass wir über unsere Ernährungsweise wesentliche Grundlagen schaffen für Aufbau und Funktion unseres gesamten Organismus. Zu unterscheiden ist grundsätzlich zwischen der Ernährung des gesunden Menschen und der speziellen Ernährung bei Krankheit.

Die Ernährung bei Krankheit muss sehr differenziert entsprechend der bestehenden Störungen erfolgen. Sie kann entscheidende Heilungsimpulse setzen, sofern die individuelle Situation korrekt erkannt und zutreffend bewertet wird. Daher gehört die gezielte Ernährungsverordnung bei Krankheit in die Hände des erfahrenen *Ayurveda*arztes.

Die Ernährung des gesunden Menschen orientiert sich an der vorliegenden Konstitution. So sollten zunächst einmal grundsätzlich Nahrungsmittel gemieden werden, die das eigene dominante *dosha* vermehren. Der in der Konstitution begründeten Gefahr eines überschießenden Anstiegs dieses *doshas* wird auf diese Weise im Sinne einer individuellen Prävention vorgebeugt. Für jeden Konstitutionstyp gibt es entsprechende Nahrungsmitteltabellen, die empfohlene und zu vermeidende Nahrungsmittel darstellen.

Weiter sollten die allgemeinen Grundregeln der ayurvedischen Ernährungslehre beachtet werden. Diese beinhalten für alle Konstitutionstypen gleichermaßen gültige Empfehlungen, um der Entstehung von Krankheiten vorzubeugen.

Die Konstitutionsgerechte Ernährung

Geeignet bei:	*vata*	*pitta*	*kapha*
generell	warm, ölig, süß, salzig	kühlend, bitter, süß	leicht, scharf, trocken, bitter
Getreide	(Buch-)Weizen, Dinkel, Hafer, Reis, Tofu, Mais, Roggen	Reis, Tofu, Bohnen, Sojabohnen, Hafer, Gerste	Buchweizen, Gerste, Hirse, Mais, Roggen, Linsen, Bohnen, Tofu

Gemüse	Avocado, Gurke, Spargel, Kürbis, Steckrübe, Möhre, Knoblauch, Fenchel, Artischocke, Tomate, Olive, gekochte Zwiebel, Aubergine	Blumenkohl, Brokkoli, Sprossen, Blattgemüse, Kartoffel, Endivie, Artischocke, Avocado, Tomate, Gurke, Zucchini, Rosenkohl, Erbsen, Spinat, Spargel	Karotte, Brokkoli, Blattgemüse, Rettich, Endivie, Knoblauch, Artischocke, Blumenkohl, Rosenkohl, Kohlrabi, rote Beete, Kartoffel, Radieschen, Peperoni, Zwiebel, Lauch, grüne Bohnen
Früchte	süße Früchte	süße Trauben, Äpfel, Birnen, Melonen, Pfirsiche, Feigen, süße Kirschen, Bananen, Mangos, Rosinen, Datteln, Papayas	Trockenfrüchte, gekochte Äpfel und Birnen, Citrusfrüchte, Ananas, Papayas, Granatäpfel
Öle	Olive, Sesam, Raps, Kürbiskern, Distel, Sonnenblume,	generell nicht zu empfehlen	Senföl
Gewürze	grundsätzlich alle appetitanregenden, blähungswidrigen	Kurkuma, Minze, Salbei, Safran, Melisse	Anis, schwarzer Pfeffer, Basilikum, Nelken, Zimt, Kardamon, Dill, Ingwer
Milch-produkte	Milch (warm!), Buttermilch, Ghee, Butter, Sahne, Joghurt, Kefir, Frischkäse, Quark, Hartkäse	Milch, Sahne, Ghee, Butter, Buttermilch, Mozzarella	Buttermilch, Molke
Fleisch/ Fisch	Rind, Lamm, Huhn, Truthahn, Fisch	Kaninchen, Lamm, Reh, Süßwasserfische	Huhn, Pute
Süßmittel	Zuckerrohr, Säfte, Kandis, Ahornsirup, Rohrzucker	Zuckerrohr, Rohrzucker, Kandis, Melasse	Honig
Getränke	Tee, Milch, Ingwerwasser, Sojamilch, warmes Wasser, Fruchtsäfte	Aloe-vera-Saft, Birnensaft, gemischter Gemüsesaft, Gemüse-bouillon, Kräutertee, Kokosnusswasser, Melonensaft, Reismilch, alkoholfreies Bier	Schwarzer Tee, Kräutertee, Ingwertee, Fencheltee, Ananassaft

Allgemeine Ernährungsempfehlungen

1. *Nahrungsmenge*

   In der indischen Philosophie spielt das Maßhalten eine wichtige Rolle. So auch beim Essen, denn sowohl ein Zuviel als auch ein Zuwenig an Nahrung führen zu Problemen. Der *Ayurveda* empfiehlt, sich den Magen viergeteilt vorzustellen. Nach der Mahlzeit sollten zwei Viertel des Magens mit fester Nahrung gefüllt sein, ein weiteres Viertel mit flüssiger Nahrung, z.B. Suppe. Das letzte Viertel sollte leer bleiben. So besteht ausreichend Platz, damit die Durchmischung des Speisebreis während des Verdauungsprozesses im Magen gut funktionieren kann. Ein auf diese Weise achtsam gefüllter Magen führt zu Wohlbefinden nach dem Essen. Weder besteht ein Völlegefühl, noch quälen ein Druck im Oberbauch oder Herzbeschwerden. Bewegung, Sprache und Atmung sind nicht beeinträchtigt und der Mensch kann nach dem Essen wieder Aktivitäten nachgehen.

2. *Qualität*

   Grundsätzlich sollte angestrebt werden, sich mit Nahrungsmitteln möglichst hoher Qualität zu ernähren. Hierzu zählt, dass die Nahrungsmittel hygienisch einwandfrei und möglichst unbelastet sind. Ideal wären frische Lebensmittel ohne Verunreinigungen durch Pestizide, Konservierungsmittel und Schadstoffe. Ein bewusster Einkauf ist notwendig, um entsprechend hochwertige Produkte zu erhalten. Über die Qualität bestimmen jedoch nicht nur die Rohwaren. Insbesondere die innere Einstellung entscheidet wesentlich über die Qualität des Endproduktes. Achtsam, liebevoll und mit ausreichender Zeit sollten die Rohwaren zu Gerichten verarbeitet werden, die Körper und Geist gleichermaßen nähren und guttun.

3. *Ausgewogenheit der Nahrungsmittel*

Nach ayurvedischer Lehre gibt es sechs Geschmacksrichtungen (*rasa*) und vier Qualitäten (*guna*) der Nahrung. Der Geschmack einer Substanz führt nicht nur zu einem Sinneserleben, sondern hat auch Einfluss auf die Balance der *doshas*. Zudem lösen Geschmack und Qualität spezifische Wirkungen im Organismus aus:

Geschmack (*rasa*)	Qualität (*guna*)	Wirkung auf die *doshas*	Wirkungen im Organismus
süß (*madhura*)	schwer kühlend ölig mild	*vata* - *pitta* -- *kapha* ++	kräftigt die Gewebe, klärt die Sinnesorgane
sauer (*amla*)	leicht erhitzend ölig scharf	*vata* -- *pitta* ++ *kapha* +	stimuliert die Verdauung, stärkt die Sinnesorgane
salzig (*lavana*)	schwer erhitzend ölig scharf	*vata* -- *pitta* ++ *kapha* +	vermehrt das Gewebewasser, fördert die Sekretion
scharf (*katu*)	leicht erhitzend trocken scharf	*vata* + *pitta* + *kapha* -	erweitert die *srotas*, stimuliert die Verdauung
bitter (*tikta*)	leicht kühlend trocken mild	*vata* ++ *pitta* - *kapha* --	baut Gewebe ab, regt den Appetit an
herb (*kashaya*)	schwer kühlend trocken mild	*vata* + *pitta* - *kapha* -	austrocknend, die Heilung fördernd

In der Prävention gilt, dass eine Mahlzeit ausgewogen sein sollte. Ausgewogen ist eine Mahlzeit dann, wenn sie alle sechs Geschmacksrichtungen enthält, die vorzugsweise in der Reihenfolge der Phasen der Verdauung genossen werden: *süß, sauer, salzig, scharf, bitter, herb*

4. *Zubereitung*

Aus ayurvedischer Sicht wird grundsätzlich empfohlen, Speisen warm zu sich zu nehmen. Dies hängt ganz wesentlich mit dem Prinzip des Verdauungsfeuers zusammen. Kalte Mahlzeiten löschen eher das Verdauungsfeuer, dessen Hitze jedoch für einen guten Verdauungsprozess unerlässlich ist. Warme Speisen regen dagegen das Verdauungsfeuer und den Stoffwechsel an und sind daher auch wesentlich bekömmlicher. Das Kochen oder Garen von Speisen ist daher insbesondere für Menschen mit *vata*- und *kapha*-Konstitution wichtig, da deren Stoffwechsel eher schwächer ist. Lediglich Menschen mit *pitta*-Konstitution vertragen rohe, kalte Speisen. Die Zubereitung von Speisen sollte unbedingt stets aktuell zum sofortigen Verzehr erfolgen. Aufgewärmte Nahrungsmittel oder gar vorgegarte Speisen sind von deutlich geringerer Qualität. Der Einsatz guter, hochwertiger Fette wird nach ayurvedischer Vorstellung ausdrücklich empfohlen. Gut geölte Nahrung schmeckt nicht nur besser, sondern stärkt Körpergewebe und Sinnesorgane. Von besonderer Bedeutung bei der Zubereitung von Nahrungsmitteln sind Gewürze. Sie dienen nicht nur der geschmacklichen Verbesserung, sondern nehmen erheblichen Einfluss auf die Wirkung eines Nahrungsmittels. Unerwünschte Wirkungen lassen sich durch geeignete Gewürze ausgleichen, so dass die gewünschten Wirkungen eines Nahrungsmittels gezielt zum Tragen kommen können, im Sinne einer bewussten und konstitutionsgerechten Ernährung. Beispielsweise wird Kümmel eingesetzt, um der blähenden Wirkung von Speisen entgegenzuwirken. Die Wahl eines Gewürzes ist also weniger ein Akt der geschmacklichen Kreation des Essens als vielmehr eine bewusste Verbesserung der Speise im Sinne einer Steigerung der gesundheitsfördernden Wirkung.

5. *Getränke*

Auch im *Ayurveda* kommt dem ausreichenden Trinken eine fundamentale Bedeutung zu. Unser Körper besteht nicht nur zum größten Teil aus Wasser, sondern Wasser ist auch wesentliches Element aller Körperprozesse. Daher ist es für eine gesunde Entwicklung unseres Organismus unverzichtbar, ausreichend gute Flüssigkeit aufzunehmen. Als Getränke für die allgemeine, tägliche Flüssigkeitsaufnahme sind warmes, stilles Wasser oder ungesüßte Kräutertees geeignet. Dabei sollte jedoch darauf geachtet werden, eine gute Stunde vor und nach dem Essen nicht zu trinken. Grund für diese Empfehlung ist die Vorstellung, dass größere Mengen Flüssigkeit das Verdauungsfeuer löschen und somit die Verstoffwechselung des Speisebreis stören. Eine Ausnahme von dieser Empfehlung stellen verdauungsfördernde *Digestifs* dar, die unmittelbar nach dem Essen eingenommen werden. Je nach genossener Nahrung sind unterschiedliche Getränke der Verdauung förderlich.

Milch ist nach *ayurvedischem* Verständnis ein äußerst hochwertiges Nahrungsmittel. Für die alleinige Deckung des täglichen Flüssigkeitsbedarfs ist Milch ungeeignet, dagegen ist sie wichtiger Bestandteil zahlreicher konstitutionsgerechter Ernährungsempfehlungen und auch bewährtes Verdauungsgetränk. Grundsätzlich sollte Milch stets warm getrunken werden, da sie so am bekömmlichsten und auch am wohltuendsten ist. Vorzugsweise sollte man Milch dabei mit keinem anderen Nahrungsmittel kombinieren. Ausnahmen stellen lediglich einzelne Gewürze dar, die heilsame Wirkungen der Milch beabsichtigt steigern können. Eine bewährte Kombination ist der Genuss von Milch mit einer Prise Zimt, welcher die Bekömmlichkeit und die verdauungsfördernde Wirkung der Milch deutlich erhöht.

6. Kombinationen von Nahrungsmitteln

Der *Ayurveda* lehrt, dass bestimmte Nahrungsmittel nicht miteinander kombiniert werden sollten. Diese Empfehlung resultiert weniger aus geschmacklichen Erwägungen als vielmehr aus der Erfahrung, dass gewisse Kombinationen von Speisen zu Störungen der Gesundheit führen. Ursache dieser Wirkung sind meistens gegensätzliche Eigenschaften der kombinierten Speisen, beispielsweise die Kombination von kühlenden mit erhitzenden Nahrungsmitteln. Besonders problematisch in Bezug auf die Kombination mit anderen Nahrungsmitteln sind Milch, Honig, Fleisch und Fisch.

Lebensmittel	sollte nicht kombiniert werden mit:
Milch	Fleisch, Fisch, Rettich, Knoblauch, Citrusfrüchten, sehr sauren Speisen, sehr salzigen Speisen, Granatäpfeln, Blattgemüse, Senf, Sesam, Basilikum, Bananen
Fleisch	Honig, Sesam, Milch, Bohnen, Rettich, Getreidesprossen, Zuckerrohr
Fisch	Honig, Sesam, Milch, Bohnen, Rettich, Getreidesprossen, Banane, Joghurt, Buttermilch
Honig	*Ghee* in gleicher Menge, Wasser in gleicher Menge, sehr heißen Getränken

7. *Tages- und Jahreszeit*

Zu einer bestimmten Tageszeit herrscht jeweils ein spezielles *dosha* vor, gleiches gilt für die Jahreszeit und das Lebensalter. Da die Verdauungskapazität abhängig ist von Präsenz und Wirkung der *doshas*, ergeben sich daraus Empfehlungen zur Nahrungsaufnahme. Die Speisen sollten so ausgewählt werden, dass das jeweilig vorherrschende *dosha* nicht provoziert, sondern besänftigt wird. Es wird also eine entsprechend reduzierende Diät gewählt:

Frühstück:

Morgens ist *kapha* vorherrschend, die Verdauungskräfte sind schwach. Daher sollte das Frühstück leicht, heiß und wenig sein.

Mittagessen:

Mittags ist die Verdauungskraft am stärksten, *pitta* herrscht vor. Die Mahlzeit zu Mittag sollte daher die Hauptmahlzeit sein!

Abendessen:

Zum späteren Abend herrscht wieder *kapha* vor, daher sollte die letzte Mahlzeit bereits vor 19.00 Uhr eingenommen werden. Vorzugsweise soll sie leicht und warm sein. Verboten sind zum Abend Speisen, die die Transportfunktion der *srotas* stören: Käse, Joghurt und saure Speisen!

Frühling:

Kapha nimmt zu, daher sollten eher bittere und scharfe Speisen genossen werden.

Sommer:

Pitta ist vorherrschend, daher sollten die Speisen süß, bitter und kühlend sein.

Herbst und Winter:

Vata nimmt zu, die Speisen sollten sauer, salzig und fettend sein. Da im Winter jedoch auch die Verdauungskraft zunimmt, sind nährende und süße Nahrungsmittel ebenfalls erlaubt!

Kinder:

benötigen trotz Vorherrschen von *kapha* eine aufbauende, nährstoffreiche Nahrung.

Im mittleren Lebensalter

herrscht *pitta* vor, somit sollte die Nahrung *pitta* reduzieren.

Im höheren Alter

ist *vata* dominant und sollte reduziert werden.

8. *Rahmenbedingungen bei der Mahlzeit*

In unserer Gesellschaft ist es zur Normalität geworden, während des Essens gleichzeitig noch andere Dinge zu tun, zum Beispiel zu lesen, fernzusehen oder sich angeregt zu unterhalten. Dieses Verhalten ist einer gesunden Ernährung jedoch sehr abträglich. Ein gesundes Essen sollte nicht nur bewusst zusammengestellt und bekömmlich zubereitet, sondern auch achtsam genossen werden. Die psychische Komponente beim Essen, die Achtsamkeit, Ruhe, Wertschätzung und Dankbarkeit bei der Nahrungsaufnahme fördern die Verdauung und verbessern unsere Gesundheit. Es empfiehlt sich, das Essen mit einem Moment der Ruhe und des Dankes zu beginnen, eine rituelle kurze Einstimmung auf das nun Folgende, um sich bewusst aus der Aktivität des Alltags herauszunehmen. Anschließend wird in Ruhe gegessen, dabei jeder Bissen gründlich gekaut und eingespeichelt und der Geschmack der Speise wahrgenommen. Mach Dir bewusst, dass die Verdauung bereits beim Kauen beginnt. Ein unzureichend zerkleinerter Speisebrei liegt wie ein Stein im Magen und kann durch die nachfolgenden Verdauungsschritte im Darm nicht mehr ausreichend zerkleinert werden. Blähungen und schmerzhafte Verdauungsstörungen haben daher oftmals schon im Mund ihre Ursache.

9. *Berücksichtigung individueller Besonderheiten*

Grundsätzlich sind immer drei Aspekte bei der individuellen Speisenauswahl zu beachten:

- die eigene Konstitution
- besondere Vorlieben oder Abneigungen
- aktuelle Erkrankungen

Aus der Kombination der allgemeinen Ernährungsempfehlungen mit diesen drei individuellen Aspekten ergibt sich die konstitutionsgerechte, individuelle Ernährung. Diese fördert unsere Gesundheit in idealer Weise.

Ernährung und Psyche

Durch die Aufnahme von Nahrungsmitteln erhält unser Organismus Energie und die notwendigen Bausteine, um seine Gewebe aufzubauen und die Körperfunktionen stabil zu halten. Auf der grobstofflichen Ebene wirken dabei die drei Prinzipien der *doshas*. Tatsächlich beeinflussen die Nahrungsmittel jedoch auch unseren feinstofflichen Körper und setzen durch ihre Qualität der *Triguna (sattva, rajas, tamas)* Impulse hinsichtlich unserer geistig-seelischen Verfassung.

So unterstützen uns Nahrungsmittel mit *sattva-Qualität* dabei, unser Bewusstsein zu klären, unser Gefühlsleben zu harmonisieren und Gelassenheit zu entwickeln.

Dagegen wirken Nahrungsmittel mit *rajas-Qualität* fördernd auf eine leidenschaftliche Aktivität und Sinnlichkeit, unterstützen einen krankmachenden Egoismus und verstärken Emotionen wie Eifersucht, Ehrgeiz und Aggressivität.

Nahrungsmittel mit *tamas-Qualität* verstärken dagegen unsere Passivität und Trägheit, sie fördern Eigenschaften wie Faulheit, Unsicherheit, Pessimismus oder Zweifeln.

Grundsätzlich sollte es unser Bestreben sein, möglichst viele *sattva*-Speisen zu uns zu nehmen. Sie fördern die Gesundheit, schenken Vitalität und verlängern das Leben. *Rajas*-Speisen sind in kleineren Mengen bis zum mittleren Lebensalter erlaubt. Im höheren Alter führen sie aufgrund der abnehmenden Verdauungskraft zunehmend zur Entstehung von *ama*. *Tamas*-Speisen beeinträchtigen die geistige und körperliche Gesundheit und sollten in jedem Alter gemieden werden.

Lebensmittel nach den Trigunas

sattva	rajas	tamas
qualitativ hochwertige, frische Lebensmittel	sehr scharfe, sehr saure, sehr salzige, energiereiche Lebensmittel	verarbeitete und konservierte Lebensmittel, junk food
frisches Obst und Gemüse	Fleisch, Fisch, Gebratenes, Pickles, Gepökeltes	Fertiggerichte, Hamburger
Milch, Naturjoghurt, Butter, Ghee	Eier, Wein, Bier, Tee, Kaffee, Cola, kohlensäure-haltige Getränke	hochprozentiger Alkohol
Weizen, Roggen, Gerste, Vollkornreis	Kartoffeln, Wurzelgemüse	Pommes frites
Mandeln und Nüsse	Süßigkeiten	Chips
Honig	Zucker	
	scharfe Gewürze, Knoblauch, Zwiebeln	

Ordnungstherapie

Die ordnungstherapeutische Gesundheitskunde (*swasthavritta*) bildet neben der Ernährungslehre und der Schulung des Geistes, wie sie der *Yoga*-Weg lehrt, die dritte Säule der Gesundheit im *Ayurveda*. Sie umfasst grundsätzliche Überlegungen zur gesunden Lebensführung, Anweisungen für ein gesundheitsförderndes Morgenritual, Hinweise zur gesundheitsbewussten Berücksichtigung der Jahreszeiten und einfache spirituelle Aspekte.

Umgang mit natürlichen Bedürfnissen

Der *Ayurveda* lehrt uns, die Rhythmen und ständigen Veränderungen im Leben bewusst wahrzunehmen und sie im Sinne einer Harmonisierung aktiv auszubalancieren. Hierzu gehört auch der Umgang mit natürlichen Bedürfnissen, die sich immer wieder einstellen und auf keinen Fall dauernd unterdrückt werden sollten. Es gilt, diesen (Lebens-)Bedürfnissen die nötige Zeit, Raum und Achtsamkeit zu geben, damit sie angemessen vollzogen werden können. Eine Unterdrückung dieser Bedürfnisse führt nach *ayurvedischem* Verständnis zum Anwachsen von *vata*, mit entsprechend resultierenden Krankheitszuständen.

Zu den natürlichen Bedürfnissen zählen:

- Harndrang   - Durst
- Stuhldrang   - Hunger
- Ejakulation   - Weinen
- Winde/ Flatulenz   - Müdigkeit/ Schlaf
- Gähnen   - intensiviertes Atmen
- Aufstoßen   nach Anstrengungen
- Erbrechen   - Niesen

Das gesundheitsfördernde Morgenritual

Der Start am Morgen entscheidet häufig bereits darüber, wie es im Laufe des Tages weitergeht. Aus dieser Erkenntnis heraus legt die ayurvedische Gesundheitslehre großen Wert auf einen achtsamen und wohltuenden Tagesbeginn. Im Sinne eines Rituals sollte man sich jeden Morgen ausreichend Zeit für die Pflege des eigenen Körpers und für die Einstimmung auf die kommenden Aktivitäten nehmen. Der *Ayurveda* empfiehlt folgenden Ablauf:

1. Stehe frühmorgens, vor 6.00 Uhr, auf.
2. Trinke direkt nach dem Aufstehen warmes Wasser, um die Verdauung anzuregen.
3. Entleere dann Blase und Darm.
4. Wasche und reinige Dich.
5. Putze Dir Deine Zähne und reinige die Zunge mit einem Zungenschaber.
6. Gurgele und spüle Deinen Mund mit Sesamöl aus.
7. Führe eine Nasenspülung mit lauwarmer Salzlösung durch.
8. Verreibe einige Tropfen Sesamöl in jedes Nasenloch.
9. Entzünde ein Räucherstäbchen und inhaliere einige Minuten den Rauch.
10. Massiere Deinen Körper mit warmem Sesamöl.
11. Führe Deine morgendlichen *Yoga*übungen durch.
12. Entferne überschüssiges Öl durch eine erfrischende Dusche oder ein erfrischendes Bad.
13. Kleide Dich nun schön und gesund.
14. Lege Schmuck und Parfum (natürliche Düfte) an.
15. Halte eine kurze Morgenandacht oder meditiere.

Das ayurvedische Morgenritual stellt eine allgemeine Empfehlung dar. Wichtig ist es, diese grundlegende Empfehlung in die Form eines eigenen, individuellen Morgenrituals zu bringen.

Gesundheit im Jahresverlauf

Nach *ayurvedischem* Verständnis herrschen während der verschiedenen Jahreszeiten jeweils bestimmte *doshas* vor. Dadurch wird das entsprechende *dosha* im Organismus angeregt und es kommt zu einem Ungleichgewicht. Aus diesem Ungleichgewicht entstehen zunächst Befindlichkeitsstörungen, bei zunehmender Dysbalance schließlich manifeste Erkrankungen. Um dieser Entwicklung vorzubeugen ist es notwendig, der Jahreszeit entsprechende Maßnahmen zu ergreifen, um die Wirkung des vorherrschenden *doshas* abzumildern.

Jahres-zeit	Vorherrschendes *dosha*	Empfehlung zur Ernährung	Empfehlung zum Verhalten
Frühling	*kapha*	Fastentage scharfe, bittere, herbe Speisen	kein Schlaf über Tag, reduzierter Nachtschlaf, mäßig Sex
Sommer	*pitta*	eher kühle Speisen süße, bittere, herbe Speisen möglichst kein Alkohol	warme Bäder vermeiden, wenig Sex, kühle Umgebung
Herbst/ Winter	*vata*	es darf etwas fettreicher gegessen werden süße, saure, salzige Speisen vorwiegend warm und gekocht	warmhalten, heiße Bäder durchführen, ausreichend Nachtschlaf, beliebig Sex

Spirituelle Aspekte der Ordnungstherapie

Bereits zu Beginn des Kapitels haben wir in der Legende zur Entstehung des *Ayurveda* erfahren, warum dem Menschen das „Wissen vom Leben" durch den Gottkönig *Indra* geschenkt wurde: Der Mensch soll ein gesundes und langes Leben führen, um dadurch ausreichend Zeit zu haben, sich der spirituellen Entwicklung widmen zu können. Der *Ayurveda* ist also vom Zeitpunkt seiner Entstehung an ganz eng mit Spiritualität verknüpft. Ohne spirituelle Dimension wäre der *Ayurveda* seiner Berechtigung beraubt.

Nach hinduistischer Lehre stellen sich dem spirituell lebenden Menschen vier große Lebensaufgaben:

kama	ist die Pflicht, das Leben lustvoll zu leben und zu genießen.
moksha	ist die Pflicht, die Befreiung des Selbst zu erlangen.
dharma	entspricht in etwa der Verpflichtung, ein moralisches Leben zu führen und im Sinne der individuellen Lebensbedingungen sein Bestes zu geben.
artha	ist die Pflicht, Erfolg, materielle Güter und Reichtum zu erlangen, um dadurch *dharma*, *kama* und *moksha* besser zu erreichen.

Alle vier Ziele sind voneinander abhängig und hängen untrennbar miteinander zusammen. Sie können nur in gemeinsamer Harmonie gesund gelebt und entwickelt werden.

Der *Ayurveda* schafft die Voraussetzung dafür, spirituell leben zu können, indem er lehrt, gesund und lange zu leben. Konkrete Anweisungen, Regeln und Empfehlungen, auf welche Weise tiefe Spiritualität und letztlich Erleuchtung zu erreichen sind, bietet der *Ayurveda* dagegen nicht. Diese Ausführungen finden wir in den Texten des *Yoga*, des *Kamasutra* und des *Tantra*. An dieser Stelle soll daher nur auf die nachfolgenden Kapitel zu diesen Themen verwiesen werden.

Die ayurvedische Behandlung

Eine Behandlung durch einen heilkundigen *ayurvedischen* Arzt wird immer dann erforderlich, wenn sich die Dysbalancen der *doshas* so ausgeprägt haben, dass durch Präventionsmaßnahmen allein keine Harmonisierung mehr erreichbar ist. In diesem Fall muss der Arzt durch die Verordnung entsprechender Kräutermedikamente und gegebenenfalls weiterer Behandlungen das gestörte *dosha* wieder ins Gleichgewicht bringen.

1. **Die balancierende Behandlung (*shamana*)**
    ergänzt die bereits geschilderten Maßnahmen der Prävention durch die zusätzliche Gabe von innerlichen Kräuterpräparaten. Bei lediglich leicht gestörten *doshas* ist diese Behandlung ausreichend, um im Verlauf weniger Wochen einen Ausgleich der *doshas* herbei zu führen.

2. **Die Reinigungsbehandlung (*shodhana*)**
    ist bei schweren und chronischen Behandlungen erforderlich. Sie umfasst umfangreiche Entgiftungs- und Ausleitungsbehandlungen (*purvakarma* und *panchakarma*), um ein stark gesteigertes *dosha* aus dem Körper zu entfernen.

In unserer westlichen Welt sind *panchakarma*-Anwendungen zunächst vornehmlich im Rahmen von Wellness bekannt geworden und werden in zahlreichen Hotels und Wellnesseinrichtungen angeboten. Es muss hierzu deutlich gesagt werden, dass es grundsätzliche Unterschiede zwischen Wellnessanwendungen und ärztlich geleiteten *Ayurveda*behandlungen gibt. Die ärztliche *Ayurveda*behandlung umfasst bei chronischen Krankheitsbildern einen Zeitraum von mehreren Monaten und ist nicht auf einige wenige Tage zu reduzieren. Wellnessanwendungen können allenfalls dem Kennenlernen einzelner Behandlungsmethoden oder der Krankheitsvorbeugung dienen. Die Behandlung ernsthafter Krankheitsbilder ist dadurch nicht möglich.

Der Ablauf einer ärztlichen Ayurvedabehandlung

Nach der gründlichen Diagnostik werden Dir zunächst umfangreiche Empfehlungen zur Änderung der Lebensweise und zur Anpassung der Ernährung gegeben. Ergänzend erhältst Du eine erste Verordnung *ayurvedischer* Heilpräparate zur innerlichen Anwendung. Sie dienen primär der Entfernung von *ama* und sind erforderlich, um die weiterführenden äußerlichen Anwendungen vorzubereiten. Ohne diese Vorbereitung können äußere Anwendungen zu erheblichen Befindlichkeitsstörungen oder sogar zu ernsthaften gesundheitlichen Schäden führen. Diese vorbereitende Phase umfasst in der Regel einige Wochen. Anschließend wirst Du zur Kontrolluntersuchung bestellt, in der der *Ayurveda*arzt die bisherige Entwicklung des Krankheitsgeschehens beurteilt.

In der nun folgenden Phase erhältst Du erneut speziell auf Deine Problematik abgestimmte innerliche Präparate. Parallel dazu beginnen die ersten äußerlichen Anwendungen, *purvakarma* genannt. Sie haben den Zweck, im Körper angesammelte Giftstoffe und Abfallprodukte zu mobilisieren und in den Verdauungstrakt zu befördern, damit sie von dort durch nachfolgende Reinigungsmaßnahmen ausgeschieden werden können. Diese zweite Phase dauert je nach Ausprägung der Erkrankung ein bis drei Wochen.

Unmittelbar anschließend erfolgt nun die Entfernung der mobilisierten Stoffe und der gestörten *doshas* aus dem Verdauungstrakt. Die entsprechenden Reinigungsanwendungen werden *panchakarma* genannt und umfassen je nach Schwere der Problematik einen Zeitraum von ein bis zwei Wochen.

Nach der erfolgreichen *panchakarma*-Behandlung folgt abschließend eine Nachbehandlung, ein behutsamer Kostaufbau, verbunden mit kräftigenden und nährenden Begleitbehandlungen (*pascatakarma*).

Heilmittel

In unserer westlichen Wahrnehmung ist der *Ayurveda* zunächst meist mit den eindrucksvollen äußerlichen Anwendungen verbunden, den Ölmassagen, Stirngüssen oder Schwitzbehandlungen. Diese erleben wir als anders, neu und aufregend und schenken ihnen daher besondere Aufmerksamkeit. Tatsächlich bildet jedoch die innerliche Behandlung mit ayurvedischen Arzneien die Grundlage der Therapie und macht auch mengenmäßig den größten Anteil an *ayurvedischen* Behandlungen aus.

Schon im Altertum fanden sich in den *ayurvedischen* Texten umfangreiche Beschreibungen von über 1000 Heilpflanzen, die zu zahlreichen heilkräftigen Rezepturen kombiniert wurden. Die Verabreichung von Arzneien basiert also im *Ayurveda* auf einer langen Tradition und umfangreicher Erfahrung. Die wissenschaftliche Erforschung der verwendeten Substanzen nach modernem Verständnis erfolgt erst seit der Neuzeit. Praktische Schwierigkeiten in der Behandlung ergeben sich daher aus der Tatsache, dass viele ayurvedische Präparate in der westlichen Medizin nicht offiziell zugelassen sind, da hierfür erforderliche Studien und Wirksamkeitsnachweise nicht vorliegen. In den nächsten Jahren wird es wohl aufgrund der zunehmenden Bedeutung des *Ayurveda* auch im Westen zum Aufbau eines an den westlichen Standards orientierten Arzneimarktes für ayurvedische Präparate kommen. Verwendung als Arznei finden im *Ayurveda* unzählige Substanzen, sowohl pflanzlichen als auch tierischen und mineralischen Ursprungs. Je nach ayurvedischer Schule gibt es Unterschiede in der Bevorzugung. So benutzt die klassische südindische Tradition, wie sie im Ursprungsland des *Ayurveda*, in *Kerala*, praktiziert wird, vornehmlich pflanzliche Arzneien. Typisch für den *Ayurveda* ist es, dass zahlreiche Einzelpräparate gemeinsam als Kombination verabreicht werden. Dies stellt einen grundsätzlichen Unterschied zur westlichen Arzneilehre dar, wo vornehmlich Einzelsubstanzen allein gegeben werden.

In den *ayurvedischen* Texten finden sich nicht nur Informationen zu zahlreichen arzneilich wirksamen Substanzen. Es wird darüber hinaus auch sehr exakt die Sammlung, Gewinnung und Verarbeitung der Substanzen sowie die Herstellung der Arzneipräparate beschrieben. Viele der Herstellungsprozeduren sind sehr aufwändig und langwierig, haben sich jedoch durch ihre Wirksamkeit jahrhundertelang bewährt und werden bis heute gemäß klassischer Überlieferung beibehalten. *Characa* rät: Jemand, der Pflanzen sammelt, sollte eine rechtschaffene Person mit gutem Charakter sein. Vor dem Sammeln sollte er ein Bad nehmen und ein Gebet sprechen. Grundsätzlich sind nur die Heilpflanzen zu sammeln, die an sauberen Plätzen wachsen.

Die Zeit der Sammlung von Pflanzen nach *Charaka*

Pflanzenteil	Jahreszeit	Bemerkung
Zweige	Monsunzeit, Frühling	nach Abschluss des Wachstums
Blätter	Monsunzeit, Frühling	vor Abschluss des Wachstums
Wurzeln	Sommer, trockener Winter	zu Beginn des Sprießens
Rinde	Herbst	
Knolle	Herbst	
Milch	Herbst	
Kernholz	feuchter Winter	
Blüten	Monat der Reife	
Frucht	Monat der Reife	

Gesammelte Heilpflanzen müssen geeignet gelagert werden, geschützt vor Nagetieren, Wind und Feuchtigkeit. Hierzu werden die Pflanzen getrocknet und in separaten Behältern aufbewahrt. Es ist zu beachten, dass die Heilpflanzen ihre Wirksamkeit nach einem Jahr verlieren!

Die Wirkweise der Heilmittel

Ayurvedische Arzneimittel erreichen eine erstaunlich hohe Wirksamkeit bei gleichzeitig sehr geringen Nebenwirkungen. Dies hat seine Ursache in den jahrhundertelang erprobten Kombinationen aus zahlreichen Einzelsubstanzen. Im Zusammenwirken wird die gewünschte Arzneiwirkung gezielt intensiviert (Synergieeffekt), während sich die verschiedenen Nebenwirkungen der Einzelsubstanzen im Rahmen halten und somit wenig belastend sind.

Die Wirkung einer Arzneisubstanz wird im *Ayurveda* sehr differenziert anhand von sechs Kriterien klassifiziert:

1. Geschmack (rasa)

Der Geschmack einer Substanz ist nicht nur bei Speisen interessant. Aufgrund der Wirkungen auf die *doshas*, die von den verschiedenen Geschmacksqualitäten ausgelöst werden, kommt dem Geschmack auch eine arzneiliche Bedeutung zu.

2. Eigenschaft (guna)

Guna ist die besondere Eigenschaft einer Substanz, die es ermöglicht, sie in bestimmter Weise zu nutzen oder als Heilmittel zu erkennen. Es ist ihre Fähigkeit, eine bestimmte Veränderung im Organismus auszulösen. Im Prinzip gibt es unzählige nutzbare Eigenschaften einer Substanz. Im *Ayurveda* werden zwanzig Eigenschaften einer Arznei beschrieben, acht davon (vier Gegensatzpaare) sind besonders bedeutsam:

schwer	–	leicht
kühlend	–	erhitzend
ölig	–	trocken
mild	–	scharf

3. Grundlegende Wirksamkeit (veerya)

Es gibt lediglich zwei grundlegende Wirksamkeiten:

ushna (heiß)
> reduziert *vata/kapha*, vermehrt *pitta*

sheeta (kalt)
> reduziert *pitta*, vermehrt *vata/kapha*

4. Geschmack nach der Verdauung (vipaka)

Nach der Verdauung ist der Geschmack einer Speise in einen anderen, neuen Geschmack umgewandelt worden. Dieser neue Geschmack, als Resultat der Wirkung des Verdauungsfeuers, wird *vipaka* genannt und führt seinerseits zu Wirkungen im Körper:

> süß und salzig werden umgewandelt in süß
> > vermehrt *kapha*

> sauer wird umgewandelt in sauer
> > vermehrt *pitta*

> bitter, zusammenziehend und scharf werden
> umgewandelt in scharf
> > vermehrt *vata*

5. besondere Wirkung von Metaboliten (prabhava)

Eine (zusätzliche) Wirkung eines Heilmittels kann auch völlig verschieden von der Wirkung sein, die man in Ableitung der Eigenschaften des Heilmittels erwarten würde. Diese besondere Wirkung nennt man *prabhava*. Sie wird ausgelöst durch Stoffwechselprodukte (Metaboliten), die sich während des Verdauungsvorgangs bilden.

6. systemische Wirkung (kriya)

Kriya ist die erwartete Gesamtwirkung, die das Heilmittel im Organismus erfüllen soll. Diese Wirkung ist untrennbar mit dem Heilmittel verbunden. In der klassischen Literatur werden Dutzende der arzneilichen Wirkungen im Organismus im Sinne eines therapeutischen Vademecums aufgelistet.

Zwei Beispiele wären:

deepana	Förderung des Verdauungsfeuers *agni*
pachana	Verbrennung von *ama*

Darreichungsformen von Arzneien

Die arzneilich wirksamen Substanzen werden in unterschiedlichen Formen verabreicht. Dabei nimmt die Darreichungsform auch Einfluss auf die Wirkung, so dass abhängig vom gestörten *dosha* und der Erkrankung jeweils bestimmte Darreichungsformen gewählt werden.

Darreichungsform	Sanskritbezeichnung	Anwendung
Frischsaft	*swarasa*	innerlich
Paste	*leham, kalka*	innerlich
Pulver	*choornam*	innerlich und äußerlich
Dekokt	*kashaya*	innerlich
Fermentiertes Präparat (Kräuterwein)	*arishta, asava*	innerlich
Kräuterghee	*ghritham*	innerlich
Öl	*thailam*	äußerlich
Tabletten	*gulika, vati*	innerlich

Die Dosierung sowie die Einnahmezeiten sind abhängig von der Erkrankung, der Verfassung des Patienten und der Jahreszeit und werden individuell vom behandelnden Arzt festgelegt. Als **Richtwerte** können gelten:

Darreichungsform	Richtwert Dosierung für die Einzelgabe
Frischsaft	20 ml
Paste	10 g
Pulver	5 g
Dekokt	40 ml
Fermentiertes Präparat (Kräuterwein)	15 ml
Kräuterghee	10 g
Öl (externe Anwendung)	200 ml
Tabletten	variabel

Ghee

Ghee ist eine besondere Art von Butterschmalz und besitzt bis heute eine zentrale Bedeutung in der indischen Küche. Neben verschiedenen ernährungsphysiologisch günstigen Wirkungen zeichnen *Ghee* insbesondere außergewöhnliche krankheitsvorbeugende Inhaltsstoffe aus. Hierzu zählen zunächst einmal phenolhaltige Antioxidantien sowie Buttersäure, eine Fettsäure mit antiviralen und antikarzinogenen Eigenschaften. Ein weiterer der besonderen Inhaltsstoffe von *Ghee* ist CLA (*conjugated linolenic acid*). CLA verlangsamt die Ausbreitung bestimmter Krebsarten und wirkt der Entwicklung von Herzerkrankungen entgegen. Während der Genuss von gesättigtem Fett üblicherweise zur Erhöhung des Cholesterinspiegels im Körper führt, hat sich in zahlreichen Studien gezeigt, dass *Ghee* demgegenüber das Cholesterin im Serum reduziert.

Und noch eine Besonderheit ist von großer praktischer Bedeutung: *Ghee* hat im Gegensatz zu anderen Ölen und Fetten einen sehr hohen Brennpunkt und brennt oder qualmt infolge dessen nicht während des Kochens. Da *Ghee* zudem mehr stabile gesättigte Bindungen besitzt, bilden sich beim Kochen nicht so leicht die gefährlichen freien Radikale.

Ayurvedische Texte beschreiben zahlreichen Nutzen von *Ghee* für Körper und Geist. An dieser Stelle sollen nur einige wenige Beispiele genannt werden:

- *Verdauung*
  Ghee unterstützt die Balance zwischen Magensäure und schützendem Schleimfilm der Magenschleimhaut.

- *Leichte Verbrennungen*
  Ghee beugt der Blasen- und Narbenbildung vor, wenn es rechtzeitig auf die betroffenen Hautareale aufgetragen wird.

- *doshas*
  Ghee balanciert *vata* und *pitta*.

Die Herstellung von Ghee

Zunächst lässt Du Milch gerinnen. Anschließend rührst Du die geronnene Milch mit der Hand auf, bis sich Butter ablagert und die Molke übrigbleibt. Alternativ kannst Du fertige, ungesalzene Butter nehmen. Die Butter wird auf kleiner Flamme erhitzt, bis eine Schicht weißen Schaums die Oberfläche bedeckt. Lass den Schaum sich absetzen, so dass die Flüssigkeit klar wird. Dabei musst Du vorsichtig sein, damit die abgesetzten Fettpartikel nicht anbrennen. Haben sich alle Fettpartikel am Boden gesammelt, nimmst Du die Flüssigkeit von der Hitze und lässt sie abkühlen. Abschließend wird die Flüssigkeit gefiltert und *Ghee* ist fertig.

Die Aufbewahrung von Ghee

Im Gegensatz zu Butter kann *Ghee* längere Zeit ohne Kühlung aufbewahrt werden, vorausgesetzt es bleibt wasserfrei und wird luftdicht gelagert, um Oxidation zu vermeiden.

Die Verwendung von Ghee

Ghee ist salz- und laktosefrei, daher kann es auch von Menschen verwendet werden, die Milch oder Käse nicht vertragen.

Purvakarma

Als *purvakarma* werden die vorbereitenden Behandlungen bezeichnet, die vor jeder Durchführung einer ausleitenden *panchakarma*-Therapie erforderlich sind.

Zur Erinnerung:

Die vorbereitenden Behandlungen lösen das in den Geweben festsitzende gestörte *dosha* sowie *ama* (Gift- und Schlackenstoffe) und bewegen beides in den Verdauungstrakt. Durch die *panchakarma*-Behandlung werden die gestörten *doshas* und *ama* dann von dort ausgeleitet und somit endgültig aus dem Körper entfernt. Der Verzicht auf vorbereitende Maßnahmen kann bei der *panchakarma*-Behandlung zu Problemen und sogar zu Schädigungen führen.

Es gibt drei grundlegende Anwendungen der *purvakarma*-Behandlung:

1. *pacana und dipana*
    Diese Begriffe bezeichnen die Gabe appetit- und verdauungsanregender innerlicher Präparate. Dieser Schritt wurde bereits auf den vorhergehenden Seiten unter dem Begriff der Heilmittelgabe dargestellt.

2. *snehana*
    Snehana umfasst verschiedene Prozeduren der inneren und äußerlichen Ölbehandlung. Klassische Ölbehandlungen sind die Einnahme von *Ghee* (innerlich), Ölmassagen (z.B. *abhyanga*), Ölgüsse (z.B. *shirodara*) oder Ölfüllungen (z.B. Augen- oder Ohrenbehandlungen).

3. *svedana*
    *Svedana*behandlungen sind schweißtreibende Therapien. Das Grundprinzip besteht bei allen Anwendungsformen darin, den Körper von innen oder von außen zu erwärmen, damit die Schweißproduktion angeregt wird. Klassische Schwitzbehandlungen sind Bäder, Dampfbäder, Wickel oder die Verabreichung trockener Wärme.

Panchakarma

Panchakarma bedeutet übersetzt etwa die „fünf Maßnahmen". Sie bilden die zentrale Hauptbehandlung im ayurvedischen Therapiekonzept, bestehend aus fünf unterschiedlichen Reinigungsmaßnahmen, die die gestörten *doshas* und *ama* letztlich aus dem Verdauungstrakt des Körpers entfernen. Jede Reinigungsmaßnahme ist für einen anderen Anwendungsschwerpunkt geeignet, je nach vorliegender Störung der *Doshas* und der Verfassung des Patienten.

Anwendung	Sanskrit-bezeichnung	Wirkung
Auslösen von Erbrechen	*vamana*	Wird bei *kapha*-Störungen eingesetzt. Entfernt *ama* sowie überschüssiges, angesammeltes *kapha* aus dem Magen (Hauptsitz von *kapha*).
Abführen	*virecana*	Wird bei *pitta*-Störungen eingesetzt. Entfernt *ama* sowie überschüssiges, angesammeltes *pitta* aus dem Dünndarm (Hauptsitz von *pitta*).
Darmeinlauf	*vasti*	Wird bei *vata*-Störungen eingesetzt. Entfernt *ama* sowie überschüssiges, angesammeltes *vata* aus dem Dickdarm (Hauptsitz von *vata*)
Naseneinlauf	*nasya*	Entfernt *ama* und übermäßiges *kapha* speziell aus dem Kopfbereich.
Aderlass	*rakta moksha*	Entfernt *ama* und übermäßiges *pitta* speziell aus dem Blutgewebe.

Pascatakarma

Im Falle einer erfolgreich durchgeführten Reinigungsbehandlung ist der Organismus nun von belastenden Giftstoffen befreit und die *doshas* liegen wieder in ausbalancierter Form im Körper vor. Nun schließt sich therapeutisch die Nachbehandlung des Patienten an. Diese Bezeichnung ist etwas irreführend, denn die sogenannte Nachbehandlung ist keinesfalls von nachgeordneter Bedeutung oder nur ein „Anhängsel". Erst nach der Beseitigung der Störungen durch *ama*, gesteigerte *doshas* und verstopfte *srotas* kann die nachhaltig heilende und kräftigende Behandlung beginnen und die gewünschte, dauerhafte Wirkung zeigen. *Pascatakarma* umfasst:

1. die Gabe von Heilmitteln (*dravyaguna*)
2. spezielle Diäten oder Sonderkosten (*samsarjana karma*)
3. verjüngende Maßnahmen (*rasayana*)
4. den Einsatz von Aphrodisiaka (*vajikarana*)
5. harmonisierende Rekreationstherapien (*shamana*)

Mit diesem Schritt schließt sich in der „Wissenschaft vom Leben" der Kreis der umfassenden, ganzheitlichen Betreuung des Menschen, denn Maßnahmen der Nachbehandlung sind teilweise bereits wieder Maßnahmen der Prävention, so wie wir sie in den früheren Kapiteln besprochen haben. Und nur so kann es Sinn machen, denn eine Erkrankung ist kein in sich abgeschlossenes Kapitel des Lebens. Gesundheit und Krankheit sind in einem ständigen Fluss. Harmonie und Dysharmonie gehen immer wieder ineinander über und der Mensch benötigt ständige Achtsamkeit und Präsenz, um das empfindliche Gleichgewicht der *doshas* immer wieder zur gesunden Harmonie zu führen.

Die Einbeziehung verjüngender Maßnahmen, aphrodisierender Maßnahmen und kreativer Lebensinhalte weist uns darauf hin, dass der *Ayurveda* stets eng verzahnt ist mit einer lebensbejahenden, spirituellen Lebensweise. In den folgenden Kapiteln werden wir uns diesen Aspekten vertieft widmen.

Dhanurveda

Die *Indische Medizin* ist eine Sammlung verschiedener Lehren, die in der Gesamtheit die ganzheitliche Heilung von Körper, Seele und Geist im Sinne eines Erkenntnisprozesses ermöglichen. Die *Indische Medizin* erschöpft sich dabei nicht in der Betrachtung des einzelnen Menschen, sondern erkennt zudem die besondere Bedeutung der Paarbeziehung für Leben und Erleuchtung des Menschen.

Im Folgenden betrachten wir nun den Menschen als Individuum und beschäftigen uns mit der geistigen Ebene der individuellen Existenz. Diese Ebene wird durch den *Dhanurveda* beschrieben.

Der **Dhanurveda** erschließt die geistige Dimension des Menschen. Die geistigen Fähigkeiten des Menschen sind während des Lebens stoffgebunden und manifestieren sich durch die Funktionen des Nervensystems. Dennoch sind die geistigen Wahrnehmungen und Erkenntnisse nicht allein stofflicher Qualität. Sie überschreiten die Ebene des rein körperlichen und bilden die Brücke zu einer metaphysischen, geistigen Welt, die ebenfalls Teil des Kosmos und der menschlichen Existenz ist. Das Indische Bogenschießen lehrt die Wirkung des Geistigen im Lebendigen und bildet einen Übungsweg, der die geistigen Qualitäten des Menschen wahrnehmen und bewusst einsetzen hilft und Körper und Geist miteinander vereint.

Historie

Der *Dhanurveda* ist einer der vier *Upavedas* (sekundäre *Vedas*) und hat seine Wurzeln hauptsächlich im *Yajurveda*. Der *Ayurveda* sowie der *Yoga* und der *Sthapatyaveda* (das Wissen von der Architektur) haben ihre Wurzeln im *Adharvaveda*. Den *Gandharvaveda* (das Wissen von der Musik) finden wir im *Samaveda*.

Die *Veden*			
Rigveda	*Yajurveda*	*Samaveda*	*Adharvaveda*
	Dhanurveda	*Gandharvaveda*	*Ayurveda* *Yoga* *Sthapatyaveda*

Die Ursprünge des *Dhanurveda* sind umrankt vom Mythos alter Legenden über indische Götter und Göttinnen, Heilige und Helden, die Pfeil und Bogen einerseits als Jagd- oder Kriegswaffe einsetzten, andererseits als magische Instrumente nutzten, um Erlösung, Befreiung, Gerechtigkeit, Transformation und Heilung zu bewirken. So hatten Pfeil und Bogen immer zweifache Bedeutung: Sie waren göttlich und weltlich zugleich. Einerseits dienten sie als irdische Werkzeuge für die Jagd und als Waffe gegen Feinde, andererseits waren sie als „Bogen der Erkenntnis" und „Pfeil der Weisheit" Hilfsmittel zur spirituellen Entwicklung. Die Legende erzählt, dass Gott *Shiva* mit seinem heiligen Bogen auf Gott *Brahma* schoss, um der wilden und unbändigen Schöpferkraft *Brahmas* Einhalt zu gebieten und ihn aus seinem „Wahn" zu lösen und zu befreien. Gott *Shiva* wurde selbst einst vom Liebesgott *Kama* mit dessen Bogen aus Zuckerrohr und einem Pfeil aus Honig direkt ins Herz getroffen. So sollte *Shiva* aus seiner Meditation und Askese erweckt und befreit werden, um die Liebe zu seiner Frau, der Göttin *Parvati*, wieder zu entfachen.

Die beiden großen Epen der hinduistischen Religion, das *Ramayana* und das *Mahabharata,* sind reich an Geschichten über heldenhafte Kämpfe berühmter Könige *(rajas)* und Krieger *(kshatriya)*, die mit der Kunst des Bogenschießens gefährliche Dämonen (*asuras*) und Drachen besiegten. Das *Ramayana* von *Valmiki* ist wohl das älteste und schönste Epos der Welt und bildet die Essenz der *Veden* und heiligen Schriften. Es beschreibt das Leben und die Lehren des *Gottes Rama*. *Rama*, als die 7. Inkarnation von Gott *Vishnu*, war der älteste der vier Söhne von König *Dasharatha* und zugleich die Verkörperung aller göttlichen Tugenden. Er war ein großer Held und galt als mutig, gebildet, gerecht, schön, sanft, stark und weise. Auch war er in der Waffenkunst bewandert. Am Hof des Königs *Janaka* konnte *Rama* durch seine unvergleichliche Stärke als einziger den riesigen Kampfbogen spannen, der einst Gott *Shiva* gehört hatte. Dieser göttliche Bogen, der so schwer war, dass er auf einem achträdrigen Wagen von fünfhundert starken Männern gezogen werden musste, wurde von *Rama* mühelos gespannt. Durch seine übermenschliche Kraft zerbrach er dabei den Bogen in zwei Teile und gewann durch diese Heldentat die schöne Prinzessin *Sita* zur Frau. *Rama* und *Sita* stehen im Hinduismus auch für das hohe Ideal von Ehemann und Ehefrau und so ist das *Ramayana* bis heute Anleitung besonders auch für Ehepaare, Eltern und Kinder gleichermaßen. Gleichzeitig ist das *Ramayana* von tiefer allegorischer Bedeutung. *Rama* verkörpert das höchste Prinzip der Weisheit (*jnana*). Mit seiner großen Gewandtheit im Bogenschießen bereitete er dem zehnköpfigen Dämonenkönig *Ravana* ein Ende und wurde für diesen Dienst von allen Weisen gepriesen. *Ravana* verkörpert das Ich-Denken (*akamkara*) des Menschen. *Ravana* zu töten, bedeutet das Ego und die Sinne zu bezwingen.

Ebenfalls berühmt durch seine zahlreichen Heldentaten ist der oberste Kriegsgott und Gottkönig *Indra*, der zusammen mit *Agni* (Gott des Feuers) und *Vayu* (Gott des Windes) die *vedische* Göttertriade bildet. *Indra* ist zugleich der Gott der Krieger-Kaste (*kshatriya*). *Indra* ist der, „*ohne den kein Sieg möglich ist, den man im Kampfe anruft ...*" (Rigveda 2.12.9). *Indra* tötet Drachen und Dämonen und führt die Götter in den Kampf gegen die Dämonen (*asuras*). Er verkörpert alle Tugenden der Krieger und Könige und gilt als wohltätig, aktiv, dynamisch, ekstatisch, kriegerisch, hilfreich, sinnlich, schnell, wild, heldenhaft, tapfer und stark. Er tritt in vielen Gestalten auf. Häufig wird er riesengroß, mit dickem Bauch, hundert Hoden und vier Armen dargestellt, in denen er unterschiedliche Waffen trägt. In der einen Hand hält er das *vajra* (Donnerkeil), seine besondere Waffe, mit der er Dämonen tötet und gefallene Krieger wieder zum Leben erweckt. Die andere Hand hält einen Stachelstock (*ankusa*). Der Stachelstock bedeutet, dass er in all seinen Tätigkeiten Recht und Unrecht unterscheiden kann. Da *ankusa* ein Attribut kriegerischer Götter ist, versinnbildlicht er hier die kriegerische und zerstörerische Seite des Gottes. In seiner dritten Hand trägt *Indra* ein Netz, welches die Illusionen (des Geistes) einfangen soll und einen Haken, um Feinde (innere Dämonen) zu fangen und zu Fall zu bringen. Die vierte Hand hält einen Köcher mit Pfeilen (*bana*). *Indras* Bogen ist der Regenbogen, sinnbildlich für die Verbindung des Menschen mit Gott. Auch der Gegenspieler von Gott *Indra*, Gott *Vayu*, der Gott des Windes und der Lebensenergie *(prana)*, ist mit unterschiedlichen Waffen ausgestattet, die ebenfalls eine symbolische Bedeutung haben. In seinen Händen hält er Flagge, Pfeil und Bogen, Donnerkeil, Diskus und Stab.

Die unterschiedlichen Waffen sind in der indischen Mythologie als Jagd- und Kriegsgeräte nicht nur Mittel zum Zweck, sondern zudem immer auch magische Instrumente. Sie sind nicht nur Zeichen des Todes, sondern immer auch Symbol der Erlösung und Befreiung. Die Götter und Göttinnen vernichten mit ihren magischen Waffen Dämonen und stellen so das Gleichgewicht des Universums wieder her. Auf der geistigen Ebene stehen die Dämonen symbolisch für die *vasanas*, die dunklen Ego-Kräfte des Menschen, die es zu bekämpfen und zu besiegen gilt. Die *vasanas* sind wie Schleier (*kleshas*), die das wahre göttliche Selbst des Menschen verhüllen. So dienen die Waffen den Göttern und Göttinnen im Kampf gegen geistige Verwirrung und Verblendung, gegen Unwissenheit und Anhaftung und ermöglichen so spirituelles Wachstum, Erkenntnis und die Wiedervereinigung mit dem göttlichen Selbst.

Die wohl populärste Göttin und Kriegerin im Hinduismus ist *Durga*. Wörtlich bedeutet *Durga* „die schwer Zugängliche", „die schwer zu Begreifende." *Durga* ist für die Hindus die Große Göttin (*Mahadevi*) und Allmutter. Sie kann vier, acht, zehn, zwanzig bis tausend Arme haben. Viele Abbildungen zeigen die Göttin *Durga* mit vier Armen, auf einem Tiger reitend, im Kampf mit dem Büffel-Dämon (*mahish-asura*). In ihren vier Händen hält *Durga* verschiedene Waffen: den Stachelstock (*ankusa*) in der rechten oberen Hand, Pfeile (*bana*) in der rechten unteren Hand, eine Schlinge (*pasa*) in der linken oberen Hand und einen Bogen (*dhanus*) in der linken unteren Hand. Die Schlinge dient der Fesselung jeder Art von geistiger Verblendung. Pfeil und Bogen stehen für die zwei scheinbar entgegengesetzten Pole jeglicher Existenz: Leben (Pfeil) und Tod (Bogen). Durch die Verbindung von Pfeil und Bogen gelingt die Vereinigung der Gegensätze, die Integration des männlichen Prinzips (Pfeil) und des weiblichen Prinzips (Bogen).

Jede Polarität umfasst immer einen weiblichen und männlichen Aspekt. Sie gehören zusammen und bedingen einander. In der indischen Mythologie werden diese beiden Aspekte als *Shiva* und *Shakti* beschrieben. Zur männlichen Götter-Dreiheit von *Vishnu, Brahma und Shiva* ist *Shakti* der weibliche Gegenpart. *Shakti* tritt ebenso in dreierlei Gestalt auf: Für Gott *Vishnu*, den Erhalter und Verwandler, ist sie *Lakshmi*. *Lakshmi* tritt als Göttin des Glücks, des Reichtums und der Schönheit auf. Als *Sarasvati*, Göttin der Kunst und Wissenschaft, gehört sie zum Schöpfer-Gott *Brahma*. Für Gott *Shiva*, den Zerstörer und Erlöser, ist sie *Parvati*. *Parvati* kann als sanfte Göttin *Uma* oder als Kriegerin *Durga* auftreten. In ihrer aggressiven und zerstörerischen Manifestation wird sie von den Hindus als Göttin *Kali* verehrt.

Nach dem Mythos erschlug *Durga* im Kampf den Büffeldämon (*mahish-asura*). Der mythologische Hintergrund ist in den *Puranas* beschrieben, im *Devi Bhaga-vata* und im *Devi Mahatmya*, einem Teil des *Markandeya-Purana*.

Die Legende erzählt:

> *Einst gab es in der Welt neben den himmlischen devas (Götter) auch die dunklen Mächte, die Dämonen, asuras genannt. Einer dieser Dämonen war mahish-asura, der Büffel-Dämon. Dieser hatte während langer Askese und Meditation seinen Tod durch eine Frau geschaut. So bat er Gott Brahma darum, im Kampf von der Hand einer Frau getötet zu werden. Gott Brahma gewährte ihm diese Gunst. Da der Dämon sich jedoch sicher war, dass kein weibliches Wesen sich mit ihm messen konnte, wurde er immer machtgieriger und erhob sich in seiner grenzenlosen Arroganz und Selbstüberheblichkeit schließlich zum obersten Herrscher des Himmels. Er verhinderte, dass die Menschen den Göttern Opfer brachten und verlangte von allen himmlischen Wesen Ehrerbietung und Anbetung. Damit erregte er den Zorn der Götter. Shiva und Vishnu erschufen aus ihren Gesichtern jeweils ein helles Licht, das sich mit den Lichtern aus den Körpern der anderen Himmlischen zu einem einzigen vereinte und die Gestalt einer*

wunderschönen Frau annahm. Diese wurde nun von Shiva und Vishnu sowie anderen Himmlischen mit unterschiedlichen Waffen für den Kampf mit dem Dämon ausgerüstet. Shiva gab einen Dreizack, Vishnu einen Diskus und jeder der himmlischen devas schenkte ihr eine Kopie seines Emblems. Von Surya, der Sonne, erhielt sie die glänzenden Strahlen, die aus allen Poren ihrer Haut leuchten. Kala, die Zeit, schenkte ihr ein Schwert, der Himalaya einen prachtvollen Löwen als Reittier. So war sie in ihrer Erscheinung „überirdisch strahlend, ihr unermesslicher Glanz durchdrang die drei Welten, ihre Füße bogen die Erde und ihre Krone berührte den Himmel. Mit ihren tausend Armen durchdrang Durga das Universum". Schließlich zog die Göttin „mit laut brüllendem Lachen" auf ihrem Tiger reitend in den Kampf, die Berge schwankten, das Universum bebte und die Meere traten über die Ufer. Obwohl der Dämon während des Kampfes ständig seine Formen wechselte und sich abwechselnd in Löwe und Elefant verwandelte, besiegte Durga ihn schließlich am zehnten Kampftag in seiner Büffelform, indem sie ihm den Kopf abschlug. Da er jedoch ein Dämon war, lebte er in Menschengestalt weiter, worauf Durga ihm Shivas Dreizack in die Brust stieß, um ihn zu töten. Nach dem Sieg kamen jedoch weitere asuras, und die himmlischen devas baten Durga erneut um ihre Hilfe. Während dieses Kampfes manifestierte sich aus dem Stirnchakra der Göttin die schwarze furchterregende Göttin Kali. Auch eine Gruppe von Göttinnen, die „Sieben Mütter", gingen aus Durga hervor und kämpften für sie. Als die asuras ihnen unfairen Kampf vorwarfen, nahm Göttin Durga all ihre Emanationen in sich zurück und erklärte laut lachend, alle seien nur ihre eigenen Formen.

Jedes Kind in Indien kennt diese Geschichte der Göttin *Durga*. Jedes Jahr im September/ Oktober wird hier die *Durga Puja*, das größte Fest zu Ehren der Göttin, gefeiert.

Der Kampf der *Durga* mit dem Dämon ist vor allem als Allegorie zu verstehen. Seit Anbeginn der Zeit stehen sich *asuras* und *devas* feindlich gegenüber und kämpfen um die Vorherrschaft im Himmel wie auf Erden. Sie versinnbildlichen die Polarität der Existenz, die jedes sichtbare und unsichtbare Phänomen in einen positiven und in einen negativen Pol aufteilt. *Devas,* als lichtvolle himmlische

Wesen, symbolisieren die Kräfte der Ordnung, während die *asuras* die irdischen Kräfte der Unordnung und des Chaos repräsentieren und zugleich für die inneren Dämonen, die dunklen Ego-Kräfte des Menschen wie Unwissenheit, Verblendung, Neid, Gier, Hass und Stolz stehen. Diese Dämonen sind die eigentlichen Feinde auf dem Kampfplatz des Lebens. Sie gilt es, zu erkennen und durch Wissen und Weisheit und durchaus auch mit Kriegskunst und Humor zu besiegen.

Eine weitere berühmte Legende, die ebenfalls symbolisch den Kampf des Menschen mit seinen dämonischen Kräften zeigt, ist die Geschichte des Kriegers und Bogenschützen *Arjuna* aus dem *vedischen* Epos *Mahabharata*. Das *Mahabharata* ist das große Heldenepos, das einen der größten und blutigsten Kriege der *vedischen* Zeit beschreibt. Gleichzeitig ist das *Mahabharata* auch ein zutiefst spirituelles Werk, welches sich mit dem Leben, dem Tod und der Wiedergeburt, mit *karma*, *bhakti* und *dharma* beschäftigt sowie das Wissen über die verschiedenen Zeitalter und uralte Hymnen überliefert.

Die *Bhagavad Gita* ist als ein Teil des *Mahabharata* eine der bedeutendsten Schriften des Hinduismus, welche die subtilen Lehren der *Samkya*-Philosophie des *Yoga* beinhaltet. Sie wird auch als „Der Gesang des Erhabenen" bezeichnet. *Wilhelm von Humboldt* nannte die *Gita* „das tiefgreifendste und großartigste Werk, das die Welt besitzt." Die Rahmenhandlung der *Gita* bildet der kriegerische Konflikt zwischen zwei feindlichen Fürstenfamilien, die Schlacht von *Kurukshetra*. Die *Gita* ist der Dialog zwischen dem Fürstensohn *Arjuna* und Gott *Krishna*. Sie umfasst achtzehn Kapitel (Gesänge) mit siebenhunderteins Versen *(slokas)*. *Krishna* steht dem Prinzen und Krieger *Arjuna* einerseits als Freund und Beschützer sowie als Wagenlenker und andererseits als spiritueller Führer zur Seite. *Krishna*, als die 8. Inkarnation von Gott *Vishnu*, wird von den Hindus auch als die Inkarnation des Höchsten, als der „Höchste Brahman", als *Ishvara*, „Gott und Herrscher", bezeichnet. Über die Umstände seiner Geburt berichtet das *Bhagavatapurana*. *Krishna* gehörte der königlichen Familie von *Mathura* an und war der achte Sohn von Prinzessin *Devaki* und ihrem Gatten *Vasudeva*, dem Sohn eines *Yadava*-Königs. *Arjuna* ist als hervorragender Krieger *(kshatriya)* und Bogenschütze berühmt. Der Legende nach hat er vom Feuergott *Agni* den magischen Bogen *gandhiva* geschenkt bekommen. Das *Mahabharata* erzählt, dass er durch die Beherrschung dieses Bogens seine Frau *Draupadi* gewinnen konnte.

Die *Gita* beginnt damit, dass *Arjuna* und *Krishna* das Schlachtfeld betreten. Doch *Arjuna* weigert sich, zu kämpfen, da auf der Gegenseite viele Verwandte stehen, und er keinen Sinn darin sieht, aus Machtgier seine eigenen Leute zu töten. *Arjuna* hat Angst vor dem Kampf, aber auch Schuldgefühle und Zweifel. Er wirft seinen heiligen Bogen *ghandiva* weg und verweigert den Kampf. In seiner Verzweiflung bittet er *Krishna* um Hilfe und Unterweisung. *Krishna* weist die pazifistischen Ideen von *Arjuna* zurück und erinnert ihn an sein *dharma*. Als Krieger ist es seine Pflicht, in der bevorstehenden Schlacht zu kämpfen und zu töten, *„...denn Größeres gibt es für einen Krieger nicht, als den pflichtgemäßen Kampf."* (2. Gesang, Vers 31).

Dharma ist „Rechtschaffenheit" und entspricht der ethischen und religiösen Verpflichtung und dem Gesetz, ein moralisches Leben zu führen. Jeder Mensch hat die Aufgabe, sein persönliches *dharma* gewissenhaft und engagiert zu erfüllen. Dabei sind Pflichten und Moral gemäß des jeweiligen *karmas* und der jeweils einzigartigen Lebensaufgabe für jeden Menschen anders und unvermeidlich. So ist das *dharma* eines *Brahmanen* durch Gewaltlosigkeit und Entsagung gekennzeichnet, wohingegen das *dharma* eines *kshatriyas* den mutigen und selbstlosen Kampf bedeutet. Gewaltlosigkeit versteht sich in diesem Zusammenhang nicht als Pazifismus. Der Krieg wird als normaler Bestandteil des menschlichen polaren Daseins und als Berufspflicht der Krieger betrachtet. Ein *kshatriya* ist verpflichtet, zu kämpfen und zu töten. Nach hinduistischer Lehre dient die Erfüllung des *dharma* der spirituellen Erkenntnis und führt zu *moksha*, der Befreiung aus dem Kreislauf der Wiedergeburten. Solange der Mensch noch nicht befreit ist, muss er die Pflichten seines jeweiligen Körpers in Übereinstimmung mit den religiösen und weltlichen Prinzipien erfüllen, um eine höhere Erkenntnisstufe zu erreichen.

In den heiligen Schriften wird der gerechte Kampf Mann gegen Mann als verdienstlich beschrieben, und Kämpfern, die in der Schlacht fallen, steht der Himmel offen. So verweist *Krishna* im zweiten Gesang auf das höchste Ziel:

> *„Glücklich sind die Kshatriyas, o Arjuna, denen sich ein solcher Krieg wie eine weit geöffnete Himmelstüre darbietet. Wenn Du diese pflichtgemäße Schlacht nicht aufnimmst, gerätst du in Schuld, indem du dein Gesetz und deinen Ruhm verrätst. [...] Entweder du wirst getötet werden und in den Himmel eingehen oder du wirst siegen und die Erde genießen. Darum erhebe dich, o Arjuna, zum Kampf entschlossen."* (2. Gesang, Vers 32/33/37)

In den nachfolgenden Gesängen erhält *Arjuna* von *Krishna* seine spirituelle Einweihung in die Weisheit der *Samkhya-Philosophie* des *Yoga*. *Krishna* fordert *Arjuna* auf, seinen Bogen wieder aufzunehmen und zu kämpfen. Dabei bekommt *Arjuna* durch *Krishna* Unterweisung, welche Geisteshaltung einen wahren Krieger ausmacht und wie es ihm gelingen wird, sich aus der Schuld, Abhängigkeit und Verstrickung mit den Erscheinungsformen der materiellen Welt und ihren dualen Gegensätzen zu befreien:

> *„Rüste dich zum Kampfe, nachdem dir Freude und Leid, Gewinn und Verlust, Sieg oder Niederlage gleichgültig geworden sind. So wirst du nicht in Schuld geraten. [...] Sei frei von Gegensätzen, stehe fest in der Reinheit (sattva), sorge dich nicht um Erwerb und Erhaltung, besitze das Selbst. [...] Gib die Abhängigkeit auf, o Arjuna, und vollbringe, im Yoga gefestigt, deine Werke. Sei gleichmütig gegen Erfolg und Misserfolg. Gleichmut wird Yoga genannt. "* (2. Gesang, Vers 38/45/48)

Das Wort *Yoga* leitet sich von dem altindischen *„yur"* ab, was ursprünglich „Joch" bedeutet und einerseits die Unterjochung des Geistes im Körper meint. *Yoga* soll den Geist (Verstand) aus diesem Joch befreien. Andererseits ist Joch auch im Sinne von „anjochen, anschirren, zusammenbinden" zu verstehen und bezeichnet das „Anschirren" des menschlichen Körpers an die göttliche Seele.

> *„Wer seinen Verstand an das Göttliche angeschirrt hat, lässt beides fahren: Gut und Böse. Befleißige dich darum des Yoga. Yoga ist Geschick im Handeln. [...] Wer in Leiden nicht erschüttert wird und in Freuden frei von Begierden ist, von welchem Leidenschaft, Furcht und Zorn gewichen sind, der wird in seinem Verstande feststehender Weiser genannt."* (2. Gesang, Vers 50/56)

Arjunas Entschluss, nicht zu kämpfen, ist nicht geprägt durch Weisheit und Selbstlosigkeit, sondern beruht auf persönlicher Befriedigung und selbstischen, egoistischen Motiven. *Arjuna* glaubt, glücklicher zu sein, wenn er nicht kämpft und sich töten lässt, als wenn er das Königreich und seine Macht in Anspruch nimmt. Außerdem hat er Angst, zu töten und getötet zu werden. *Krishna* verweist hier aus spiritueller Sicht auf die Unsterblichkeit und Unverletzbarkeit der Seele *atman* und macht *Arjuna* deutlich, dass er weder töten noch getötet werden kann und den Tod daher weder fürchten noch betrauern muss:

„Der im Körper von uns allen weilt, o Arjuna, ist ewig und unzerstörbar. Darum sollst du kein Wesen beklagen." (2. Gesang, Vers 30)

Die Fähigkeit der Unterscheidung zwischen Ewigem und Vergänglichem wird in der *Yoga*-Philosophie *vidya* (Wissen) genannt. *Vidya* ermöglicht *moksha*, die letztendliche Befreiung aus dem Rad der Wiedergeburt. Am Ende der *Gita*, im letzten Gesang, erklärt *Krishna* noch einmal, mit welcher Geisteshaltung ein Krieger töten sollte, um sich nicht schuldig zu machen oder anzuhaften:

„Wer frei von Ich-Sinn ist, wessen Verstand nicht befleckt wird, der, mag er auch diese Leute töten, tötet doch nicht und wird durch seine Taten nicht gebunden." (18. Gesang, Vers 17)

Nach dieser Belehrung kann *Arjuna* dennoch nicht verstehen, warum er den Weg des Handelns (den Kampf) einschlagen soll, wenn der Weg der Erkenntnis *(Yoga)* doch anscheinend besser ist. *Krishna* verweist noch einmal auf das unterschiedliche *dharma* jedes Menschen:

„Der zweifache Weg, den es in dieser Welt gibt […] der Weg der Erkenntnis ist für betrachtende Menschen und der Weg der Werke für die tätigenden Menschen." (3. Gesang, Vers 3)

Krishna lehrt, dass beide Wege, der Weg der Erkenntnis und der Weg des Handelns, nur zusammen zum höchsten Ziel des *Yoga* führen, der Befreiung aus der Anhaftung an den Erscheinungsformen (Sinnesobjekte) der materiellen Welt.

„Nicht durch das Unterlassen der Werke erlangt der Mensch Befreiung von den Werken; nicht durch bloßes Entsagen erlangt er Vollkommenheit. Denn kein Lebewesen kann auch nur einen Augenblick verharren, ohne zu handeln. […] Wer die Tatsinne bezähmt, aber in seinem Herzen der Sinnesobjekte gedenkt, […] ein solcher wird ein Heuchler genannt. Höher steht hingegen, o Arjuna, wer die Sinne mit dem Geiste zähmt und die Tatsinne ohne Anhänglichkeit auf dem Weg des Handelns einsetzt. […] Vollbringe darum immer, ohne Anhänglichkeit, die auszuführende Tat, denn durch Handeln ohne Anhaftung gelangt der Mensch zum Höchsten." (3. Gesang, Vers 4/6/7/ 19)

Der Weg zum Höchsten, der Weg zurück in die Einheit mit Gott, ist der Weg des Menschen aus der Unwissenheit und Verblendung *(avidya)* hin zur Weisheit und Erkenntnis *(vidya)*. *Avidya* wird auch als das erste und grundlegendste *klesha* (Leiden) bezeichnet, welches den Menschen wie ein Schleier, eine Trübung seines Bewusstseins, daran hindert, *vidya*, Weisheit zu erlangen. *Vidya* bringt uns zurück auf den Weg der Wahrheit und Befreiung und ist gekennzeichnet durch die Erkenntnis des wahren göttlichen Selbst und die Unterscheidungsfähigkeit zwischen dem Vergänglichem und dem Ewigem.

> *„Wer aber, o Arjuna, das wahre Wesen der Unterschiedlichkeit der Seele von den Erscheinungsformen der Natur und ihren Werken kennt, wissend, dass es die Erscheinungsformen sind, die an den Erscheinungsformen wirken, dieser verhaftet sich nicht"* (3. Gesang, Vers 28)

Arjuna will nun wissen, warum die Menschen sich unwissend und sündhaft, ja fast zwanghaft verhalten. *Krishna* erklärt daraufhin die zwei weiteren Leidenschaften (*klesha*), die zu Anhaftung und Leid führen: Gier und Zorn.

> *„Es ist das Begehren, es ist der Zorn, die, alles verschlingend und höchst sündhaft, aus der Erscheinungsform der Leidenschaft entspringen. Wisse, dass er der Feind hier ist. [...] Von diesem unersättlichen Feuer der Begierde, diesem dauernden Feind der Weisen, wird, o Arjuna, das Wissen verhüllt."* (3. Gesang, Vers 37/39)

Da die *kleshas* ihren Hauptsitz in den Sinnesorganen und im Geist (Verstand) haben, besteht die Befreiung durch *Yoga* darin, die Sinne und den Verstand zu zügeln und zu kontrollieren. Das Ziel ist die göttliche Weisheit (*brahman*), die höher ist als alle Vernunft. Dieses Ziel der Vervollkommnung wird mittels *Yoga* erreicht. So belehrt *Krishna Arjuna* über seinen wahren Feind:

> *„Bezähme darum, o Arjuna, von Anfang an deine Sinne und vernichte diesen bösen Zerstörer von Wissen und Unterscheidungsvermögen. Groß sind, so heißt es, die Sinnesorgane; größer als das Denkorgan ist die Vernunft; aber noch größer als die Vernunft ist ER. Erkenne IHN so, der jenseits der Vernunft ist, befestige dein niederes Selbst und schlage so, o Arjuna, den schwer besiegbaren Feind in Gestalt der Begierde."* (3. Gesang, Vers 41-43)

In den folgenden Kapiteln der *Bhagavad Gita* erhält *Arjuna* die spirituellen Weisungen, um den *Yoga* tugendhaft zu üben und so die göttliche Erkenntnis erlangen zu können. *Krishna* offenbart die Geheimnisse der Erscheinungsformen der niederen und höheren Natur, die Lehre von *prakriti* und *purusha* und seine göttlichen Erscheinungsformen. Im 13. Gesang, in den Versen 7 – 11, zählt *Krishna* auf, welche Tugenden es zu entwickeln gilt, um *brahman*, das höchste Wissen und das ewige Leben zu erlangen:

> *„Demut (Nicht-Stolz), Unbescholtenheit (Nicht-Täuschung), Gewaltlosigkeit, Geduld, Aufrichtigkeit, dienende Verehrung des Lehrers, Reinheit (von Körper und Geist), Beständigkeit und Selbstbeherrschung, Gleichgültigkeit gegenüber allen Sinnesobjekten, Selbstaufgabe, Einsicht in das Übel von Geburt, Alter, Krankheit und Leiden, Nicht-Anhänglichkeit, Nicht-Haften an Sohn, Weib und Heim und dergleichen, andauernder Gleichmut gegenüber allen erwünschten und unerwünschten Vorfällen, unerschütterliche Hingabe an Gott in vollkommener Selbstzucht, Aufsuchen einsamer Orte, Abneigung gegen Ansammlungen von Menschen, Beharrlichkeit in der Erkenntnis des Geistes, Einsicht in das Endziel des Wissens von der Wahrheit."* (13. Gesang, Vers 7-11)

Am Ende des 14. Gesangs, in den Versen 22-26, beschreibt *Krishna* den Zustand der Einheit mit Gott, der eintritt, wenn der Mensch die drei *gunas*, *sattva* (Erleuchtung), *rajas* (Tätigkeit) und *tamas* (Verblendung), überwunden hat.

> *„Wer, o Arjuna, Erleuchtung, Tätigkeit und Verblendung nicht verabscheut, wenn sie eintreten, noch nach ihnen begehrt, wenn sie aufhören, wer wie ein Gleichgültiger dasitzt, von den Erscheinungsweisen ungestört, wer abseits steht, ohne zu schwanken, wissend, dass es nur die Erscheinungsweisen sind, welche handeln, wer Schmerz und Freude für gleich erachtet, in seinem eigenen Selbst wohnt, wer einen Erdklumpen, einen Stein, ein Stück Gold, als gleichwertig ansieht, wer bei Angenehmen und Unangenehmen derselbe bleibt, starken Sinnes ist, Tadel und Lob für einerlei hält, wer in Ehre und Unehre derselbe bleibt, derselbe gegen Freunde und Feinde, wer alle Unternehmungen aufgegeben hat, der gilt als einer, der sich über die Erscheinungsweisen erhoben hat. Wer mit unerschütterlicher, liebender Hingabe dient, erhebt sich über die drei Erscheinungsweisen, er ist tauglich, zum Brahman zu werden."*
> (14. Gesang, Vers 22-26)

Im 16. Gesang, Vers 7-21, folgen dann die Beschreibungen über die dämonischen Wesen, den Zustand der Unwissenheit und Verblendung des Menschen. *Krishna* wiederholt noch einmal die göttlichen Tugenden und verweist auf die dämonischen Eigenschaften und die Folgen von Verblendung und Unwissenheit:

> *„Von vielen Gedanken verwirrt, in die Maschen der Verblendung verstrickt und der Befriedigung ihrer Sinne verschworen, fallen sie in eine schmutzige Hölle. […] Diese Pforte zur Hölle, welche die Seele zerstört, ist dreifach: Wollust, Zorn und Gier. Daher soll man diese drei aufgeben.“* (16. Gesang, Vers 16, 21)

Der 17. Gesang offenbart die Lehre der *gunas*. Alles in der Welt ist durch die drei *gunas* bestimmt. So kann alles in die drei Eigenschaften eingeteilt werden: rein (*sattva*), leidenschaftlich (*rajas*) und träge (*tamas*). *Krishna* erklärt den Einfluss der *gunas* auf den Glauben des Menschen, auf die Nahrungsmittel, auf die Opfergabe und die Askese. Er beginnt zunächst mit den drei Arten der Askese:

> *„Verehrung der Götter, der Zweimal-Geborenen, der Lehrer und Weisen, Reinheit, Aufrichtigkeit, Enthaltsamkeit und Gewaltlosigkeit: dies gilt als Askese des Körpers. Ein nicht verletzendes, wahrhaftes, angenehmes und nutzbringendes Äußern von Worten und regelmäßiges Rezitieren des Veda: dies gilt als Askese der Rede. Heiterkeit des Geistes, Sanftheit, Stille, Selbstbeherrschung, Reinheit des Gemüts; dies wird Askese des Geistes genannt.“* (17. Gesang, Vers 14-16)

Danach ordnet *Krishna* den drei *gunas* die drei Arten der Askese zu:

> *„Diese dreifache Askese nennt man rein (sattva), wenn sie von Menschen ausgeglichenen Geistes, die keinen Lohn erwarten, in höchstem Glauben ausgeführt wird. Jene Askese, die geübt wird, um Achtung, Ehre und Verehrung zu gewinnen oder sich zur Schau stellen zu können, wird leidenschaftlich (rajas) genannt; sie ist unbeständig und ohne Dauer. Jene Askese, die sich in törichter Hartnäckigkeit selbstquälerischer Mittel bedient oder andere zu benachteiligen sucht, wird töricht (tamas) genannt.“* (17. Gesang, Verse 17-19)

Im folgenden 18. Gesang bittet *Arjuna* um Unterweisung über den Unterschied zwischen dem Weg der Entsagung und dem Weg des Handelns. Auch hier verweist *Krishna* wieder auf den dreifachen Weg der *gunas*:

„Handlungen des Opfers, des Gebens und der Askese sind nicht aufzugeben. [...] Der Verzicht auf irgendeine Pflicht, die erfüllt werden soll, ist wahrlich nicht richtig. Das aus Unwissenheit erfolgende Aufgeben derselben wird als seiner Natur nach töricht bezeichnet. Wer eine Pflicht aufgibt, weil sie schmerzvoll ist, oder aus Furcht vor körperlichen Leiden, der vollzieht allein das leidenschaftliche Entsagen und gewinnt den Lohn der Entsagung nicht. Wer aber, aller Anhänglichkeit und aller Furcht entsagend, eine vorgeschriebene Pflicht ausführt, weil sie getan werden soll, dessen Entsagung wird für eine reine Entsagung gehalten." (18. Gesang, Verse 5, 7, 8, 9)

Krishna macht deutlich, dass es unmöglich ist, nicht zu handeln. Wahre Entsagung bedeutet, auf die „Frucht des Handelns" zu verzichten und nicht anzuhaften. In den folgenden Versen (20-39) erläutert *Krishna*, wie auch die Art der Erkenntnis- und Handlungsfähigkeit und das Glücksempfinden des Menschen den drei *gunas* unterliegen: Die höchste Erkenntnis im *sattva*-Sinne ist die Erkenntnis der ungeteilten Einheit und der unsterblichen göttlichen Seele in allen Wesen. Die Erkenntnis, welche die Vielheit von Wesen auf Grund ihres Einzeldaseins erblickt, ist *rajas* (Leidenschaft). Wer aber aus Unwissenheit und Verblendung nicht in der Lage ist, die Einheit hinter der Vielfalt zu erkennen und zu akzeptieren, wer sich an ein Einziges klammert, als wäre es das Ganze, den bezeichnet *Krishna* als engstirnig und töricht *(tamas)*. Handelt der Mensch frei entsprechend seiner Pflicht *(dharma),* ohne der Frucht der Tat anzuhängen, ohne sich von Erfolg oder Misserfolg bewegen zu lassen, ohne dabei Liebe oder Hass zu spüren, sondern gleichmütig, handelt er *sattvisch*. Sind seine Handlungen jedoch vom Ego (Ich-Sinn) angetrieben und mit großer Anstrengung und dem Ziel verbunden, seine Begierden zu befriedigen, sind sie von Freude und Leid beeinflusst, werden sie als leidenschaftlich *(rajas)* bezeichnet. Eine Handlung aus Unwissenheit, ohne die karmischen Folgen der Tat zu berücksichtigen, gilt als eigensinnig, betrügerisch, böswillig, faul, verzagt, träge und töricht *(tamas)*.

Wahrhaftiges Glück empfindet derjenige, der sich im göttlichen Selbst verwirklicht hat. Dies Glück, welches „zuerst wie Gift und schließlich wie Nektar ist", ist das reine und wahre Glück *(sattva)*. Das Glück, was sich aus der Befriedigung der Sinne speist, welches „zuerst wie Nektar und schließlich wie Gift ist", wird leidenschaftlich *(rajas)* genannt. Und jenes Glück, welches „sowohl anfangs als auch am Ende die Seele betört und aus Schlaf, Faulheit und Nachlässigkeit entspringt", wird seiner Natur nach töricht *(tamas)* genannt.

In der folgenden Unterweisung erklärt *Krishna* anhand des traditionellen indischen Kastensystems den Einfluss der *gunas* auf das unterschiedliche *dharma* der Menschen. Die oberste Kaste der *brahmanen* verkörpert das Prinzip von *sattva,* die zweite Kaste der Krieger *(kshatriya)* wird bestimmt durch das Prinzip von *rajas* und die beiden untersten Kasten der *vaishyas* und *shudras* verkörpern das Prinzip von *tamas.*

> *„Heiterkeit, Selbstbeherrschung, Askese, Reinheit, Nachsicht und Aufrichtigkeit, Weisheit, Wissen und religiöser Glaube: dies sind die aus seiner Natur entsprungenen Pflichten des Brahmanen. Heldentum, Kraft, Standhaftigkeit, Findigkeit, Durchhalten auch im Kampfe, Großherzigkeit und Führerschaft: dies sind die aus seiner Natur entsprungenen Pflichten eines Kshatriya. Ackerbau, Viehzucht und Handel sind die aus seiner Natur entsprungenen Pflichten eines Vaishyas; dienende Arbeit ist die aus seiner Natur entsprungenen Pflicht eines Shudra." (18.Gesang, Verse 42-44)*

Wenn der Mensch sein durch das *guna* bestimmte *dharma* verrichtet, kann er nicht sündig werden. *Krishna* betont, dass Pflichterfüllung gepaart mit Hingabe an *brahman* den Menschen zur Vollkommenheit führt:

> *„Ist er mit dem Brahman eins und ruhigen Geistes geworden, so trauert er nicht mehr und begehrt nicht. Alle Wesen als gleich betrachtend, erlangt er die höchste Hingabe an mich. Durch Hingabe erkennt er mich, meine Größe und wer ich in Wahrheit bin. Nachdem er mich in Wahrheit erkannt hat, geht er alsbald in mich ein." (18. Gesang, Verse 54-55)*

Zum Abschluss seiner Belehrungen erklärt *Krishna,* dass *Arjunas* Entschluss, nicht kämpfen zu wollen, auf Eigendünkel und geistiger Verblendung beruht und vergeblich ist, da die Natur ihn zwingen wird. *Arjuna* ist nun geläutert und hat durch die Gnade *Krishna*s Erkenntnis gewonnen. *Arjuna* verspricht *Krishna,* nach dessen Worten zu handeln und seinem *dharma* als Krieger gerecht zu werden.

Die *Bhagavad Gita* hat einerseits durch die Geschichte um die berühmte Schlacht von *Kurukshetra* einen historischen Bezug, andererseits wird sie auch als Allegorie gesehen. Das Gespräch zwischen *Krishna* und *Arjuna* steht für das Zwiegespräch zwischen der inneren Göttlichkeit (*brahman*) jedes Menschen, verkörpert durch *Krishna*, und der individuellen Seele (*jiva*), die *Arjuna* darstellt. Das Schlachtfeld ist das Leben, denn das Leben ist der Ort, an dem sich die Kräfte des Göttlichen (*deva*) und des Dämonischen (*asura*) im ständigen Kampf befinden. Der Hauptfeind in diesem Krieg ist Unwissenheit *(avidya)*, und die feindlichen Heerscharen, gegen die *Arjuna* antreten muss, verkörpern die menschlichen Schwächen, die besiegt und überwunden werden müssen: Unwissenheit, Verblendung, Machtgier, Habgier, Hass, falscher Stolz, Anhaftung, Wünsche. So gesehen ist die Schlacht symbolisch ein Konflikt der egoistischen menschlichen Kräfte mit denen der göttlichen Ordnung, der Konflikt zwischen dem Materiellen und dem Spirituellen in jedem Menschen. Die *Gita* zeigt die Lösung für diesen Konflikt, der bis heute die Menschen beschäftigt. Ihre Botschaft ist universell, aktuell, einfach und anwendbar auf alle Menschen, unabhängig von Religion, Alter, Geschlecht oder Herkunft. Die Botschaft der *Gita* ist die Botschaft der drei *margas* (Wege): *jnana* (Wissen), *bhakti* (Liebe) und *karma* (Dienen). Um zur Vollkommenheit zu gelangen, müssen Kopf (Verstand), Herz (Gefühl) und Hand (Handlung) des Menschen in harmonischer Weise entwickelt werden. Dabei verlangt die *Gita* von den Menschen keine übernatürlichen Kräfte und keine Weltflucht. Die *Gita* ist kein Aufruf, der materiellen Welt zu entsagen und sich von der Gesellschaft oder der Familie abzuwenden, sondern zeigt, dass wir Menschen inmitten unserer weltlichen Arbeit und unserer Pflichten unser göttliches Selbst erkennen und verwirklichen können. Die Hindernisse, die uns auf unserem spirituellen Weg begegnen, liegen in uns selbst. Wir können sie verstehen und beseitigen, um mehr und mehr unsere göttlichen Tugenden zu entwickeln und das höchste Ziel zu erreichen. Das höchste und letzte Ziel dieses Kampfes ist *Yoga*, die Befreiung unseres Geistes aus der Unterjochung unseres Körpers, der Sieg über das individuelle Selbst *(jiva)* und unsere Rück-Verbindung mit unserer Göttlichkeit *(brahman)*.

So ist die *Gita* ein großartiges Lehrbuch, eine praktische Anleitung zur Gestaltung unseres täglichen Lebens und Verhaltens. Als „Heilige Schrift" sollte sie täglich gelesen und wichtiger noch, gelebt werden: in unseren Gedanken, in unseren Worten und in unserem Handeln. Streben wir nach *Krishna* und *Arjuna* in uns, dann kann sich der letze Gesang der *Gita* erfüllen:

> *„Überall dort, wo Krishna ist, der Herr des Yoga, und Arjuna, der Bogenschütze,*
> *dort ist gewiß das Glück, der Sieg, die Wohlfahrt und die rechte Sitte."*
> (18. Gesang, Vers 78)

Die Geschichte der indischen Kampfkunst

Um die Geschichte des *Dhanurveda* zu verstehen, ist vorab die Betrachtung des indischen Kastensystems von Bedeutung. Im indischen Kastensystem wurden ursprünglich vier Hauptkasten *(varna)* unterschieden:

Zu der obersten Kaste der *brahmanen* gehörte die intellektuelle Elite, die Ausleger der heiligen Schriften und die Priester.

Die zweite Kaste der *kshatriya* wurde aus dem Hochadel, den Königen und Fürsten gebildet. Sie hatten die Aufgabe, das Land und das Volk zu führen und zu schützen. *Kshat* bedeutet „verletzen", *trayate* bedeutet „Schutz". Jemand, der vor Verletzung schützt, gilt als ein *kshatriya*. So waren die Könige und Fürsten immer auch Krieger, die in der Kriegs- und Waffenkunst ausgebildet waren. Vor allem die Kunst des Bogenschießens galt als Domäne der Könige. Ein guter König war auch immer ein guter Bogenschütze. Alle Eigenschaften, die ein Bogenschütze besaß, sollte auch ein König besitzen. Auch *Siddharta Gautama* stammte aus der Kaste der *kshatriya* und war ein hervorragender Meister des Schwertkampfes und ein Meister in der Kunst des Bogenschießens, bevor er *Buddha* wurde.

Zur dritten Kaste, *vaishyas,* gehörten Händler, Kaufleute, Grundbesitzer und Landwirte.

Die vierte Kaste der *shudras* wurde aus Handwerkern, Pachtbauern und Tagelöhnern gebildet.

In der *Purusha-Sukta,* dem 10. Buch des *Rigveda,* wird der Mythos beschrieben, wie die vier *varnas* aus dem *purusha,* dem göttlichen Urwesen, entstanden sind. *Purusha* wird hier mit tausend Köpfen und tausend Füßen beschrieben, der die gesamte Erde vollständig überdeckte und noch darüber hinausragte. *Purusha,* als Herrscher der Unsterblichkeit, breitete sich durch Selbstzeugung aus. Er erschuf die *viraj* (weibliches Schöpfungsprinzip) aus sich und ließ dann aus ihr die Welt gebären. Aus seinem Geist wurde der Mond, *chandra,* geboren, aus seinen Augen die Sonne, *surya. Indra* und *Agni* kamen aus seinem Mund. Aus seinem Kopf entstand der Himmel, aus seinem Nabel das Weltall. Den so geborenen *purusha* bringen die Götter als Opfergabe dar. In diesem Opfer wurden die Verse und Gesänge geschaffen. Die Pferde und Kühe wurden geboren. Der Mund von *purusha* wurde zu den *brahmanen,* aus seinen Armen entwickelten sich die *kshatriya*, seine Schenkel wurden zu den *vaishyas* und seine Füße wurden zu den *shudras.*

Nach hinduistischer Vorstellung wird jeder Mensch in seiner jeweiligen Inkarnation entsprechend seinem *karma* in eine bestimmte Kaste hineingeboren. Mit der Kastenzugehörigkeit sind so bestimmte kosmische und weltliche Pflichten *(dharma)* verbunden. Die traditionelle Pflicht eines *kshatriya* ist es, die Gesellschaft zu führen, zu kämpfen und in den Krieg zu ziehen, wogegen *brahmanen* die heiligen Schriften studieren, lehren und den Vollzug der Riten sicherstellen sollen.

Die Kaste der *brahmanen* entstand gemäß dem Mythos aus dem Mund des *purusha.* Der Mund ist das ausführende Organ für das Hals*chakra, vishudha* genannt. *Vishudha* bedeutet Reinheit und bezieht sich auf die Funktion dieses *chakras.* Auf dieser hohen spirituellen Ebene *(sattva)* hat der erwachte Mensch Wissen *(vidya)* erlangt und ist rein in seinen Gedanken, Worten und Taten. Die untersten beiden Kasten der Kaufleute, Handwerker und Bauern entwickelten sich aus den Beinen und den Füßen von *purusha.* Die Beine und Füße sind die ausführenden Organe für das Wurzelchakra, *muladhara* genannt. Die Hauptaufgabe des Wurzelchakras besteht in der Sicherung der existentiellen materiellen Lebensbedürfnisse. Die Kaufleute, Handwerker und Bauern haben innerhalb der Gesellschaft traditionell genau diese Funktion.

Die Kaste der *kshatriya,* entwickelte sich aus den Armen von *purusha.* Die Arme sind die ausführenden Organe für das Herz*chakra.* Der Sanskritname für das Herz*chakra* lautet *anahata, „*ohne Makel". Die Erkenntnisstufe des Herz*chakras* ist geprägt von Herzensgüte, der bedingungslosen göttlichen Liebe, Hingabe und Selbstlosigkeit. Dies sollten die Eigenschaften eines wahren Kriegers sein. Die Aufgabe der *kshatriya* war es, die Gesellschaft politisch und verwaltungstechnisch zu führen und die Gemeinschaft zu beschützen. Darum galten Pflicht und Ehre, Mut und Stärke, Wahrhaftigkeit, Tatkraft und Unternehmungsgeist (*rajas*) als Grundzüge ihres Charakters. *Rajas* verkörpert innerhalb der *Triguna* das universelle Prinzip der Aktivität, das dynamische und kämpferische Element. Der wahre *kshatriya* sollte sich der Unwahrheit widersetzen und bereitstehen, um das gerechte System, Gesetz und Recht, Wohlfahrt und Wohlstand eines Landes, sowie die moralische Grundordnung und -orientierung des Volkes zu bewahren. Außerdem gehörte der selbstlose und gerechte Kampf für Schwache und in Not Geratene zu seinen Aufgaben. Vor diesem Hintergrund entwickelten die *kshatriya* im alten Indien eine Reihe von Waffen- und Kampfkünsten. Im Sanskrit werden sie gemeinsam als *Sastravidya* oder *Dhanurvidya* bezeichnet. *Sastra* bedeutet Waffe, *vidya* ist das Wissen. *Dhanurvidya* leitet sich ab aus dem Wort für Bogen (*dhanur* oder auch *dhanushya*) und Wissen (*vidya*), wörtlich: die Wissenschaft des Bogenschießens. Der *Vishnu Purana* beschreibt den *Dhanurveda* als einen der traditionellen Zweige der achtzehn „angewandten Wissenschaften", den sogenannten Sekundärvedas *(upavedas).* In der tamilischen Sprache werden die Kampfkünste auch unter dem Namen *Kalarikalai* (Kunst des Schlachtfeldes) oder *Tarkappukalai* (Kunst der Selbstverteidigung) zusammengefasst. Sie entwickelten sich ab dem 11. Jahrhundert hauptsächlich in Südindien, in *Kerala.* Bis heute wird dort diese alte Kampf- und Heilkunst unter dem Namen *Kalarippayat* verehrt und praktiziert. *Kalarippayat* gilt als die Kampfkunst der Götter und als die Mutter der inneren Kampfkünste. Der Begründer des *Kalarippayat* ist Gott *Rama.* Zu den berühmtesten Lehrern *(gurukal)* zählt *Bodhidharma,* der auch die Mönche im *Shaolin Kloster* in der Kampfkunst unterrichtete.

Die Kampf- oder Waffenkunst war im alten Indien jedoch nicht nur eine Domäne der Männer. Schon das *Kamasutra* empfahl Frauen eine regelmäßige Praxis mit Schwert, Kampfstab, Pfeil und Bogen.

Die Philosophie von *Kalarippayat* gründet sich sowohl auf den Hinduismus als auch den Buddhismus. Der Legende nach schleuderte der Krieger *Parashuraman* seine Axt ins Meer, worauf das Wasser respektvoll zurückwich und an dieser Stelle das Land *Kerala* enstand. *Parashuraman* wurde der erste *gurukal* in *Kalarippayat* und errichtete auch die ersten *kalaris* (Kampfplätze). Die Praxis von *Kalarippayat* ist eng verbunden mit *Yoga* und *Ayurveda*. Zu *Kalarippayat* gehört eine eigene Heilkunst, das *Kalari-Chikitsa*. Viele der *Kalarippayat*-Techniken wurden Bestandteil des *Ayurveda* und beinhalten unterschiedliche Massagetechniken (*udvarthaizam* oder *uzhichal*), durch die der Körper mit speziellen *ayurvedischen* Ölen behandelt wird. Die *gurukal* der *Kalari*-Tradition waren nicht nur Meister der Kampfkünste, sondern immer auch Heiler und Meister des *Ayurveda*. Bis heute sind die *Kalarippayat*-Meister in der indischen Gesellschaft angesehene ärztliche Autoritäten. Viele *Kalarippayat*-Meister besitzen einen eigenen Garten mit entsprechenden Heilpflanzen. Auf der Grundlage der *Tantra*-Philosophie hat der *Kalarippayat* auch die y*oga-sutras* des *Patanjali* integriert. Daraus entwickelte sich ein eigenes *Yoga*-System, *Kalari-Yoga,* eine Kombination aus *Hatha-Yoga* und *Kalarippayat*. Auf der Grundlage des Wissens über *chakras* und *kundalini* bestand das Ziel des *Kalarippayat* darin, einen Ausgleich der polaren Energien des Menschen zu erreichen. So dienten die Kampfkunst-Übungen der Aktivierung der *kundalini*-Energie und der Harmonisierung der *Shiva- Shakti*-Energie. *Shiva*, die männliche Kraft, steht im *Kalarippayat* für harte, gerade, ausdauernde Bewegungen und Formen. Die weibliche *Skakti* drückt sich im *Kalarippayat* dagegen in weichen, fließenden und tänzerischen Bewegungen aus.

Neben *Yoga* und *Ayurveda* war die Kampfkunst in Indien auch immer mit dem indischen Tanz verbunden. So bildet der *Kalarippayat* bis heute noch die traditionelle Grundlage für das Erlernen der acht klassischen Tanzformen in Indien: *Bharatanatyam, Kathak, Kathakali, Kuchipudi, Manipuri, Mohiniyattam (Mogulhui), Odissi* und *Sattriya*. Die älteste Tanzform, *Kathakali*, entwickelte sich wie die Kampfkunst des *Kalarippayat* in Südindien, in *Kerala*. In einer Komposition aus Tanz, Drama, Musik und Ritual erzählen die Tänzer in aufwändigen Kostümen und Körperbemalungen die Geschichten aus dem *Mahabharata* und dem *Ramayana*. Diese Kunst des indischen Tanzes ist sehr anspruchsvoll und erfordert ein hohes Maß an Körperbeherrschung, welche nur durch hartes und langwieriges Training erreicht wird. Jede kleinste Bewegung, zum Beispiel der Augen oder Augenbrauen, hat eine eigene Bedeutung. Gleichzeitig hat die Tanzkunst in Indien einen spirituellen Ursprung. Als heilige Handlung symbolisiert sie das universelle Prinzip der Polarität. Nach der Legende hat Gott *Shiva* in seiner Erscheinungsform als *nataraja*, König des Tanzes, einen kosmischen Tanz (*tandava*) aufgeführt, der den Prozess von Schöpfung, Zerstörung und Wiedererschaffung des Universums symbolisiert. In vielen Skulpturen und Abbildungen erscheint *Shiva* als *nataraja* in Gestalt eines vierarmigen Tänzers inmitten eines Flammenkreises. Mit seinem rechten Bein tritt er auf den am Boden liegenden Zwergdämon *apasmara*. Shiva tötet tanzend diesen Dämon. *Apasmara* bedeutet Unwissenheit und stellt wiederum die Personifizierung der geistigen Trägheit und Verblendung des Menschen dar, welche es zu besiegen gilt. *Apasmara* ist nach dem *Ayurveda* auch der traditionelle Name für eine neurologische Erkrankung, die heute in der westlichen Medizin unter dem Namen *Epilepsie* bekannt ist.

Der *Dhanurveda*, die alte Kunst des Bogenschießens, findet in Indien heute wieder zunehmend Anhänger und Anhängerinnen. In der Zeit von Britisch-Indien (1858 bis 1947) waren die klassischen indischen Kampfkünste und vor allem die Kunst des Bogenschießens von der britischen Kolonialherrschaft streng verboten worden und in der Folge fast ausgestorben. Bis heute konnte sich jedoch in Südindien die alte *Kalari*-Tradition der Kampfkunst und ayurvedischen Heilkunst bewahren. In *Kalicut*, im *Kalari Hindustan Sangham*, üben sich heute wieder Kinder, Jugendliche, Frauen und Männer in den alten Kampfkünsten mit Keulen, Lanzen und Säbeln. Aber auch die klassische Kunst des indischen Bogenschießens in Verbindung mit *Yoga* erfeut sich wieder eines zunehmenden Interesses. Basierend auf den alten Schriften wird diese alte Tradition zu neuem Leben erweckt.

Die Geschichte der Bogenkunst in Indien

Im alten Indien galt die Bogenkunst als die edelste und höchste Form der Kampfkunst *(yantra-mukta)* und war traditionell nur den Königen und Kriegern erlaubt. *Yantra-mukta* ist die erste von vier Kategorien der Einteilung der Kampfkünste. Wir finden sie in dem wohl ältesten erhaltenen Handbuch über den *Dhanurveda* (8. -11. Jahrhundert) in der *Agni Purana* in den Kapiteln 248-251. Hier wird die „Kunst der 12 Waffen" in vier Kategorien eingeteilt:

> 1. *yantra-mukta*
> 2. *pani-mukta*
> 3. *mukta-sandharita*
> 4. *mantra-mukta*

Zur ersten Kategorie der *yantra-mukta* zählen Pfeil und Bogen und Projektilwaffen wie die Schleuder. *Pani-mukta* sind Waffen, die mit der Hand geworfen werden, wie zum Beispiel Speere oder Lanzen. Zur dritten Kategorie gehören große Waffen, die durch Zurückziehen ausgelöst wurden, wie zum Beispiel ein Seil-Speer. *Mantra-mukta*-Waffen sind mythische Waffen, die durch magische Beschwörungen *(mantras)* „geschossen" werden.

An erster und höchster Stelle stand die Bogenkunst. Nur ein *kshatriya* durfte ein *acharya* (Lehrer) des *Dhanurveda* sein. *Brahmanen* und *vaishyas* sollten von den *kshatriya* lernen, während einem *shudra* keine Form der Kampf-Ausbildung zustand. An zweiter Stelle stand die Kunst des Schwertkampfes. Der unbewaffnete Faustkampf oder das Ringen galten als die gemeinsten Formen des Kampfes.

Die *Agni Purana* enthält genaue Anweisungen über die Technik des Bogenschießens, wie zum Beispiel die Beschreibung der neun verschiedenen Körperstellungen, *asanas,* für die Praxis des Bogenschießens:

1. *Samapada („Halte die Füße selbst"),* „Stehen mit den Füßen zusammen" *(248,9)*
2. „Stehen mit den Füßen auseinander" *(248,10)*

3. „Stehen mit den Knien auseinander", angeordnet *in der Form einer Herde Gänse" (248,11)*
4. *„geleckt, poliert",* „Beuge das rechte Knie, strecke das linke Bein" *(248,12)*
5. „Beuge das linke Knie, strecke das rechte Bein" *(248,13)*
6. (*„Herkunft"),* „Platziere den rechten Fuß gerade zum linken Fuß, wobei die Knöchel fünf Finger auseinander stehen" *(248,14)*
7. (*„erweitertes Personal"),* „Rechtes Knie gebeugt mit dem linken Bein gerade, oder umgekehrt", genannt *Vikata („schrecklich"),* wenn die beiden Beine zwei Palmen-Längen auseinander sind (*248,16*)
8. (*"Hemisphäre") (248,17)*
9. "Halte die Füße 16 Finger auseinander und hebe die Füße ein wenig" *(248,19)*

Aus dem Mittelalter, 11.-16. Jahrhundert, sind weitere Abhandlungen über den *Dhanurveda* überliefert. In unserer folgenden Betrachtung beziehen wir uns auf den *Dhanurveda* von *Brhat Sarngadhara Paddhati.*

> (Brhat Sarngadhara Paddhati, Dhanurveda – Das Wissen vom Bogen, Indien, 16. Jahrhundert, ISBN 3-937632-12-3)

Diese Sanskrit-Ausgabe wurde 1888 von *Peter Peterson* ins Englische übersetzt.

> (Dhanurveda „Die Wissenschaft des Bogens", von Brhat Srangadhari Paddhati, Ausgabe von Peter Peterson, Bombay, 1888)

Eine weitere, neuere englische Übersetzung wurde 2001 von *Dr. B. Chakravarti* vorgenommen.

> (http://www.atarn.org/india/dhanurveda_eng.htm)

Eine deutsche Übersetzung und Kommentierung der Original-Sanskrit-Ausgabe haben wir *Hendrik Wiethase* zu verdanken.

> (Brhat Sarngathara Paddhati, Dhanurveda, das Wissen vom Bogen, Wiethase-Verlag, ISBN 3-937632-14-X)

Der *Dhanurveda* von *Paddhati* beinhaltet neben den Anleitungen für religiöse Rituale und Zeremonien zur Vorbereitung und Ausführung der Bogenkunst vor allem die ausführliche Materialkunde von Pfeil und Bogen, die unterschiedlichen Positionen (*asanas*) einschließlich der Atemführung (*pranayama*), die Geistes-haltung des Bogenschützen, die Arten der verschiedenen Ziele und zuletzt allgemeine und besondere Regeln für die Kriegsführung. Die Original-Schrift ist in unterschiedliche Abschnitte mit den jeweiligen Überschriften unterteilt. Die englische Übersetzung von *Chakravarti* hat diese Nummernfolge der Verse übernommen und beginnt bei der Nummer 1714 und endet bei der Nummer

1941. Unsere folgende Darstellung ist eine eigene Neuübersetzung und orientiert sich ebenso an dieser Nummernfolge.

Der Dhanurveda des *Sarngadhara Paddhati*

Die erste Instruktion

Das Einleitungskapitel beginnt damit, dass die wahren Quellen des *Dhanurveda* genannt werden:

> *„Diese Arbeit habe ich der großen Lehre von Gott Shiva zu verdanken. Seinen Dhanurveda, die Wissenschaft und Kunst des Bogenschießens und die weisen Anleitungen des Rishi Vyasa habe ich komponiert." (1714)*

Neben dem *Rishi Vyasa* nennt der Autor als weitere Quelle den weisen Seher, *Sarngadhara*, eine Inkarnation von *Shiva*, auch als *Sankara Bhagavatpādācārya* und *Adi Shankaracarya* bekannt. Er lehrte die Philosophie des *Advaita Vedanta*, welche sich auf die *Upanishaden* und die *Bhagavad Gita* gründet.

> *„Niemand anderer als Sarngadhara ist Meister auf dem Gebiet des Dhanurveda, da er sein Wissen über das Halten, Zielen und Schießen sowie über Windgeschwindigkeit und bewegliche Ziele in einem Traum von Gott Shiva erhielt." (1715)*

Im folgenden Vers wird das hohe Ziel der Bogenkunst als geistiger Übungsweg sowie als *dharma* des Kriegers benannt:

> *„Der Krieger möge sich darin üben, seine Sinne zu schärfen und seine Fähigkeiten an der Waffe zu trainieren, um seine Pflicht zu erfüllen und die Feinde zu besiegen." (1717)*

Nun werden die Prinzipien der Auswahl der Schüler, die unterschiedlichen Waffen und das Ritual zur Einweihung *(diksha)* des Schülers in die Bogenausbildung dargestellt. Bevor ein Schüler von seinem Lehrer *(acharya)* eine Waffe erhält, wird er von ihm eingehend hinsichtlich seiner Geisteshaltung sowie seiner moralischen und spirituellen Reife geprüft:

„Ist der brahmane weder gierig noch listig, weder undankbar oder verblendet, möge er vom acharya eine Waffe bekommen." (1719)

Im Folgenden nennt der *Dhanurveda* die verschiedenen Arten von Waffen und ordnet sie symbolisch den vier *varnas* zu.

„Der acharya gebe einen Bogen dem brahmanen, ein Schwert dem kshatriya, eine Lanze dem vaishya und eine Keule dem shudra."(1720)

Nach der Lehre der *Veden* war der kriegerische Kampf mit Waffen ursprünglich einzig und allein Aufgabe und Pflicht der *kshatriya*. Erst später wurden auch Mitglieder der anderen Kasten zum Kampf mit Waffen herangezogen. Wenn der Bogen der obersten Kaste der *brahmanen* zugeordnet wird, ist dies symbolisch zu verstehen und bedeutet, dass die Bogenkunst als die oberste und höchste Waffenkunst angesehen wird, verbunden mit hohen spirituellen und *sattvischen* Charaktereigenschaften wie Wissen und Weisheit, Reinheit, Selbstbeherrschung, Aufrichtigkeit, Demut, Mitgefühl und Humor. Der *kshatriya* erhält dagegen ein Schwert. So steht die Schwertkunst an zweiter Stelle innerhalb der Hierarchie und Bedeutung der Waffenkünste und symbolisiert kriegerische Tugenden nach dem Prinzip des *rajas:* Mut, Stärke, Hingabe, Selbstdisziplin, Gehorsam, Gerechtigkeit, Ehre, Treue, Wahrhaftigkeit und Loyalität. Die Lanze und die Keule werden der dritten Kaste und der vierten Kaste zugeordnet und stehen so an vorletzter bzw. letzter Stelle der vier Hauptgruppen. Sie verkörpern das Prinzip von *tamas:* Trägheit, Schwerfälligkeit, Unwissenheit und Unreinheit.

Der *Dhanurveda* nennt nun die sieben klassischen Handwaffentechniken *(bahuyuddha),* Bogen, Wurfring, Lanze, Schwert, Messer, Keule und die bloße Hand sowie die Bezeichnungen der Meistergrade.

„Bahuyuddha kennt sieben Formen: dhanu, chakra, kunta, khadga churika, gada, hasta." (1719)

„Einen Meister aller sieben Waffen verehre man als saptayuddha, einen Meister der vier Waffen als bhargava, einen Meister der zwei Waffen als yodha und einen Meister einer Waffe als ganaka." (1722)

Für die Auswahl des Schülers ist neben seiner sittlichen und spirituellen Reife auch sein Horoskop, das heisst, seine entsprechende individuelle astrologische Konstellation von Bedeutung. So nennt der *Dhanurveda* die günstigen Mondzeichen *(nakshatra)*, die gute Vorraussetzungen für das Erlernen und die Ausübung der Bogenkunst mitbringen:

> *„Jene, die geboren sind, wenn der Mond im hasta, punarvasu, pushya, rohini, uttara (in drei Positionen), anuradha ashvini, revati und auch am zehnten Tag des Mondes dasami steht, mögen die Bogenkunst lernen." (1723)*

In der traditionellen indischen Astrologie stehen die 27 *nakshatras* für die Tage des Mondzyklus. Laut hinduistischer Mythologie sind die *nakshatras* Töchter des Gottes *Daksha*, Sohn des *Brahma,* und wurden vom Mondgott *Chandra* geheiratet. Weil *Chandra* die schöne *Rohini* allen anderen Frauen vorzog, wurde *Daksha* zornig und verfluchte den Mondgott, so dass dieser krank wurde und abmagerte. Gott *Shiva* nahm diesen Fluch zurück und sorgte dafür, dass der Mond wieder zunahm. So kamen laut indischer Mythologie die Mondphasen zustande. Die *nakshatras* verkörpern unterschiedliche Archetypen, sowie positive und negative Eigenschaften: *Hasta* (Hand) symbolisiert den Archetyp der Sonne und ist gut geeignet für alle Ausbildungen und heilerischen Tätigkeiten. Sie steht im positiven für Humor, im negativen für Streit und Konflikte. *Purnavasu* bedeutet „die Schätzebringende" und verkörpert Unendlichkeit, Stille, Mystik und Poesie. *Pushya* (Blume) symbolisiert die Weisheit und das Wachstum und neutralisiert alles Übel. Ihre negativen Seiten sind Übererregbarkeit und Empfindlichkeit. *Rohini, „*die Rötliche", verkörpert die Prinzipien der Kreativität, Reinheit und Klarheit. Sie steht für Beginn, Heirat und Fundament. Unbeständigkeit ist ihre Schattenseite. *Uttara Phalguni, „*die hintere Hellrötliche", steht für Loyalität. Ihre positiven Entsprechungen sind Ernte, Freundschaft, Wahrheit, Heilung und Grundsteinlegung. *Uttara Ashadha, „*die hintere Unbesiegbare", verkörpert die geistige Idee und steht für Toleranz, Unternehmungsgeist, Planung und Entschlossenheit. Bei ihr besteht die Gefahr, zu eifrig und zu hitzig zu werden. Die letzte der drei *Uttara-*Töchter, *Uttara Bhadrapada, „*die hinteren Stuhlfüße", verkörpert die Zeit und besitzt die Fähigkeiten der Selbstlosigkeit und des Prinzips des Dienens und Gebens. Überforderung und Überarbeitung sind ihre Schattenseiten. *Anuradha, „*die Heilbringende", wird ihrem Namen durch folgende Aspekte gerecht: Freundschaft, Segnungen, Teilen und Verschenken,

Anerkennung. Ihre negative Seite ist die Ironie. Die erste Tochter, *Ashvini*, „Zähmung der Pferde", verkörpert die Lebensenergie und steht für die Kraft des Anfangs. Die letzte der 27 Töchter, *Revati*, bedeutet „die Vollendung" und symbolisiert den krönenden Abschluss, das höchste Prinzip der Vollendung mit folgenden Eigenschaften: Charisma, magischer Zauber, Beliebtheit, Schönheit, Kraft, Sanftmut und Kreativität. Im Negativen führt ihre mangelnde Widerstandskraft zur Abhängigkeit. Bei der Betrachtung der *nakshatras* fällt auf, dass die genannten Mondzeichen sich besonders durch eine hohe Geisteshaltung auszeichnen. Es bedarf also besonderer Charaktereigenschaften und geistiger Fähigkeiten, um den *Dhanurveda* als geistigen Übungsweg zu verstehen und zu praktizieren und die Meisterschaft zu erlangen.

Im Vers 1726 nennt der *Dhanurveda* nun die Tage für den Beginn der Waffenausbildung: Sonntage, Freitage und Donnerstage werden als günstig angesehen. Danach folgt die Beschreibung eines Opferrituals *(puja)* zur Einweihung des Schülers:

> „Getreu den Regeln der Veden bringe der Meister die heiligen Opfer zu Ehren der Götter und Helden, speise und beschenke man die Armen und Waisen. Nun übergebe der Meister dem Schüler seine Waffe." (1727)

> „Für die brahmanen und Jungfrauen gebe man ein großes Fest. Die Asketen und Anhänger Shivas verehre man mit wahrer Hingabe." (1728)

> „Der Schüler ehre den acharya mit Opfergaben, wie Essen, Getränken, Kleidung, Schmuck und Blumen." (1729)

> „Der Schüler solle fasten, sich mit einem Hirschleder kleiden und mit gefalteten Händen für den Bogen seines Lehrers beten." (1730)

> „Der acharya bete zu Shiva und lege seine Hände auf die Gliedmaßen des Schülers und reinige durch heilige mantras sie von Hindernissen und Sünde." (1731)

> „Shiva möge auf der Krone des Kopfes sitzen, Krishna auf den Armen, Brahma im Nabel und Ganesha auf den Beinen." (1732)

Die *Puja* ist eines der häufigsten religiösen Rituale im Hinduismus und dient der Verehrung und Segnung der Gottheiten, der Reinigung und Konzentration des Geistes, der Öffnung des Herzens und der Einheit mit der göttlichen Kraft *(Bhakti-Yoga)*. In den Schriften der *Veden* und *Samhitas* ist der Ablauf einer *puja* genau beschrieben. Zu den rituellen Handlungen bei Beginn der *puja* gehören die Begrüßung der Gottheiten *(svagata)* und die Fußwaschung mit heiligem Wasser *(padya)*. Dann werden verschiedene Gaben *(madhuparka)* wie Honig, Ghee, Milch, Reis, Weißkäse und andere geheiligte Speisen *(prasad)* sowie Blumen *(pushpa)*, Schmuck *(abharana)* und Weihrauch *(dhupa)* als Zeichen der Dankbarkeit und Ehrerbietung an die Gottheiten geopfert. Zu jeder *puja* gehörten traditionell auch das Singen von *bhajans* (spirituelle Lieder) und *kirtans* (Anrufungen verschiedener Aspekte Gottes) und das Rezitieren von *mantras* (Hymnen) zur Lobpreisung, zum Schutz und zur Aktivierung der Energien in den *chakras*. Die *puja* endet mit *vandana*, der Verbeugung und dem Gebet. Der *Dhanurveda* nennt nun das *mantra* für diese *puja*:

> „Om Hom sikha sthane sankaraya namah
> Om Hom vavoh kesavaya namah
> Om Hom nabhimadhaye brahmane namah
> Om Hom jaghayor ganapataye namah." (1733)

> „Sankarya *(Shiva)*beschütze meinen Kronenknoten (Kronenchakra)
> Kesava *(Krishna)* beschütze meine Arme (Herzchakra)
> *Brahma* beschütze meinen Nabel (Nabelchakra)
> Ganapati *(Ganesha)* beschütze meine Knie (Wurzelchakra)"

Mantras sind Lob und Gebet an die Gottheiten, eine Bitte um Hilfe, Schutz, Führung und Gnade. Als heilige Formeln oder Hymnen sind *mantras* eine ewige Form der spirituellen Energie, die schon immer im Universum existierte. Sie wurden von den weisen *Rishis* durch tiefe Meditation empfangen. Jedes *mantra* hat einen *Rishi*, der zum ersten Mal durch dieses *mantra* Selbstverwirklichung erfuhr und es dann den Menschen schenkte. Wenn ein bestimmtes *mantra* für einen Gott oder eine Göttin mit Liebe und Hingabe wiederholt wird, erschafft es durch diese Schwingung auf spiritueller Ebene eine Form, die diesem Gott oder der Göttin entspricht. So ist das Wiederholen von *mantras* einerseits ein Ritual zur Verehrung der Gottheiten, andererseits dient es auch zum energetischen Schutz der *chakras*. Es soll das Bewusstsein des Schülers für die Kraft und Präsenz der Gottheiten öffnen und ihn gleichzeitig vor jeglichen unheilvollen körperlichen und geistigen Angriffen und Einflüssen sowie bösen Geistern schützen. Zum Abschluss der *puja* erhält der Schüler durch die Hand seines Meisters Bogen und Pfeile.

> *„Der acharya überreiche nun dem Schüler Bogen und Pfeile. Mögen sie von Menschenhand gemacht und durch die Götterkraft gesegnet sein."* (1735)

Die Ziele der Bogenkunst (vom leichten zum schweren Ziel)

In den folgenden Versen werden die einzelnen didaktischen Schritte der Bogenausbildung genannt. Der Schüler beginnt mit einfachen Aufgaben und steigert sich im Schweregrad.

> *„Der Bogenschütze lerne, das Blatt einer Pflanze zu treffen, dann eine Pflanze mit Blatt und Frucht, dann einen Fisch."* (1736)

Im Vers 1737 folgt das richtige Treffen eines lebenden Tieres an Land und die Kunst der Durchbohrung in drei Arten. Von Bedeutung sind auch die Himmelsrichtungen, in die geschossen wird:

> *„Pfeil nach Süden: großer Streit. Der Schütze geht in ein fremdes Land. Pfeil nach Westen: Reichtum und gute Ernte. Pfeil nach Norden: gute Ergebnisse und Erfolg."* (1739)

> *„Pfeil nach Nordosten: Untergang des Feindes. Pfeil nach Südwesten: günstige Gelegenheit, Glück, Nahrung und Erfolg."* (1740)

Das Schießen auf Tiere mit den „drei Arten der Durchbohrung" ist in der Kunst des Bogenschießens eine heilige Handlung:

> *„Der Klang des Muschelhorns und der Klang der Trommel begleite die drei Arten der Durchbohrung. Dann überreiche der Held Bogen und Pfeile dem acharya, verbeuge sich vor ihm und bezeuge ihm Ehre."* (1741)

In der indischen Mythologie ist das Muschelhorn, *sankha*, neben Rad, Keule und Lotus eines der vier Hauptsymbole von Gott *Vishnu*, die er wiederum von Gott *Indra* erhalten hat. Auch die Göttin *Durga* bekam im Kampf gegen den Büffeldämon von *Vishnu* einen personifizierten *sankha*, der das Blut des vielgestaltigen Dämons aufsaugte und *Durga* so zum Sieg verhalf. In den religiösen Ritualen dient das *sankha* der Verehrung der Götter und der Vertreibung böser Geister.

Die Eigenschaften eines Bogens

Dieses Kapitel beschreibt ausführlich die verschiedenen Arten, Größen und Formen eines Bogens. Der *Dhanurveda* unterscheidet zwischen den Bögen der Menschen und den Bögen der Götter:

> *„Ein Bogen, der in Gewicht und Länge schwächer ist, als die Arme des Helden, wird als günstig betrachtet."* (1742)

> *„Das Leben eines Bogenschützen ist kostbarer als das eines Bogens. Ist der Schütze von seinem Bogen überfordert, trifft er nie das Ziel."* (1743)

> *„Ein Bogen, den der Schütze leicht aus eigener Kraft spannen kann, gilt als günstig."* (1744)

> *„Ein Bogen, der fünf Ellen und eine Halbe misst, ist der Beste und wird Göttlicher genannt."* (1745)

> *„Im satya-yuga war es der Bogen von Mahadeva (Shiva). Im treta-yuga trug ihn Raghava. Im dvapara-yuga gehörte er dem Brahmanen Drona."* (1747)

Nach indisch-hinduistischem Verständnis gibt es insgesamt vier Erdenzeitalter *(kalpa),* die in vier *yugas* unterteilt werden:

1. *satya yuga*   (Goldenes Zeitalter)
2. *treta-yuga*   (Silbernes Zeitalter)
3. *dvapara-yuga*   (Bronzenes Zeitalter)
4. *kali-yuga*   (Eisernes Zeitalter)

Drona war ein berühmter Bogenmeister, der die Kunst des Bogenschießens so perfekt beherrschte, dass er im *Guru-Parana* gewann. Dies ist ein Wettkampf, bei dem es gilt, auf die Füße des Gurus zu schießen, ohne diese zu berühren.

Nachfolgend werden nun die unterschiedlichen Schichten des Bogenholzes und die Eigenschaften des Bogens erklärt. Der *Dhanurveda* empfiehlt, nur vollkommene Bögen zu benutzen.

> *„Einen Bogen verwende man nicht, wenn er zu alt, aus unreifem Material, von Verwandten benutzt, verbrannt, verzogen oder verdorben ist."* (1751)

> *„Ein Bogen ohne Sehne oder mit unpassender Sehne oder Pfeilen sollte nicht verwendet werden."* (1752)

> *„Ein Bogen aus unreifem Material kann brechen. Ein beschädigter Bogen verliert seine Geschmeidigkeit. Ein Bogen, der bereits von Verwandten benutzt wurde, ist immer ein Objekt für Angst und Streit."* (1753)

> *„Ein Bogen mit Brandstellen wird Brand ins Haus bringen. Ein Bogen mit Löchern bringt Niederlage und Zerstörung im Krieg. Ein solcher Bogen wird das Ziel nicht erreichen, nicht innen noch außen."* (1754)

> *„Ein Bogen mit minderwertigem Pfeil bringt Niederlage im Krieg."* (1755)

> *„Ein Bogen mit Knoten im oberen oder unteren Teil bringt Zerstörung und Verlust."* (1756)

Zum Abschluss des Kapitels *(1760)* wird der *Sarnga-Bogen* in der Länge von sechseinhalb Ellen für jegliche Verwendung empfohlen. Soldaten auf Elefanten und die Kavallerie sollten ihn benutzen, während für die Wagenlenker und Fußsoldaten ein Bambusbogen nützlicher ist.

Die Merkmale der Bogensehne

Dieses Kapitel des *Dhanurveda (1761 – 1767)* beinhaltet Anweisungen über Herstellung und Eigenschaften der Bogensehne: Die Sehne soll aus drei sehr feinen und weichen Seidenfäden gemacht sein, die poliert werden, um sie zu härten. Der *Dhanurveda* empfiehlt für die Herstellung der Bogensehnen weiter Hirsch-, Büffel- oder Kuhdarm sowie Ziegenhaut oder Kuhohren. Auch Bambusrinde mit Seide gebunden oder die Rinde des *akra*-Baumes ergeben, dreifach gelegt, gute geheiligte Bogensehnen.

111

Die Merkmale der Pfeile

Nun folgt die Beschreibung der unterschiedlichen Pfeilarten in Größe und Eigenschaften *(1768 – 1775)*. Der *Dhanurveda* unterscheidet hier drei Arten von Pfeilen - männliche, weibliche und neutrale Pfeile - und ihre Verwendung für unterschiedliche Ziele. Weibliche Pfeile sind vorne flach und schwer. Männliche Pfeile sind dagegen hinten flach und schwer. Ist der Pfeil hinten und vorn gleich groß und schwer, wird er als neutraler Pfeil bezeichnet. Dieser Pfeil dient dem Schüler zu Beginn der Übung. Weibliche Pfeile sind für weite Schüsse und männliche Pfeile für das tiefe Durchbohren schwieriger Ziele *(1774-1775)*.

Die Merkmale der Pfeilspitzen

In diesem Abschnitt *(1776-1781)* werden die unterschiedlichsten Pfeilspitzen in ihrer Verwendung beschrieben. Eine gute Pfeilspitze sollte scharf und spitz sein und aus reinem Eisen gefertigt. Diese Eisenpfeile heißen *karnika* und werden, je nach Anteil der Federn *(vajra),* mit einer bestimmten „Diamant-Paste" so lackiert, dass sie hart wie Diamant werden. Der *Dhanurveda* nennt auch Messingspitzen in der Form eines Hufeisens oder Halbmondes. Halbmondklingen sollen den Kopf des Feindes treffen. Weiter gibt es die „Raketen-Pfeile"*(bhalla)*, die so scharf sind, wie eine Nadelspitze und „Doppel-Raketen-Pfeile" *(dvibhallakam),* die eine Doppelspitze haben, vergleichbar mit den zwei Zähnen einer Färse. *Bhallas* sollen Schilde und Rüstungen durchbohren und *dvibhallkam* kann die Sehne des feindlichen Bogenschützen durchtrennen. Die Pfeile mit Speerspitzen treffen die Brust eines Feindes. Holzpfeile mit einer drei Finger breiten Messingspitze werden Kuhschwanz *(cobuccha)* genannt. Sie eignen sich für das Abschießen der feindlichen Flagge.

Die Methoden des Härtens der Pfeilspitzen

Nun folgen die Anweisungen über das Härten der Pfeilspitzen. Der *Dhanurveda* nennt auch die heilige Medizin, mit der die Spitzen präpariert werden, damit sie selbst unzerstörbare Rüstungen „wie ein Blatt am Baum" durchbohren können.

> *„Man mische pippali (langer Pfeffer), kustha (Schwefel) und saindhava (Steinsalz) mit dem Urin einer Kuh zu einer Paste und trage diese auf die Spitze auf, erhitze sie im Feuer."* (1783)

„Man mische fünf Arten von Salz mit Honig und sveta sasya (weißem Mais) und bestreiche die Spitze des Pfeils und erhitze sie über dem Feuer." (1785)

Die Beschreibung der Waffen *naraca* und *nalica*

An dieser Stelle *(1787-1788)* nennt der Dhanurveda zwei besondere Waffen. *Naraca* sind schwere kurze Pfeile aus massivem Eisen mit fünf scharfen Klingen (Federn). *Nalica* sind Kugeln aus Eisen, die aus langen Rohren abgefeuert werden. Sie werden verwendet, wenn ein Ziel aus großer Entfernung getroffen werden soll oder beim Kampf von einer hohen Festung aus.

Die Handpositionen beim Auszug und die Körperhaltung beim Lösen des Pfeils

Nun werden die acht Positionen (*sthana*) der Körperhaltung eines Bogen-schützens beim Bogenschießen beschrieben:

1. *alidham* („linkes Bein gestreckt, 2 Ellen vor dem rechten gebeugten Bein") *(1790)*
2. *pratyalidham* („linkes Bein gebeugt, rechtes Bein gestreckt") *(1791)*
3. *visakhasthana* („beide Beine getreckt, Abstand eine Elle") *(1792)*
4. *dardur akramam* („Haltung des Frosches") *(1794)*
5. *garuda Kraman* („Adlerhaltung") *(1795)*
6. *padmasana* („Lotussitz") *(1796)*

Die Haltung *pratyalidham* ist vergleichbar mit *virabadrasana*, der Stellung des Kriegers aus dem *Hatha-Yoga*. Der *Dhanurveda* nennt diese Haltung sehr lobenswert. Sie ermöglicht einen guten Schuss auf sehr weite Entfernung. Die Stellung *visakhasthana* ist vergleichbar mit der Stellung *tadasana* des *Hatha-Yoga*. Sie erlaubt das Schießen auf ein sehr schwieriges Ziel. Auch die Haltung des Frosches, *dardur akramam* oder Kniestand, wird genutzt, um sicher auf schwierige Ziele zu schießen. Der *Dhanurveda* vergleicht die Haltung und Bewegung des Bogenschützen mit einem Adler. Die Adlerhaltung, *garuda kraman*, ist vergleichbar mit der Reiterstellung im *Hatha-Yoga*. Der Lotussitz, *padmasana,* ist die wohl bekannteste *Yoga-Asana* und wird im *Dhanurveda* als sehr vorteilhaft beschrieben, da sie stabil und sicher für den Schützen ist und für eine gute Erdung sorgt.

Das Halten und Schießen von Pfeilen

Nun werden die unterschiedlichen Fingerhaltungen der Zughand in Abhängigkeit von der Art des Ziels beschrieben *(1797-1801)*. Der *Dhanurveda* nennt fünf verschiedene Handhaltungen:

> *„Pataka, vajramusti, simhakarna, matsari, kakatundi."* (1797)

1. *pataka*: gebeugter Zeigefinger an der Wurzel des Daumens
2. *vajramusti:* Daumen liegt unter Zeige- und Mittelfinger
3. *matsari*: Zeigefingerspitze unter dem Daumennagel
4. *kakatundi*: Daumenspitze auf Zeigefingerspitze

Mit *pataka* wird auf ein weit entferntes Ziel geschossen. *Vajramusti* wird für dicke Pfeile mit Eisenspitze *(naraca)* verwendet. *Matsari* wird für ein feines und dünnes Ziel *(citra)* genutzt, *kakatundi* („Krähengesicht") dagegen für eine dickes Ziel. *Simhakarna* wird nicht weiter erklärt.

Methoden, den Bogen zu halten und mit dem Pfeil zu zielen

Es folgen die Anweisungen für das Halten des Bogens in Abhängigkeit von der Art des Ziels *(1802-1803)*. Der *Dhanurveda* nennt hier drei Methoden, den Bogen zu halten: nach unten, nach oben und gerade. Wird der Bogen abwärtsgerichtet, trifft der Schütze leicht auf ein Ziel in großer Entfernung. Hält der Schütze den Bogen gerade, durchbohrt er sein Ziel mit Sicherheit. Ein Ziel, welches höher ist als der Schütze, wird mit größerer Kraft und aufwärts gerichtetem Bogen durchbohrt.

Beschreibung des *vyayah* (Arten und Bewertung der Treffer)

Dieser Abschnitt *(1804-1806)* behandelt die verschiedenen Varianten, wie ein Ziel getroffen werden kann und ihre Bewertung. Der Dhanurveda unterscheidet fünf Arten des *vyayah:* Wird ein Ziel an der Wurzel, d.h. an den äußeren Enden getroffen, wird dieser Treffer *kaisika* genannt. Wenn das Horn des Ziels getroffen wird, ist dieser Treffer unter dem Namen *sattvikah* bekannt. Wird das Ohr des Zieles durchbohrt, d.h. der innere Abschnitt, wird der Treffer *vatsakarna* genannt. Wenn der Pfeil den Hals des Zieles fest und tief durchdringt, wird der Treffer als *bharata* (Volltreffer) bezeichnet. Wenn ein Pfeil aus sehr großer Entfernung tief und sicher die Schulter des Ziels trifft, wird er als *skandha* bewertet. Im Fall einer gemischten Kriegsführung *(citra yuddha)*, treffen die meisten und die schnellsten Pfeile im *kaisika*, während beim Abwärtsschießen die Pfeile meist im *sattvikah* treffen.

Ziele und ihre Varianten

Der *Dhanurveda* beschreibt in der folgenden Passage *(1807-1819)* ausführlich die vier unterschiedlichen Arten der Ziele.

1. *sthir* (feststehendes Ziel, feststehender Schütze)
2. *cala* (bewegliches Ziel, feststehender Schütze)
3. *calacala* (beweglicher Schütze, feststehendes Ziel)
4. *dvayacala* (beweglicher Schütze, bewegliches Ziel)

Die Vorraussetzung, um das Ziel nicht zu verfehlen, ist ein ruhiger Geist.

> *„Der Schütze halte seinen Geist bewegungslos und ruhig und durchbohre das Ziel in drei Arten. Ein solcher Schütze wird sthiravedhi genannt, ein Schütze, der sein Ziel nie verfehlt."* (1808)

> *„Der Schütze, der ohne Regung ist und ein bewegliches Ziel erfolgreich trifft, wird vom Meister und von den Weisen calavedhi und das Ziel calalaksya genannt."* (1809)

> *„Ist der Schütze in Bewegung und konzentriert seinen Geist auf ein stehendes Ziel, wird dies calacala genannt. Dieser Schuss ist ohne Schuld und übertrifft das normale Maß."* (1810)

> *„Wenn ein Schütze in Bewegung ist und auf ein bewegliches Ziel trifft, wird er durch den Namen dvayacala geehrt. Um auf diese Weise zu treffen, muß er hart trainieren."* (1811)

Für das Erlernen der Bogenkunst ist der Schüler angehalten, täglich zu üben. Für den Erfolg ist es wichtig, dass der Schüler beidseitig schießen kann. Erst wenn seine linke Seite erfolgreich ist, soll er rechtsseitig schießen.

„Der Schüler übe hart stets vor den Augen des Meisters. So möge er die Kunst und die Technik der verschiedenen Arten der Kriegsführung erkennen und den Sieg erringen." (1813)

„Der Bogenschüler beginne seine Übung stets mit der linken Hand. So wird er in kürzester Zeit erfolgreich sein." (1814)

„Ist der Schüler mit links erfolgreich, beginne er mit der rechten Hand. Im Lauf der Zeit übe der Schüler mit beiden Händen." (1815)

„Ist der Schüler mit rechts erfolgreich, übe er wieder mit links. Der Bogenschütze übe im Stehen in der visakhasana und im kaisika vyaya." (1816)

„Bei Sonnenaufgang soll das Ziel nach Westen zeigen. Am Abend soll das Ziel nach Osten gedreht werden." (1817)

„Pfeile in Richtung Norden dürfen niemals tödlich sein. Pfeile nach Süden dürfen nur im Krieg geschossen werden." (1818)

„Ein Ziel in einer Entfernung von sechzig Bogenlängen ist das höchste Ziel. Ein mittleres Ziel mißt vierzig Bogenlängen. Das kürzeste Ziel ist zwanzig Bogenlängen entfernt." (1819)

Anahyaya – Unterbrechung der Übung

Der *Dhanurveda* enthält genaue Anweisungen über die Pausen und Ausnahmezeiten für das Bogenschießen *(1824-1827)*.

„Am achten und vierzehnten Tag des Halbmondes, sowie bei Neu- und Vollmond sind das Bogenschießen und andere Aktivitäten zu unterlassen." (1824)

„Bei plötzlichem Donnergrollen der Wolken und bei stürmischem Wetter oder bei zerbrochenen Zielen ist die Übung zu unterbrechen." (1825)

„Bricht zu Beginn der Übung ein Pfeil oder erscheint eine Schlange, ist die Übung abzubrechen." (1826)

„Reisst die Sehne zu Beginn der Übung, erkenne man das Hindernis und beende die Übung." (1827)

Es folgt eine Beschreibung über den rituellen Ablauf der Bogenübung. Der *Dhanurveda* betont, dass einzig und allein das Wissen um diese Art des Übens „aus reinem Herzen" den Schüler zu einem wahrhaften Bogenschützen macht.

> „Vor Beginn binde der Schüler seinen Kopfknoten und stelle sich fest und sicher. Nun lege er seine Hand auf den Pfeil." (1829)

> „Nun nehme der Schüler den Bogen mit der linken Hand auf und lege mit der rechten Hand den Pfeil auf die Sehne." (1830)

> „Dann spanne der Schütze den Bogen, durchbohre mit dem Schuss die Erde und verbeuge sich vor Shiva und Ganesha, dem Schutzgott von Hindernissen." (1831)

Ganesha ist der Sohn von *Shiva* und *Parvati* und in seiner Form als *vinayaka* der Gott, der Hindernisse und Blockaden beseitigt. Jede *puja*, jede Unternehmung, beginnt mit einem Gebet oder einer Anrufung an ihn. Der elefantenköpfige *Ganesha* steht für den Neuanfang, für Glück und Weisheit, Stärke und Intelligenz. Das *Ganeshamantra* beseitigt alle Hindernisse bei jedem Unterfangen und schenkt Wohlstand und Reichtum.

Yoga-Atemkontrolle im Schießen

In diesem Abschnitt verweist der *Dhanurveda* auf die Atemtechnik, *pranayama*, bei der Kunst des Bogenschießens.

> „Der Schüler spanne seinen Bogen und bitte um die Zustimmung seines Meisters. Dabei atme der Schüler den lebensspendenden Atem vorsichtig ein." (1832)

> „Der Schüler schließe nun Augen und Nase und halte den Atem im kumbhaka, Atempause. Der Schüler atme summend mit dem Klang OM wieder aus. Der Schüler übe sich in der Kunst des pranayama, so wird er erfolgreich sein." (1833)

Pranayama heißt wörtlich „Herrschaft über *prana*". Prana ist die universelle Lebensenergie, die mit Atemkontrolle beherrscht werden soll. *Pranayama* bedeutet das bewusste Einatmen, die Atempause in der Atemfülle, das Ausatmen und die Atempause in der Atemleere. In den *Yoga-Sutras (2.49-2.52)* von *Patanjali*, die im Kapitel *Yoga* noch ausführlicher beschrieben werden, wird *pranayama* als Regulierung der Ausatmung *(bahyavritti),* der Einatmung *(abhyantaravritti)* und der Atemverhaltung *(sthambhavritti)* durch Ort, Zeit und Dauer beschrieben. Die *vrittis* sind die Aktivitäten des Geistes, die Gedankenwellen, die durch die Atempause *(kumbhaka)* kontrolliert und beruhigt werden sollen. *Patanjali* verweist hier auf den Zusammenhang zwischen einem ruhelosen Geist und einer unruhigen Atmung. So ist Atemkontrolle immer auch Geistkontrolle. Durch die Atemverhaltung wird der Geist fixiert bis hin zum Gefühl der Auflösung des Geistes, welches auch als der „kleine Tod" bezeichnet wird. Der Wechsel von Ausatmung und Einatmung ist ein Ausdruck des Polaritätsgesetzes. Die Auflösung der Polarität und der Gegensatzpaare *(dvandvas)* gelingt durch die Atempause, *kumbhaka*. Nach *Patanjali* führt diese „vierte Art" *(charturthah)* des *Pranayama* zur Entschleierung des inneren Lichts. Duch *kumbhaka* verschwindet der Zustand der ZWEIheit und des Getrenntseins und ein Zustand der EINheit mit dem Göttlichen wird spürbar. Der *Dhanurveda* betont die Wichtigkeit dieser *pranayama*-Atmung. Der Schüler muss sie üben und vollkommen beherrschen, um erfolgreich sein zu können. Nach *Patanjali* ist *pranayama* die Vorraussetzung für *dharana* (Konzentration).

Auch das Üben der Handhaltung beim Spannen des Bogens und der Technik des erfolgreichen Zielens brauchen Zeit, Disziplin und Achtsamkeit.

> „Die Grifftechnik übe der Schüler sechs Monate, und er wird erfolgreich sein. Die Technik des erfolgreichen Zielens übe der Schüler ein Jahr lang." *(1834)*

> „Ein erfolgreicher Schütze halte seine Pfeile sanft wie Blumen. Seinen Bogen drücke er fest wie beim Töten einer Schlange. Sein Geist sei ungeteilt und ohne Ablenkung, so, als verdiene der Schüler damit sein Geld." *(1835)*

> „Der Schüler halte seine Augen bewegungslos und fixiere sein Ziel. Der Blick auf das Ziel soll durch die Faust verdeckt sein und sein Blick eile dem Pfeil voraus." *(1840)*

> „Wissend, dass der Geist dem Blick folgt, soll der Pfeil zu dem Punkt fliegen, auf den sich der Geist konzentriert. Dieses gelingt durch regelmäßiges Üben." *(1841)*

> „Gilt es ein weit entferntes Ziel zu treffen, so stehe der Schüler im pratyalidha, schieße mit einem weiblichen Pfeil abwärts und greife den Pfeil im patakamusti." *(1843)*

„Gilt es, Pfeile nach oben (urdhapatanam) zu schießen, so nehme der Schüler die Haltung des Frosches (dardur akramam) ein, schieße im askandhavyaha einen männlichen Pfeil mit dem Griff vajramusti. So stärke der Schüler seine Arme und durchbohre erfolgreich schwierige Ziele." (1844)

„Die Meister kennen drei Arten der Pfeilbewegung: suchimukha (gerade aus, wie die Spitze einer Nadel), minapuccha (Fischschwanz) und brahmari (Hummel)." (1845)

„Ist der Bogen zu stark, verliert der Schütze den festen Griff und der Pfeil fliegt als matsyapuccha (hin und her schlagend wie ein Fischschwanz)." (1847)

„Fliegt der Pfeil nicht gerade, sondern auf und ab wie eine Hummel oder im Halbrund, wird diese Bewegung brahmari genannt." (1848)

Ablenkung des Pfeils

Der *Dhanurveda* nennt vier Arten der Ablenkung des Pfeils von seiner Flugbahn *(1849)*:

1. *vamaga* (Ablenkung nach links)
2. *daksaga* (Ablenkung nach rechts)
3. *urdhaga* (über das Ziel hinaus)
4. *adhaga* (unter dem Ziel hindurch)

„Wird der Pfeil mit dhanumushti (Bogenhand) gehalten und das Ende des Pfeils schwingt gegen die Innenseite der Schusshand (gunamusti), wird er nach links abdrehen. Daher sollte der Griff fest sein, so dass der Pfeil nicht zittert." (1850)

„Wenn der Schütze den Pfeil nicht sicher und ruhig gerade auf das Ziel hält, wird der Pfeil zur Seite oder hinter das Ziel fliegen." (1851)

„Hält der Schütze den Bogen über der Linie zum Ziel und nockt den Pfeil unterhalb der Linie zum Ziel ein, zeigt der Pfeil nach oben und wird weit vom Ziel abkommen." (1852)

„Der Schüler halte den Bogen unter der Bogenmitte (capamusthi) und nocke den Pfeil über der Bogenmitte (gunamusthi). So zeigt der Pfeil leicht nach unten." (1853)

„Wenn das Ziel, die Spitze des Pfeils und der Blick des Bogenschützen im Einklang stehen, ist der richtige Zeitpunkt, um den Pfeil zu lösen. Dabei verdecke der Schüler das Ziel mit dhanumusthi und gunamusthi. So wird der Schütze nie erfolglos sein." (1854)

Die korrekte Flugbahn der Pfeile

„Wenn die Spitze des Pfeils auf das Ziel gerichtet und das Auge ohne Schwanken ist, wird der Pfeil durch diese dreifache Ausrichtung das Ziel nicht verfehlen. Dies erfordert die Ruhe des Geistes und die feste Entschlossenheit des Bogenschützen." (1855)

„Ein Pfeil mit gut geschärfter Spitze und mit Vogelfedern befiedert, aus einem festen Griff mit Kraft geschossen, kann nicht im Körper eines Menschen, Elefanten oder Pferdes stecken bleiben. Er geht mitten durch sie hindurch." (1856)

Die Einstellung eines Bogenschützens

„Der Bogenschütze, der seine Pfeile leicht wie Gras, seinen Bogen wie brennendes Öl und die Sehne schön wie das Leben sieht, gilt als der Beste." (1857)

Diese Allegorie beschreibt die symbolische Bedeutung der Bogenkunst. Erinnern wir uns: Pfeil und Bogen stehen für die dualen Gegensätze in der Welt, für Leben und Tod, Licht und Dunkelheit, männlich und weiblich. Die Aufgabe und das letztliche spirituelle Ziel bestehen darin, die Gegensätze zu vereinen, um den Zustand der göttlichen Einheit wiederherzustellen. Neben Pfeil und Bogen kommt nun eine dritte Kraft hinzu, die Sehne. Erst die Sehne macht das Schießen und damit die Integration der Gegensätze möglich. Die Dreiheit - Pfeil, Bogen und Sehne - verkörpert also wiederum das kosmische Prinzip der drei *gunas* und ist das vermittelnde Prinzip zwischen den dualen Gegensätzen. Das Neue, was sich aus der Verbindung der dualen Gegensätze ergibt, entspricht dem Schöpfungsprozess. So können wir die Dreiheit von Pfeil, Bogen und Sehne wie folgt den *Triguna* und der Götter-Triade zuordnen:

sattva	rajas	tamas
Vishnu	Brahma	Shiva
Sehne	Pfeil	Bogen

Der Pfeil als männlich-aktives und schöpferisches Prinzip ist *Brahma* zugeordnet. Ein wahrer Bogenschütze betrachtet den Pfeil „leicht wie Gras". Junges, frisches Gras ist das Symbol für Frühling und Neubeginn, einer Zeit, in der die Schöpferkraft der Natur erwacht. *Brahma* als der Schöpfergott steht für das Prinzip des Neubeginns und verkörpert *rajas*, die Leidenschaften und Wünsche, durch die die Welt in Erscheinung tritt.

Der Bogen als weiblich-passives Prinzip ist *Shiva* zugeordnet. Der Bogen ist vom Schüler wie „brennendes Öl" zu betrachten. *Shiva* als der Zerstörer ist die Verkörperung von *tamas*, den Eigenschaften der Dunkelheit und Unwissenheit, des Zorns und des zerstörerischen Feuers, durch die die Welt gereinigt und transformiert wird.

Die Sehne ist als ausgleichendes und verbindendes Element *Vishnu* zugeordnet. Sie ist „schön wie das Leben". *Vishnu* ist als Lebenserhalter die Verkörperung von *sattva*, den Eigenschaften von Harmonie, Reinheit und Güte, durch die die Welt erhalten wird.

Beschreibung der vier harten Ziele

Nachfolgend beschreibt der *Dhanurveda* die Kunst des Bogenschießens auf vier harte Ziele: Eisen, Leder, Ton und Erde.

„Kann ein Bogenschütze die vier harten Ziele, besonders die aus Ton oder Erde, bezwingen, so kann sein Pfeil von keinem Donnerschlag zerstört werden." (1858)

„Ein Bogenschütze übe das Schießen auf fingerdicke Eisenplatten. Gelingt es ihm mit einem einzigen Schuss, das Eisen zu durchbohren, wird er als drdhghati (Schütze für harte Ziele) verehrt." (1859)

„Ein Bogenschütze, der vierundzwanzig Schichten aus Leder mit einem einzigen Pfeil durchbohrt, kann auch die Haut eines mächtigen Elefanten durchschiessen." (1860)

„Ein Bogenschütze, dem es mit einem einzigen Pfeil gelingt, einen Steinkrug in wirbelndem Wasser oder einen Klumpen Erde in einem sich drehenden Rad zu durchbohren, wird drahavedhi (starker Schütze) genannt." (1861)

„Ein Ziel aus Eisen treffe man mit kakatunda-Pfeilen (Rabenschnabel). Ziele aus Leder treffe man mit scharfen aramukha-Pfeilen. Einen Tonkrug oder Erdbrocken in beweglichen Rädern treffe man mit suchimukha-Pfeilen." (1862)

„Ein Bogenschütze, dem es mit einem Schuss gelingt, Pfeile oder ein Stück Holz oder zwei Kugeln (golakayuga) zu durchschießen und der am vinduka chandmari (Schießstand) viele Treffer erzielt, wird stets siegreich sein." (1863)

„Ein Bogenschütze, der einen fliegenden Pfeil in der Mitte durchbohrt, wird als vanacchedi (der einen Pfeil in der Luft trifft) verehrt." (1865)

„Bindet ein Bogenschütze eine Kaurimuschel mit einem Pferdehaar an ein Stück Holz, dreht dieses und trifft die Muschel, gilt er als dhanurdhara, als ein wahrer Schütze." (1866)

„Trifft ein Bogenschütze mit einem ksurapra-Pfeil (Pfeil mit scharfer hufeisen-förmiger Spitze) ein nasses Stück Holz, das wie der Schwanz einer Kuh hängt, nennt man ihn kasthacetta (der ein Stück Holz trifft)." (1867)

„Ein Bogenschütze, dem es mit einem Pfeil gelingt, eine weiße vandhuka-Blüte mitten auf dem Ziel zu treffen, wird als citrayodhi bezeichnet." (1868)

Das Schießen auf bewegliche Ziele

Der *Dhanurveda* gibt Anweisungen, wie der Bogenschütze erfolgreich das Treffen unterschiedlicher beweglicher Ziele üben kann.

„Werden zwei Kugeln geworfen, so können sie nicht gleichzeitig durch einen Pfeil getroffen werden. Trifft jedoch ein Schütze eine der Kugeln im Flug, wird er als calavedhi (Schütze für bewegliche Ziele) verehrt." (1869)

„Der Bogenschütze, der mit zwei Pfeilen gleichzeitig auf zwei Holzkugeln trifft, gilt als der Beste aller Bogenschützen und wird von den Königen verehrt." (1870)

Schießen auf Ziele nach Gehör

An dieser Stelle wird die Kunst des Bogenschießens rein nach Gehör beschrieben:

> *„Man halte Klangschalen in einem Abstand von zwei Ellen neben das Ziel und bringe sie mit Kieselsteinen (sarkara) zum Klingen."* (1871)

> *„Der Bogenschütze möge durch Konzentration auf sein Gehör mit einem Pfeil das Ziel lokalisieren und durchdringen."* (1872)

Wiederholte Übung für Treffsicherheit

> *„Der Schütze kann die Entfernung zum Ziel schrittweise von zehn auf zwanzig bis zu einhundert Ellen erhöhen, um dann bei Dunkelheit nur durch den Klang zu treffen."* (1875)

> *„Nur ein höchst intelligenter Schütze mit ernster Aufmerksamkeit kann solch ein Ziel durchdringen. Er vertraue dabei auf sein Glück."* (1876)

Übung mit Waffen

Dieser Abschnitt des *Dhanurveda* enthält die präzisen Anweisungen über das Procedere der Übungspraxis.

> *„Ein Schüler, dem der Erfolg versagt, solle hart üben. Wenn ihn seine Disziplin zu einem guten Schützen macht, braucht er an Regentagen seinen Bogen nicht zur Hand zu nehmen."* (1877)

> *„Der Schütze übe auch im Herbst, damit er nicht aus der Übung kommt."* (1878)

> *„Im Monat asvin, wenn die Pferde vor den Schlitten gespannt werden, und am göttlichen neunten Mondtag, sollen Shiva, die Göttin Candhi, der acharya, die Waffen und die Pferde geehrt werden."* (1879)

> *„Daksina (Geldopfer) sollen den Brahmanen dargebracht werden und für die Jungfrauen sollen Feste gegeben werden. Die Tiere sollen beim Klang der göttlichen Instrumente wie Muschel, Gong und Zimbel zu Ehren der Göttin Durga geopfert werden."* (1880)

„Der Schüler übe sich im Rezitieren der vedischen Hymnen und intoniere japas und praktiziere homas nach den vedischen Gesetzen (vidhanatah). So wird er in der Waffenkunst erfolgreich sein." (1881)

Homa ist der Begriff für besondere Feuer*pujas*, bei denen als Opferspende meist Reiskörner in das Opferfeuer geworfen werden. Dabei wird *japa* praktiziert. *Japa* bedeutet flüstern, murmeln. Gemeint ist hier das laute oder leise Sprechen von heiligen *mantras*, den heiligen Hymnen und Namen Gottes. *Japa* ist auch als *mantra-yoga* bekannt und soll dem Schüler helfen, seine gesammelte Aufmerksamkeit auf ein Wort, einen Gedanken, eine Schwingung zu lenken, welche wiederum eine Form in der geistigen Welt erschafft. Obwohl im Außen Bewegung und Aktivität *(rajas)* stattfindet, soll im Inneren Ruhe und Frieden *(sattva)* herrschen. Ein Ziel von *japa* ist Geistkontrolle, die auch als „Einpünktigkeit des Geistes" bezeichnet wird. *Japa* reinigt das Herz, beruhigt den Geist und beseitigt Täuschung und Anhaftung, Angst und Gier. Das letzte und höchste Ziel von *japa* ist die Transzendenz, das Gottesbewußtsein. Zum Abschluss dieses Kapitels wird durch den *Dhanurveda* erneut auf die spirituelle Haltung des Schülers verwiesen.

„Der Schüler strebe nach Pfeilen von Brahma, Narayna (Vishnu), Shiva, Indra, Vayu (Gott des Windes), Varuna (Gott des Wassers) und Agneya (Gott des Feuers), deren göttliche Geheimnisse sein Meister ihm offenbart." (1882)

„Der Schüler, der reinen Herzens ist, beherrsche seine Waffen durch seinen Geist (das Wissen und die Erkenntnis der Bogenkunst), das Wort (Weisung seines Lehrers) und seine Hände. So kann er mit seinen Waffen einen Mann töten, der böse, unwürdig oder unfähig ist, zu leben." (1883)

„Ein Mann, der weiß, wie und wann er seine Waffen nutzt, ist ein Bogenschütze oder ein Musketier. Ein weiser Bogenschütze oder Musketier benutzt seine Waffen nicht in einer alltäglichen Situation." (1884)

Indem der Schüler seinen Geist beherrscht und seine Kunst des Bogenschießens nicht auf die Stärkung seines Egos, sondern auf die göttliche Kraft ausrichtet, handelt er weise und „aus reinem Herzen". So wird er zum Werkzeug der Götter und erfährt Erlösung und Befreiung. Der Schüler strebt in seiner Übungspraxis nach dem höchsten Prinzip. Durch die Segnung der Waffen mit den Namen der Götter *Brahma, Narayana, Shiva, Indra, Vaya, Varuna* und *Agnyea* durch den

Meister, hat der göttliche Wille diese Waffen durchdrungen. Die Götter repräsentieren unterschiedliche Prinzipien und stehen in Kontakt mit den Elementen. Der Schüler, der so unter dem Schutz der jeweiligen Gottheiten steht, soll nun mit seiner Kunst den Willen der Götter erfüllen. Er wird selbst zum Meister, wenn er „reinen Herzens" ist und seinen Bogen vollkommen durch seinen Geist, seine Worte und sein Handeln beherrscht. So wendet er seine Kunst weise an.

Hat der Bogenschüler diese Stufe der Meisterschaft erreicht, erfährt er von seinem Lehrer weitere Geheimnisse des *Dhanurveda*, wie zum Beispiel die Anweisungen zur Nutzung bestimmter magischer Kräuter und *ayurvedischer* Heilpflanzen, um sich vor Angst und Schmerzen, sowie vor Angriffen der Feinde und wilder Tiere zu schützen. Die Anwendung dieser Pflanzenmagie und die Einnahme der Drogen erfolgt nur unter strenger Anleitung des Meisters für ausgewählte Schüler.

> *„Wenn der Mond im hasta steht, streiche der Bogenschütze den Saft der Langali-Pflanze auf seine Waffen. So wird er mühelos einen stolzen Feind in der Schlacht entehren."* (1885)

Die *Langali-Pflanze* (*Hydrocea Zeylanica*) ist in Indien eine uralte *ayurvedische* Heilpflanze, deren antiseptische Eigenschaften geschätzt werden. In der traditionellen Medizin werden die Blätter für Darmerkrankungen verordnet, während der Saft aus ihrer Wurzel *(stem langali)* von traditionellen Heilern in der Frauenheilkunde verwendet wird, um die Nachgeburt zu unterstützen.

> *„Bei Sonnenaufgang und im Yoganaksatra salbe der Bogenschütze seine Hände und Waffen mit dem Saft der Apamarga-Pflanze. So erhält der Schütze die Kraft zur Abwehr feindlicher Pfeile."* (1886)

Auch die *Apamarga*-Pflanze (*Achyranthes aspera*) ist eine *ayurvedische* Heilpflanze. *Apamarga* bedeutet wörtlich „den Weg des Wanderers stören". *Achyranthes aspera*, auch „Teufelspeitsche" genannt, ist eine Pflanzenart aus der *Amaranthaceae*-Familie. Der *Ayurveda* setzt diese Pflanze vor allem in der Geburtshilfe und Gynäkologie ein, zur Einleitung der Geburt und Einstellung der postpartalen Blutungen, aber auch zur Abtreibung. Die *Maasai* in Afrika nutzen die Pflanze auch, um die Symptome von *Malaria* zu lindern.

„Der Bogenschütze tätowiere oder streiche den Saft folgender Pflanzen auf seine Hände, um die Schmerzen durch feindliche Waffen abzuwehren: Adhapuspi, Samkhapuspi, Lajjalu, Girikarnika, Sahadeva, Visnukranta und Aparajita. Diese starken Fasern der Pflanzen wende der Schüler im klaren und reinen Bewusstsein nach den Anweisungen des Lehrers an." (1887- 1888)

Adhapuspi ist der Sanskrit-Name für den indischen Borretsch. Die Pflanze ist scharf und bitter im Geschmack. In der *ayurvedischen* Kräutermedizin ist vor allem ihre schmerzstillende und entzündungshemmende Wirkung von großer Bedeutung. Weiterhin wird sie bis heute gegen Verdauungsstörungen wie Durchfall, Blähungen und Obstipation angewendet. Sie wirkt harntreibend, fiebersenkend und wird auch bei Gelenkschmerzen, Hautkrankheiten und Dysmenorrhoe eingesetzt.

Samkhapuspi (Crotalaria pallida) gehört zur Gattung von krautigen Pflanzen und holzigen Sträuchern der Familie *Fabaceae* (Unterfamilie Schmetterlingsblütler), gemeinhin als *Rattlepods* bekannt. *Crotalaria*-Arten werden als Nahrungspflanzen von den Larven einiger Motten-Arten (*Lepidoptera*), darunter *Utetheisa ornatrix*, genutzt. Die giftigen Alkaloide, durch *Utetheisia*-Larven eingebracht, dienen zur Verteidigung vor Feinden.

Lajjalu (Mimosa pudica), auch „Schamhafte Sinnpflanze" genannt, ist eine tropische Pflanzenart in der Unterfamilie der Mimosengewächse (*Mimosoideae*). In der *ayurvedischen* Medizin werden die kühlenden, schmerzstillenden, blutreinigenden, harntreibenden, adstringierenden und antiseptischen Heilwirkungen ihrer bitteren Wurzel geschätzt. In der Frauenheilkunde wird die Mimose auch zur Behandlung bei Gebärmuttervorfall und dysfunktionellen Blutungen eingesetzt. In der Blütentherapie nach *Dr. Edward Bach* ist *Mimulus* die erste von zwölf Heilerblüten. *Dr. Bach* verordnete diese Blütenessenz gegen Ängste.

Girikarnika (Clitoria ternatea) auch *Blaue Klitorie, Schmetterlings-Erbse* oder selten *Schamblume* ist eine Art aus der zur Familie der Hülsenfrüchtler gehörenden Gattung *Clitoria*. In der *ayurvedischen* Heilkunst wird *Girikarnika* vor allem als *Aphrodisiakum* zur Belebung oder Steigerung der Libido eingesetzt.

Sahadeva (Vernonia cinerea) wird im *Ayurveda* als Heilpflanze bei Schmerzzuständen, wie Kopfschmerzen und Gelenkschmerzen, eingesetzt. Weiterhin wird besonders ihre fiebersenkende und blutstillende Wirkung genutzt.

Visnukranta (Evolvulus alsinoides) werden im *Ayurveda* wegen ihrer Bitterstoffe fiebersenkende und entzündungshemmende Eigenschaften zugeschrieben.

Die *Aparajitha*-Pflanze hat viele medizinische Eigenschaften und wird in der *ayurvedischen* Heilkunde vor allem als Teezubereitung zur Stärkung der Nerven eingesetzt.

Neben dem Schutz durch die Pflanzenmagie stand dem Krieger in seinem gefährlichen Kampf auch die Magie der Schutzgöttinnen zur Verfügung:

> *„Der Krieger möge keine Angst haben vor Schlangen, Tigern und anderen scheinbar gefährlichen Kreaturen, da sein Körper unter dem Schutz der acht Göttinnen steht."* (1889)

Die acht genannten Schutzgöttinnen verkörpern die weibliche *Shakti* zu den bereits genannten männlichen Gottheiten. Wie diese stehen sie ebenfalls in Verbindung mit den Elementen. Ihre Namen sind: *Brahmi, Mahesvari, Indrani, Varahi, Vaisnavi, Kaumari, Camunda und Candika.*

> *„An einem Sonntag, wenn der Mond im hastanaksatra steht, trage der Krieger das Pulver der Chuchundari-Pflanze auf. So wird es nicht einmal ein Elefant wagen, sich dem Krieger entgegen zu stellen."* (1890)

> *„Nun streiche der Krieger noch zusätzlich das Pulver aus der Blüte des Vilva-Baumes auf seinen Körper. So wird selbst ein wilder Elefant die Flucht ergreifen und ein wilder Löwe allein durch seinen Anblick zahm."* (1891)

> *„Die Wurzel des weißen Carnica-Baumes (svetadrikarika) entfernt den Staub von den Händen des Kriegers und nimmt ihm die Angst vor Tigern."* (1892)

Der *Carnica*-Baum, bei uns als Feigenbaum (*Ficus carica*) bekannt, ist eine Pflanzenart aus der Gattung der Feigen (*Ficus*). In der *ayurvedischen* Medizin wird die weiße Milch, die austritt, wenn man die Blätter von den Zweigen bricht, zur

Linderung bei Insektenstichen und zur Beseitigung von Warzen angewendet. Auch werden die aphrodisierenden Eigenschaften der Früchte geschätzt.

> *„Kaut der Krieger die Wurzeln von patali und pusparka zusammen mit dem Pulver der Betelnuss, wird sein Körper von keinen scharfen Pfeilen durchbohrt werden."* (1893)

Die Betelnusspalme (*Areca catechu*), auch *Katechupalme* oder *Arekapalme* genannt, ist eine Pflanzenart aus der Familie der Palmengewächse *(Arecaceae)*. Die Betelnuss enthält Alkaloide und wird traditionell für die Psychostimulation und zur Schmerzlinderung verwendet. Das Kauen der Betelnuss regt zum einen den Speichelfluss und die Verdauung an und dämpft den Appetit, andererseits führt der Konsum zu Wohlbefinden, Gelassenheit und euphorischen Zuständen.

> *„An einem Sonntag sammle der Krieger nach den vedischen Regeln die Wurzeln des Gandha-Baumes (champaka) und nehme sie in den Mund, wenn der Mond im pusya steht. So wird keine Waffe ihn je treffen können."* (1894)

Der heilige *Gandha*-Baum, auch *Magnolia champaca* und in den Heimatgebieten *Champaka, Champak, Huang Yu Lan* oder *Safa* genannt, ist eine Pflanzenart aus der Gattung Magnolien (*Magnolia*). *Champaka* ist eine wichtige Blüte, die in fast allen südostasiatischen Ländern wie Indonesien, Thailand, Malaysia und Indien für *Ayurveda*, Zeremonien und Massagen verwendet wird. Der Duft der Blüten ist so stark, dass *Champaka* bei der Herstellung von „Joy", dem teuersten Parfumaroma der Welt, genutzt wird. Laut *Ayurveda* wird *Champaka* dem Gott *Vishnu* und dem Kehlkopf*chakra (Vishudda)*, „Reinheit", zugeordnet und bei Atembeschwerden und Verschleimungen verordnet. Ein Dekokt der Rinde wird fiebersenkend eingesetzt. Weiterhin findet die Pflanze bei Gastritis, zur Stärkung der Bänder und Muskeln, bei chronischer Arthritis und Koliken Anwendung. Zum Abschluss des Kapitels nennt der *Dhanurveda* noch drei weitere heilige Pflanzen, die den Krieger vor jeglichem Angriff durch Waffengewalt schützen sollen:

> *„Wenn der Krieger an einem solchen Sonntag (pusyaabhaskara) fastet und die Pflanzenfasern von Subhra, Srapumkha oder Jantanili auf Brust, Kopf oder Zunge legt, kann er eingedrungene Waffen entfernen oder am Eindringen hindern. Auch Könige nehmen diese Pflanzen, um ihre Angst vor Dieben abzuwehren."* (1895)

Regeln für den Krieg

Der *Dhanurveda* widmet sich in seinem letzten Kapitel den Regeln über die Kunst der Kriegsführung. Zunächst werden die Rituale und Zeremonien erklärt, die der Bogenschütze zur Vorbereitung auf die Schlacht einhalten muss.

> *„Der Bogenschütze möge sich baden und in Weiß kleiden. Er verehre die Götter und Brahmanen mit dem Gesang und der Musik heiliger mantras." (1896)*

> *„Im Namen des Königs bringe der Schütze den zehn großen Göttern seine Opfer dar. Er bitte um Segen und Schutz der Göttin mit folgendem mantra:*
>
>> *OM.*
>> *O Göttin, bitte beschütze uns mit deinem Speer.*
>> *O Mutter Ambika, bitte beschütze uns vor Gefahr und Ungemach durch dein Schwert, durch den Klang deiner Glocke und den Klang deiner Bogensehne.*
>> *O Candika, O Göttin, bitte beschütze uns nach Osten, Westen, Süden und Norden durch das Schwingen deines Schwertes.*
>> *O Göttin Durga, bitte beschütze uns durch dein sanftes Wesen sowie durch deine schreckliche Form. Bitte schütze uns und die Welt im Ganzen.*
>> *O Ambika, beschütze uns in jeder Hinsicht durch deine Waffen, Schwert, Speer und Keule." (1897 - 1901)*

Mutter *Ambika,* auch Mutter *Amba* genannt, ist die *Mahadevi,* die Große Göttin, das höchste weibliche Prinzip, die Weltenmutter. Die Göttin *Candika* ist der Name für eine Erscheinungsform der Göttin *Durga.* Im Kampf mit dem Büffeldämon manifestierte *Durga* aus ihrem 3. Auge die wilde Krieger-Göttin *Kali.*

> *„Der Krieger möge seinen Körper mit göttlicher Medizin und Salben behandeln und ihn durch das Tragen von Talismanen schützen. Er nehme den heiligen Trank bhattvaka zu sich und beginne mit dem Kampf." (1902)*

> *„Der Krieger erfreue seine Heerführer, Generäle und die Krieger auf den Elefanten mit wertvollen Geschenken und Kleidern." (1903)*

Nun folgen das Procedere der Kampfformation und die Beschreibung der Art und Anzahl der Kampfgeräte und Waffen.

> *„Ein guter Wagenlenker besteige den Wagen (ratha) und joche nur gesunde und gut genährte Pferde an."* (1904)

Der *vedische* Streitwagen *(ratha)* war die zentrale Kriegswaffe im alten Indien und unterschied sich grundlegend von den Streitwagen anderer antiker Kulturen. Der *ratha* wird bereits in der *Rigveda* beschrieben, so dass wir davon ausgehen können, dass er bereits in der frühvedischen Zeit ca. 2000 v. Chr. zur Kriegsführung genutzt wurde. Das *Arthashastra*, ein Lehrbuch der altindischen Kriegskunst, macht genaue Größenangaben zu den *rathas* und schildert ihren furchteinflößenden Effekt auf das Kampfgeschehen. Der Kriegswagen war von enormer Größe und Ausstattung, sehr schwer und stabil, hatte meist zwei Achsen mit vier Rädern und wurde von vier bis zu acht Pferden gezogen. Die beiden mittleren Pferde wurden von einem Mann geführt, die anderen Pferde waren an den äußeren Enden der Achse angebunden und bedurften jeweils eines weiteren Lenkers. Da die Wagen als sehr wertvoll galten, wurden sie von starken Elefanten und zu beiden Seiten des Wagens von je einem jüngeren Krieger bewacht. Im *Mahabharata* und im *Ramayana* werden die *rathas* als kostbare Fahrzeuge beschrieben, sie galten als heilig und waren zugleich ein Symbol der Königswürde. Sie standen nur den *kshatriya*, den Königen und adligen Kriegern mit ihren Begleitern aus Bogenschützen, zu. Die Bewaffnung bestand standesgemäß aus Langbogen von enormer Reichweite. Der *Dhanurveda* beschreibt nun, welche Waffen zu einer sicheren Ausrüstung eines Kriegers gehören:

> *„Der Krieger solle zur Sicherheit vier Bogen und vierhundert Pfeile in seinem Köcher haben."* (1905)

> *„In seinem Wagen solle der Krieger außerdem mit kadhga (Schwert), carma (Schild), gada (Keule), shakti (Speer), parigha (Dreizack), mudgara (Hammer), naraca (Projektile), parasu (Axt), kunta (Lanze), pattisa (Keule) und ardi (Dolch) ausgerüstet sein."* (1906)

> *„Reitet der Krieger auf einem Pferd, bindet er den Köcher an seinen Gürtel und trägt Schwert, Speer und Bogen in der Hand."* (1907)

„Der Krieger bete zu Gott Vishnu und rufe die Namen Arjunas an. Nun begebe er sich zu einem der vier Truppenteile: Elefanten-Reiter, Kavallerie, Wagenlenker und Infanterie." (1908)

„Dies sind die Namen von Arjuna, die der Krieger anrufen solle: Arjuna, Phalguni, Partha, Kiriti, Vivatsu, Vijayi, Krishna, Savyasaci und Dhanajaya." (1910)

„Der Krieger trage den Gott Janardana in Form eines blauen Lotus in seinem Herzen. So wird er ohne Furcht vor dem Feind sein." (1909)

Die Berechnung von *akshauhini* (Truppenstärke)

Der *Dhanurveda* nennt nun die konkrete Anzahl der Krieger innerhalb der Truppenteile. Diese Berechnung der Anzahl der Krieger, *akshauhini*, war die Aufgabe berühmter Mathematiker und Gelehrter und war weniger eine mathematische, sondern mehr eine spirituelle Angelegenheit. Sie beruhte auf den Überlieferungen der *Veden*. In der indischen Numerologie (Zahlenmystik) steht die Zahl für Gott *Brahma* und ist göttlich. Die Zahlen haben sowohl eine weltliche als auch eine spirituelle Bedeutung, sie verkörpern die weltliche und göttliche Ordnung und spiegeln als gerade und ungerade Zahlen die polaren Gegensätze der Schöpfung. Wenn der *Dhanurveda* nun konkrete Zahlen für die Truppenteile nennt, sind diese Zahlen also nicht im mathematischen, sondern im numerologischen Sinne zu verstehen. Bei der Berechnung der Anzahl von Kriegern und Waffen unterscheidet der *Dhanurveda* zwischen dem *akshauhini* und dem *mahakshauhini*.

„Die Wagenlenker tragen Schilde und sind nach der Legende 21870 an der Zahl. Dies bedeutet Himmel (dyaus), Klang (svara), vasu, Indu und netra." (1911)

„Die Zahl der Krieger auf Elefanten in einem akshauhini ist auch berechnet und beträgt auch 21870 Mann." (1913)

Da die Zahlen im Sanskrit von rechts nach links gezählt werden, ergibt sich folgende Lesart: 07812. Die 0 ist die Zahl der Unendlichkeit und steht hier für den göttlichen Himmel und den Erfolg. Die 7 wird an dieser Stelle durch *svara*, den Klang verkörpert. Die 8 als kosmische Zahl wird hier durch die 8 *vasus* repräsentiert. Die *vasus* sind die begleitenden Gottheiten von *Indra* und später *Vishnu*. Zu ihnen gehören: *agni* (Feuer), *prithvi* (Erde), *vayu* (Wind), *akasha* (Raum), *surya*

(Sonne), *dyaus* (Himmel), *chandra* (Mond) und *nakshtrani* (Sterne). Die 1 als Zahl des Einen und der göttlichen EINheit steht für *Indu* und bedeutet einen Mond. Die Zahl 2, als gerade und weibliche Zahl ist Ausdruck der Dualität und wird an dieser Stelle von *netra,* den zwei Augen, symbolisiert. Vor dem Hintergrund der Bedeutung der Zahlensymbolik werden auch die folgenden Angaben des *Dhanurveda* über die Truppenstärken verständlich:

> *„Die Gelehrten entschieden, die Zahl der Krieger in der Truppe mit dem Namen mahakshauhini auf 244.121 festzulegen."* (1915)

Die Zahl, von rechts nach links gelesen, ist 121.442 und steht für 1 (*chandra*), 2 (*netras*), 1 (*agni*), 4 (*vedas*), 4 (*sagaras*) und 2 (*dyaus*). Auch die Anzahl der 100.000.000 Streitwagen in einem *mahakshauhini* ist an dieser Stelle des *Dhanurveda* keine Mengenangabe, sondern ein Ausdruck der indischen Zahlenmagie, die zur Welterkenntnis und Machtausübung genutzt wurde. Dies wird nicht zuletzt auch darin deutlich, dass sich bei dieser Zahl die Gelehrten nicht ganz einig waren, denn der *Dhanurveda* nennt noch eine weitere Zahl für die Streitwagen in einem *mahakshouhini* in Höhe von 3.700.000. *(1917)*

Der *Dhanurveda* nennt nun die vier traditionellen Truppenteile und die Technik einer klassischen Kampfformation (*vyuha*). Der Zug beginnt vorn mit den Kampfwagen, dahinter folgen die Kriegselefanten, die Fußsoldaten (Infanterie) bilden das Ende. Der Zug wurde zu beiden Seiten von der Kavallerie flankiert.

> *„Die Technik von vyuha in einer Schlacht ist wie folgt: die Wagenlenker sollten vorangestellt werden, hinter ihnen die Elefanten, die Infanterie im Rücken und die Kavallerie zu jeder Seite."* (1922)

Diese Formation ist auch als Adlerformation, *garuda vyuha,* bekannt. Sie bestand aus einem Kopf, einem Rücken und zwei Flügeln. Der Kopf war jedoch nicht vorn, sondern hinten und wurde aus den Elefanten und den Fußsoldaten gebildet. Der Rücken war das „Herz" oder das Zentrum und zeigte nach vorn und war den Streitwagen mit den Bogenschützen vorbehalten. Die beiden Flügel des Adlers bestanden aus der Kavallerie. Bei Feindkontakt konnten die beiden Flügel schnell vorschwingen und die Reiter in den Kampf eingreifen, während die

Streitwagen vorbeifahren und von hinten einbrechen konnten, gefolgt von den Elefanten und den Fußsoldaten.

> *„Die Fußsoldaten sollen in der Form eines Halbmondes, eines Kreises (chakra vyuha), eines Fisches (makara vyuha), eines Lotus (padma vyuha), oder einfach in Reihen in Form eines Busches kämpfen."* (1923)

Abschließend wird in diesem Abschnitt des *Dhanurveda* noch einmal auf das unterschiedliche *dharma* des Menschen hingewiesen:

> *„In dieser Welt gibt es zwei Arten von Menschen, die in den Himmel gelangen und sich mit der Sonne verbinden können: Der eine ist der Asket, der seinen Geist durch Yoga in tiefe Meditation bringt und Erlösung erfährt. Der andere ist ein Held, der Hand gegen Hand kämpft und in einer Schlacht den Tod erringt. Wenn ein Held, umgeben von seinen Feinden, schweigend und ohne Angst stirbt, wird er die ewige Sphäre erreichen."* (1933-1934)

Die folgenden Verse beschreiben abschließend den Ehrenkodex der Krieger während des Kampfes. Wichtiger als die Größes des Heeres sind die Moral und die geistige Haltung der Krieger.

> *„Feinde, die schwach oder verletzt sind oder deren Waffen zerstört wurden oder die mit einem anderen Krieger kämpfen oder die um Asyl oder Schutz bitten, dürfen nicht getötet werden."* (1935)

> *„Ein mächtiger Krieger solle nicht Jagd machen auf schwache Feinde, die auf der Flucht sind, denn ein Krieger, der den Tod begreift, wird plötzlich aggressiv und mutig."* (1936)

> *„Das Glück und die Moral der Truppe sind die Faktoren, die zum Sieg beitragen, unabhängig von der Größe der Armee."* (1938)

> *„Ein Held, der mit dem Wind geht, die Sonne, die Vögel und die Wolken vorbeiziehen lässt, wird siegreich sein."* (1939)

Mit den folgenden Zeilen endet der *Dhanurveda* des *Paddhati:*

> *„Niemand kann vorzeitig sterben, noch weiterleben, wenn seine Zeit vorbei ist. So übe sich der Krieger in Geduld und töte die Feinde des Königs und des Landes."*
> *(1940)*

> *„Siegt der Held, gewinnt er Wohlstand; stirbt er, verdient er sich einen Platz im Himmel und den Ruhm dieser Welt. So übe sich der Krieger in Geduld und töte seine Feinde."* *(1941)*

Bogenkunst und meditative Praxis

Spannen wir nun den Bogen von der vedischen Zeit über das Mittelalter hin zur Neuzeit und betrachten den *Dhanurveda* als einen geistigen Übungsweg in seiner Bedeutung für den spirituellen Erkenntnis- und Heilungsprozess des heutigen Menschen. Während der Bogen im abendländischen Kulturkreis hauptsächlich als Jagdwaffe und Kampfgerät diente, wurde das Bogenschießen im asiatischen Kulturkreis neben der Kriegskunst zugleich auch als geistige Übung zur Konzentration praktiziert. Die Verbindung von Kampfkunst und meditativer Praxis ist hier seit tausend Jahren selbstverständlich. Im alten Japan war das Bogenschießen unter dem Namen *Kyūjutsu* (Bogen-Kunst) die wichtigste Kriegskunst der Samurai. *Kyūdō*, der „Weg des Bogens", hat sich aus den Kriegskünsten des japanischen Adels entwickelt. Bereits im 8. Jahrhundert wurde *Kyūdō* bei traditionellen Anlässen ausgeübt und stellte eine der wichtigsten Disziplinen dar, die ein *Samurai* erlernen musste. Wie im alten Indien galt auch im alten Japan der Bogen als die edelste Kampfkunst und als Verkörperung von Disziplin und Reinheit. Später wurde *Kyūdō* als Bestandteil des ZEN-Buddhismus weiterentwickelt und verband Körperarbeit, Konzentration und Meditation mit dem Ziel, den Zustand der „Einswerdung" mit dem Göttlichen zu erreichen. Die Erfahrung der Einheit des Universums, das Sich-verbunden-fühlen mit allem, das Eins-Sein mit Gott, ist das letztliche hohe Ziel, das dem Schüler beim ZEN gewahr wird. Im Moment des Eins-Seins sind der Schütze und die Scheibe nicht mehr zwei entgegengesetzte Pole einer dualen Welt, sondern das eine durchdringt und bedingt das andere. So wird im ZEN-Bogenschießen der Schütze selbst zum Ziel. Der Schuss findet sowohl auf einer materiellen als auch auf der geistigen Ebene statt. Pfeil und Bogen sind

materielle Hilfsmittel, die in einem späteren Stadium der Bewusstseinserweiterung überflüssig werden. Mit jedem Schuss richtet der Schütze geistig den
Pfeil auf sich selbst. Wenn es dem Schüler gelingt, sein Denken und sein Ego zu-
gunsten einer kosmisch-universalen Sicht der Dinge aufzugeben und damit sein
wahres göttliches Selbst zu erkennen, ist er zum Meister geworden. Pfeil und
Bogen haben dann ihre Schuldigkeit getan. In Indien war das Bogenschießen als
die höchste Form der Kriegskunst untrennbar mit der Philosophie und der Praxis
des *Yoga* verbunden und diente als spiritueller Übungsweg der Entwicklung von
Sinnes- und Geistkontrolle und Konzentration. Im Gegensatz zum ZEN-Bogenschießen war das Ziel des Schülers im *Dhanurveda* nicht die Erreichung eines
transzendenten Erleuchtungszustandes, sondern die Erfüllung seiner weltlichen
Pflicht *(dharma)*. Der Bogenschüler hatte die Aufgabe, die Kunst und Wissenschaft
des Bogens so perfekt und konzentriert auszuüben wie möglich. Indem der
Schüler durch äußere Disziplin seine Fähigkeiten im Bogenschießen immer weiter
verbesserte, entwickelte sich damit auch seine innere Disziplin. Dieser Weg der
körperlichen und geistigen Kontrolle und der Beherrschung der inneren und
äußeren Welt ist der Weg des *Raja-Yoga*.

Eine ausführliche Darstellung des *Raja-Yoga* erfolgt im nächsten Kapitel. An
dieser Stelle möchten wir deshalb hier nur einen kurzen Überblick über den *Raja-
Yoga* geben, um den *Dhanurveda* besser einordnen zu können. Neben dem *Jnana
Yoga (Yoga* des Wissens), dem *Karma-Yoga (Yoga* des Handelns) und dem *Bhakti-
Yoga (Yoga* der Hingabe zu Gott), gibt es einen vierten *Yoga*-Pfad: den *Raja Yoga,*
der *Yoga* der Geisteskontrolle, auch „Königsweg" genannt, weil wir durch ihn
König über unsere eigenen Untertanen werden. Unsere Untertanen sind unser
physischer Körper, unser Nervensystem, unsere Organe, unsere Sinnesorgane und
unser Geist. Als König schützen und nähren wir unsere Untertanen gut, sind
jedoch auch in der Lage, sie zu kontrollieren und zu beherrschen. Das Ziel des
Raja-Yoga ist die Kontrolle und die Beherrschung der inneren wie der äußeren
Welt, mit dem letztendlichen Ziel der Erleuchtung und Befreiung aus der
materiellen Welt und dem Rad der Wiedergeburt *(moksha).*

Entsprechend der *yoga-sutras* des *Patanjali* ist dieses Ziel über sieben Stufen
zu erreichen:

1. *yama* (ethische Vorschriften im Umgang mit anderen)
2. *niyama* (ethische Regeln im Umgang mit sich selbst)
3. *asana* (Körperkontrolle)
4. *pranayama* (Atemkontrolle)
5. *pratyahara* (Sinneskontrolle)
6. *dharana* (Geistkontrolle)
7. *dhyana* (Meditation)
8. *samadhi* (Erleuchtung)

Der *Raja-Yoga* wird auch *Asthanga-Yoga (astha* = acht; *anga* = Glied) genannt, da acht Stufen oder Glieder zur Erleuchtung führen. Betrachten wir nun auf dieser achtstufigen Leiter den *Dhanurveda* als Übungsweg zur Geistkontrolle, so führt er uns von der ersten bis hin zur sechsten Stufe des *Yoga*-Pfades. Das Ziel des Bogenschießens ist *dharana,* ein Zustand der körperlichen und geistigen Konzentration.

Die ersten beiden Sufen - *yama* und *niyama* - beinhalten die ethischen, moralischen und spirituellen Verhaltensregeln. Zur ersten Stufe von *yama* gehören Tugenden wie Nichtverletzen, Wahrhaftigkeit, Nichtstehlen, Enthaltsamkeit und Nichtanhaften. Die zweite Stufe, *nyama,* beinhaltet Reinheit, Zufriedenheit, Selbstzucht, Selbstreflexion, Hingabe zu Gott. Nur ein Schüler mit der entsprechenden sittlichen und spirituellen Reife wird als würdig für den *Dhanurveda* erachtet.

> *„Ist der Brahmane weder gierig noch listig, weder undankbar oder verblendet, möge er vom acharya eine Waffe bekommen."* (1719)

Zunächst muss der Schüler seinen „verblendeten" Geist durch die Praxis des richtigen Denkens und Verhaltens reinigen. Erst dann wird er in der Lage sein, in die Praxis der Konzentration zu kommen. Konzentration ohne Reinheit des Geistes ist nutzlos. Ein törichter, gieriger und ungeduldiger Schüler, der sofort mit Konzentration beginnt, ohne sich vorher in irgendeiner Weise einer ethischen Vorbereitung und sittlich-moralischen Reifung unterzogen zu haben, wird auf dem spirituellen Weg scheitern.

Die Stufen drei und vier, *asana* (Körperstellungen) und *pranayama* (Atemtechniken), bilden die Grundlage für die geistige Kontrolle. Der *Dhanurveda* beschreibt die acht Formen von *asanas (sthana)* und deren Bedeutung für das richtige Zielen und Treffen in der Bogenübung sowie die richtige Atemtechnik. Nur durch *pranayama*, Atemkontrolle, ist Geistkontrolle möglich. Diese Geistkontrolle wird durch die hohe Kunst des *kumbhaka* (Atemverhalten) erlangt.

Ab der fünften Stufe, *pratyahara*, beginnt die geistige Ebene des *Dhanurveda*. *Pratyahara* bedeutet das Zurückziehen der Sinne von der Außenwelt. Sie ist gekennzeichnet durch die Disziplinierung und Kontrolle der Sinne und des Geistes durch ein Sich-nach-innen-richten. Der Geist wird beruhigt und verfeinert, die Sinneseindrücke und Gedanken werden bewusster und kontrollierbarer. Der *Dhanurveda* weist an vielen Stellen immer wieder darauf hin, dass der Schüler seine Sinne schärfen und kontrollieren muss, um erfolgreich in der Bogenpraxis zu sein. Hat der Schüler *pratyahara* erfolgreich entwickelt, gelangt er zu *dharana*. Mit *dharana* beginnt der eigentliche *Raja-Yoga*. *Dharana* bedeutet wörtlich „unterstützen", „tragen". *Dharana* unterstützt den Prozess der inneren Achtsamkeit und der Geisteskontrolle. *Dharana* ist das Fixieren des Geistes auf ein einziges Objekt, mit dem Ziel der absoluten Konzentration auf den Augenblick. In *dharana* ist der Schüler in der Lage, ohne Ablenkung seine gesammelte Aufmerksamkeit willentlich auf einen Gedanken oder ein Gefühl, auf den Atem, auf einen Punkt im Körper, ein *mantra* oder ein anderes Konzentrationsobjekt zu richten.

Im *Dhanurveda* dienen Pfeil und Bogen und das Ziel als Objekte zur Konzentration. Die Vorraussetzung bildet das stete Üben von *asana* und *pranayama*. In Verbindung mit der aktiven Handlung des Bogenschießens und willentlicher Anstrengung gelangt der Schüler in den Zustand von *dharana*. Auf dieser Stufe der Fokussierung auf ein bestimmtes Objekt bleibt die Dualität von Subjekt und Objekt noch erhalten. Schütze und Ziel sind im *Dhanurveda* noch zwei polare Gegensätze. Die wirkliche Ganzheitserfahrung, ein Zustand der Einheit, bei dem Bogenschütze und Ziel EINS werden wie beim ZEN, ist erst in der nächsthöheren Stufe der Meditation *(dhyana)* erfahrbar.

Krieger und Kriegerinnen heute

Was bedeutet es für Männer und Frauen heute, ein Krieger, eine Kriegerin zu sein? Welche Tugenden machen einen Krieger, eine Kriegerin heute aus? Welche Lektionen gilt es, zu lernen? Welche Aufgaben sind zu erfüllen, welche Ziele anzustreben? Auch wenn der Weg des Kriegers für Frauen und Männer verschieden ist, so ist das Ziel des Weges für beide das Gleiche. Erinnern wir uns an die *Gita*: Die *Gita* lehrt seit tausenden von Jahren den Weg, wie der Mensch sich selbst aus seiner Unwissenheit, seinem Leid und seinen Verhaftungen erlösen kann. Die Botschaft der *Gita* lautet:

> *Wisse, liebe und diene! Erfülle deine Pflicht mit Liebe und Hingabe! Halte dein Herz offen! Erkenne und besiege deine wahren Feinde! Entfalte die göttlichen Tugenden in Dir!*

In der *Gita* erinnert Gott *Krishna* an die Tugenden, die einen Krieger auszeichnen: Heldentum, Kraft, Standhaftigkeit, Findigkeit, Durchhalten auch im Kampfe, Großherzigkeit und Führerschaft. Der Krieger *Arjuna* dagegen verkörpert die menschlichen Un-Tugenden, wie Angst, Zorn, Schuldgefühle, Zweifel, Unwissenheit, Gier, Hass und Rachsucht. Die Befreiung aus den Un-Tugenden gelingt durch den Prozess der Erkenntnis der universellen Gesetze und durch den Prozess der Selbsterkenntnis. Eine wichtige Vorraussetzung für den inneren Erkenntnisprozess ist *svadhyaya*. *Svadhyaya* gehört zur zweiten Stufe des achstufigen Yogapfades, *niyama,* und bedeutet Selbstreflexion oder Selbststudium. Durch die Fähigkeit der Selbstreflexion können wir unsere unbewussten und leidbringenden Muster aufdecken und transformieren. So bekommen wir immer mehr Zugang zu unserer inneren Göttlichkeit. Das Ziel von *svadhyaya* ist Bewusstheit und das Erlangen von *vidya* (Wissen).

Den Krieger, die Kriegerin in sich selbst zu entdecken, bedeutet für Männer und Frauen gleichermaßen, sich auf den Weg in das eigene Innere zu machen. Ein Krieger, eine Kriegerin entscheidet sich bewusst für diesen inneren Weg. Es ist der Weg zur inneren Weisheit des Herzens. Krieger und Kriegerinnen des Herzens sind bereit und mutig genug, sich den inneren und äußeren Feinden zu stellen. Für Krieger und Kriegerinnen auf dem spirituellen Weg ist das Leben das Schlachtfeld und die Feinde sind die Ego-Kräfte, die es zu beherrschen und zu besiegen gilt, um die Freiheit zu erlangen.

Erinnern wir uns an die Dämonen, die *vasanas*, die der *Dhanurveda* beschreibt und vernichtet: Unwissenheit, Verblendung, Neid, Gier, Hass und falscher Stolz. Der wahre Feind aller Krieger und Kriegerinnen - damals wie heute - ist *avidya*, die Unwissenheit. Daraus resultiert der geistige Irr-Glaube, getrennt zu sein von der eigenen inneren Göttlichkeit. Dieser geistige Irrtum führt zu weiteren geistigen Fehlern, zu all dem, was Angst und krank macht und zu Leid und Anhaftung führt. Tief im Inneren wissen Krieger und Kriegerinnen, dass sie diesen Feinden nicht ausweichen können. Sie können ihre Feinde lieben und akzeptieren, weil sie er- kannt haben, dass diese Gegner dazu da sind, ihren Mut, ihre Beharrlichkeit und ihre Entscheidungsfähigkeit zu prüfen. So heißen Krieger und Kriegerinnen ihre Feinde willkommen, denn sie sind ein Segen, weil sie ihnen zeigen, was ihnen fehlt, um (wieder) ganz und heil zu werden. Wenn Krieger und Kriegerinnen von heute sich auf diesen inneren Kampf einlassen, wissen sie nicht, wie die Schlacht ausgehen wird. Und dennoch wagen sie mutig diesen Schritt, dem Ruf ihrer Herzens folgend. Doch sie gehen weder unvorbereitet noch ungeschützt in diesen Kampf. Als Rüstung dient ihnen ihr Glaube, ihr Schild ist Vertrauen und ihre Waffe ist die Liebe. So werden sie auch in Zeiten, in denen ihr Mut sie verläßt, in denen Zweifel an der Richtigkeit ihres Weges auftauchen, in denen Ängste und Hoff- nungslosigkeit sich in ihnen ausbreiten, niemals ihren guten Kampf aufgeben. Krieger und Kriegerinnen des Herzens haben immer eine Wahl. Sie können an den Schwierigkeiten und Niederlagen lernen und wachsen oder an ihnen zerbrechen. Krieger und Kriegerinnen entscheiden sich stets für Ersteres. Und so nehmen sie den Kampf immer wieder von neuem auf, mit mehr Erfahrung und Weisheit, in dem Wissen, dass am Schluss immer die Liebe siegen wird.

Das höchste Ziel aller spirituellen Krieger und Kriegerinnen – damals wie heute – ist *vidya*, Weisheit. Es ist die Weisheit des Herzens, die sich entwickelt, wenn wir unser kleines ICH besiegen und beginnen, unser wahres Selbst zu erkennen. Wenn es heute eine Art Ehrenkodex für Krieger und Kriegerinnen geben würde, dann würde er vielleicht folgende Regeln beinhalten:

Dhanurveda

Stehe deinen Mann! Stehe deine Frau! Stehe mit beiden Beinen im Leben!

Nutze die Kraft in dir, dein Leben zu meistern!

Wisse, liebe und diene! Erkenne deine Lebensaufgabe!

Erfülle deine Pflicht mit Liebe und Hingabe!

Halte dein Herz offen, erkenne und besiege deine wahren Feinde!

Entfalte die göttlichen Tugenden in Dir!

Liebe deine Nächsten wie dich selbst!

Liebe deine Feinde, sie sind deine größten Lehrmeister!

Pflege deinen Körper, er ist der Tempel deiner Seele!

Achte auf deine Gedanken, sie sind der Anfang deiner Taten!

Arbeite, bete und liebe! Sei dankbar und feiere das Leben.

Erkenne den Rhythmus der Natur! Wisse, wann es Zeit ist, zu kämpfen und wann es Zeit ist, auszuruhen.

Kämpfe mutig für all deine Ideale, Ziele und Visionen!

Gib dich und deine Träume niemals auf!

Folge dem Weg deines Herzens!

Glaube an Wunder, und sie werden geschehen!

Kämpfe stets mit den Waffen der Liebe, denn die wahre Liebe kann alles heilen!

Die Bogenlektionen

Der Weg des Bogens lehrt die Prinzipien der universellen geistigen Gesetze. So besteht die erste Lektion darin, das Gesetz der Polarität zu beachten und gezielt die polaren Energien auszugleichen, um das richtige Maß in allem zu finden.

1. Lektion: *„Den Bogen nicht überspannen!"*

Der Bogen lehrt das polare Prinzip von Anspannung und Entspannung. Die Bogenübung hält uns dazu an, das richtige Maß zu finden, also weder den Bogen zu überspannen noch über das Ziel hinaus zu schießen. Wenn wir mit zuviel Kraft oder Druck oder Gewalt den Bogen überspannen, bricht er. Haben wir dagegen zuwenig Energie bzw. trauen wir es uns nicht zu, unsere Kräfte zu nutzen, schaffen wir es nicht, den Bogen zu spannen. So besteht die Lektion für unser Leben darin, in allem das richtige Maß zu finden.

Wovon habe ich in meinem Leben zuviel, wovon habe ich zuwenig?

Der Bogen zeigt, dass es nicht möglich ist, in vollkommener Entspannung zu leben. Wir brauchen ein gesundes Maß an Spannung in uns, um aktiv zu werden. Zu wenig Lebensenergie macht uns müde und lässt uns apathisch und teilnahmslos werden. Es fehlen der Schwung und die Ausdauer, unsere täglichen Pflichten zu erfüllen und unseren Alltag selbstbestimmt zu meistern. Sind wir dagegen „überspannt", ist unser Krafteinsatz unverhältnismäßig hoch und der Druck zu groß, geht etwas zu Bruch in uns, und wir zerstören uns selbst. Unser Körper signalisiert uns diese „Überspannung" mit den unterschiedlichsten Symptomen wie z.B. Kopf-, Bauch- oder Rückenschmerzen, Schlafstörungen, Nervosität, Aggressivität bis zur Erschöpfung und Depression. An dieser Stelle gilt es, diese krankmachenden Muster zu erkennen und aus diesem "Teufelskreis" auszusteigen. Zum Verständnis hilft hier ein einfaches Modell:

Energiegeladen	Ruhebedürftig
Kreativität	Entspannung
Aggressivität	Depressivität

Wie wir wissen, basieren alle Prozesse und Rhythmen in der Natur und in unserem Leben auf dem Gesetz der Polarität. Die polaren Gegensätze gehören zusammen, ergänzen und bedingen einander. Ohne das Eine existiert nicht das Andere. Das Wissen um diese Zyklen und Lebensrhythmen und das bewusste Handeln danach schaffen ein harmonisches, gesundes Gleichgewicht der Kräfte. Negieren wir einen der beiden Aspekte, entstehen Ungleichgewicht und Disharmonie. Das obere Modell verdeutlicht folgendes:

Unser Leben besteht aus dem gesunden Wechsel von Anspannung und Entspannung. Es gibt Zeiten, in denen wir energiegeladen kreativ und schöpferisch tätig sind. Diese Zeiten wechseln mit den Phasen, in denen wir ruhebedürftig sind, uns entspannen und unsere Energie wieder auftanken. Gelingt uns dieser gesunde Wechsel von Aktivität und Ruhe, bleiben wir in Balance und in unserer sprichwörtlichen Mitte. In unserer heutigen Leistungsgesellschaft wird jedoch dem männlichen Aktivitätsprinzip zuviel Gewicht gegeben. Der eigene Selbst-Wert wird zu sehr an Leistung gemessen. Es fehlt uns mehr und mehr die weibliche Fähigkeit zur Hingabe. Das hat zur Folge, dass der weiblich-passive Aspekt der Entspannung und des Ausruhens zu wenig oder gar nicht praktiziert wird. Er wird schlichtweg vergessen, nicht mehr wahrgenommen bzw. auf Grund des hohen Perfektionsanspruchs nicht erlaubt. Das Ergebnis dieses Handelns - sei es bewusst oder unbewusst - zeigt sich wie folgt: Wird der Part der Ruhebedürftigkeit nicht gelebt, verwandelt sich der positiv energiegeladene Zustand der Kreativität in den negativ energiegeladenen Zustand der Aggressivität. Gereiztheit, Ungeduld und überschießende Reaktionen, wie Wutanfälle, offene Aggression und Gewaltausbrüche sind die Folge. Doch auch dieser Energiezustand ist nach dem Gesetz der Polarität nicht lange aufrechtzuerhalten. Nach dem „Ausbruch" kommt es früher oder später zum „Zusammenbruch", d.h. aus dem negativ energiegeladenen Zustand folgt ein negativ ruhebedürftiger Zustand, aus der Aggression wird die Depression, ein Zustand, der u.a. gekennzeichnet ist durch Antriebslosigkeit, Schwermut, Selbstvorwürfe, Schuldgefühle, bis hin zur totalen Erschöpfung und dem Burn-Out. Die Lernaufgabe auf dieser Erkenntnisstufe besteht hier zunächst darin, sich die Erlaubnis zu geben, für sich selbst Verantwortung zu übernehmen und gut für sich zu sorgen, sich an die erste Stelle zu setzen, liebevoll und egoistisch die eigenen Bedürfnisse (wieder) zu spüren und sie sich selbst zu erfüllen nach dem Motto:

Sorge gut für Dich selbst und warte nicht darauf, dass Du versorgt wirst!

In diesem Erkenntnisprozess helfen wiederum folgende Fragen:

Wie ist mein Leben aktuell? Wie wünsche ich es mir? Was brauche ich? Was tut mir gut? Welche Veränderungen sind nötig?
Was sind meine Ziele und Visionen?

2. Lektion: „Aus ZWEI mach EINS"

Der Bogen lehrt uns, die Gegensatzpaare *(dvandvas)* zu vereinigen, um Gleichgewicht und Ganzheit zu schaffen. Das Ziel des *Yoga* wie auch der Bogenkunst liegt darin, die polaren Kräfte und Energien im Körper zu vereinigen. Die bekannteste *Yoga*-Form, der *Hatha-Yoga*, bedeutet übersetzt „Verbindung von Sonne und Mond" (*ha* = Sonne; *tha* = Mond). Dabei steht das Sonnenprinzip für die männlich-aktiven Qualitäten in uns, das Mondprinzip dagegen verkörpert das weiblich-passive Prinzip. Auf der körperlichen Ebene bedeutet dies zunächst, die Gehirn- und Körperhälften auszubalancieren. Die rechte Körperhälfte des Menschen ist die männliche Seite. Sie wird gesteuert von der linken Hirnhälfte, die unsere Fähigkeiten zum rationalen und logisch-digitalen Denken ermöglicht. Die linke Körperhälfte dagegen ist unsere weibliche Seite. Sie wird gesteuert von der rechten Hirnhälfte, die für unsere Emotionen und unsere intuitiv-analogen Fähigkeiten steht. Beanspruchen wir zuviel die eine Seite, vernachlässigen wir zwangsläufig die andere Seite und schaffen so ein Ungleichgewicht, was zu Instabilität, Disharmonie und Krankheit führt. Erst die Balance zwischen den beiden polaren Kräften in uns - das Gleichgewicht zwischen unserem Denken (männlich) und unserem Fühlen (weiblich) - erlaubt Ganzheit und Heil-Sein und führt zur höheren Weisheit.

Ein weiteres einfaches Beispiel, um das Spiel der Gegensätze zu veranschaulichen, ist die Wippe. Jedes Kind weiß um dieses Prinzip. Nur wenn das Gewicht auf beiden Seiten der Wippe gleichmäßig verteilt ist, gelingt das Spiel leicht und mühelos. Wird eine Seite zu schwer, entsteht Stillstand. Der eine bleibt unten, der andere "verhungert" oben in der Luft. Erst das Gleichgewicht, die Balance, bewirkt wieder Rhythmus und Bewegung.

3. Lektion: „Sowohl als auch"

Der Bogen lehrt uns auf der Ebene der geistigen Konzentration das „Sein im Augenblick". Wenn es uns gelingt, die gegensätzlichen Seiten in uns auszugleichen, schaffen wir Harmonie und das Gefühl der Mitte. Die Voraussetzung für den Ausgleich der Kräfte in uns ist *dharana*, der Zustand der inneren Konzentration und Achtsamkeit im Augenblick. In diesem erweiterten Bewusstseinszustand wirken Körper, Atem, Pfeil und Bogen und das Ziel als eine Art Spiegel, in dem wir uns selbst betrachten und reflektieren können. Unser Körper und unsere Sinneseindrücke werden so zum Spiegel für unsere inneren Bilder, Gefühle, Gedanken und Glaubensmuster. Durch bewusste Körperhaltung (*asana*) in Kombination mit Atembewusstheit (*pranayama*), bewusste Kontrolle der Sinne (*pratyahara*) und bewusste Konzentration des Geistes (*dharana*) werden diese Muster wahrnehmbar und veränderbar. Die Vorraussetzung dafür ist die Fähigkeit zur reinen Beobachtung ohne Anhaftung, ohne Urteil, ohne Identifikation. Gelingt es uns, ohne Wertung, ohne Vergleich, ohne Erwartung und ohne Anhaftung unsere gesamte innere Präsenz und Aufmerksamkeit auf unseren Körper, unsere Gedanken, Gefühle und Handlungen auszurichten, können wir scheinbare Gegensätze vereinigen und somit heil und ganz werden. Meistens sind wir mit unseren Gedanken entweder in der Vergangenheit oder schon in der Zukunft. Das heilende *sowohl-als-auch*, die Verbindung von beidem, ist der gegenwärtige Augenblick. Nur auf die Gegenwart haben wir direkten Einfluss und können sie bewusst verändern. Die Vergangenheit ist vorbei, die Zukunft ist noch nicht da. Nur die Gegenwart ist wirklich existent. Veränderung und Heilung kann nur in der Gegenwart, im Hier und Jetzt, geschehen. Heilung bedeutet, im Moment zu leben, alle Veränderungen annehmen und loslassen können.

Fassen wir zusammen: Der Weg des Bogens ist das „Sein im Augenblick". Der Weg zur wahren ursächlichen Heilung gelingt nur durch Akzeptieren und Annehmen und Verstehen des „So-Seins". Der Schlüssel zur Heilung ist die bedingungslose Liebe. Das Prinzip der Liebe bedeutet, sich zu öffnen und sich zu verbinden, statt zu trennen. Wenn wir liebevoll und bedingungslos zu allem in unserem Leben „JA" sagen können und bereit sind, für alles in unserem Leben die Verantwortung zu übernehmen, erlangen wir die nötige Freiheit und Erkenntnis, um die Ursachen und Folgen unseres Denkens und Handelns zu verstehen.

Das Gesetz der Kausalität, das Erkennen des Prinzips von Ursache und Wirkung ist im Heilungs- und Erkenntnisprozess von zentraler Bedeutung. Richten wir uns nach diesem Gesetz, sind wir nicht länger mehr Opfer des Schicksals oder der Umstände, sondern wir lernen, das auch zu ernten, was wir gesät haben. Erkennen wir, was uns krank und un-heil macht, was dazu geführt hat, dass wir von unserem Weg abgekommen und krank geworden sind, können wir umkehren und unserem Leben eine neue Richtung geben.

Die Bogenübung in der Praxis

Die Aufgabe im Bogenschießen ist die vollständige und bewusste Wahrnehmung des gegenwärtigen Moments, eine vollständige Konzentration und Achtsamkeit ohne eigene urteilende Wertung, ohne Vergleich und ohne Erwartung. Auf diese Weise kann sich die Erkenntnis der absoluten Realität einstellen. Die ethisch-moralischen Regeln von *yama* und *nyama* stellen das Fundament für den spirituellen Weg dar. Die Techniken aus dem *Hatha-Yoga*, *asana* und *pranayama*, bilden die Basis der Übungspraxis. Die ruhige und klare Struktur beim Üben der *asanas* in Kombination mit *pranayama* ermöglicht, Bogenschießen als aktive Konzentrations- und Zentrierungsübung zu erfahren. *Asana* und *pranayama* unterstützen die Erdung, die innere Zentrierung und Geistkontrolle und führen so zu einer deutlich erhöhten Wahrnehmung sowohl der äußeren Gegebenheit, als auch der inneren Befindlichkeit. Das Bogenschießen wird traditionell vor allem im Stehen praktiziert. In den alten Schriften des *Dhanurveda* sind unterschiedliche Stand-*asanas* aus dem *Yoga* beschrieben worden. Wir wollen an dieser Stelle einführend die Bedeutung der Standübungen für das Bogenschießen als geistige Übung deutlich machen. Eine ausführlichere Darstellung über die allgemeine Bedeutung der *asanas* findet sich im nächsten Kapitel über den *Yoga*.

Yoga-Standübungen bilden die Basis für eine gesunde und bewusste Körperhaltung und dienen der Energetisierung des gesamten Menschen. Sie wirken belebend und erfrischend auf Körper, Seele und Geist, weil sie äußere und innere Spannungen lösen. Standübungen machen uns wach und bewusst für unsere Körperhaltung, unseren Atem und unsere inneren Gefühle. Das bewusste und ökonomische Ausrichten der Muskeln und Gelenke zur Schwerkraft bewirkt eine ganz natürliche Aufrichtung des Körpers, die einen freien Energiefluss ermöglicht. Dabei geht es einerseits um die äußere Körperhaltung, andererseits auch um die Aufrichtung von innen, das Erspüren der inneren Größe. Wir erinnern uns an das Gesetz der Entsprechung: Wie innen so außen. Alles, was in unserem Inneren geschieht, spiegelt sich in unserer äußeren Haltung. Und umgekehrt. Durch Standübungen zentrieren wir uns innerlich und äußerlich und stabilisieren uns in unserer Mitte. Im Alltag stehen wir meist unbewusst, einseitig belastet und nicht stabil. Durch Standübungen erkennen wir unsere wahre innere Größe und wir lernen (wieder), wie es sich anfühlt, mit beiden Beinen auf der Erde und im Leben zu stehen und gleichzeitig das Licht des Himmels zu empfangen. Wir spüren die Verbindung von Mutter Erde und Vater Himmel. Beide sorgen gut für uns, wir bekommen alles, was wir brauchen. So schenken uns Standübungen das Gefühl von innerer Kraft und Stärke, Sicherheit und Selbstvertrauen.

Voraussetzung für ein gutes Stehen sind bewegliche und kraftvolle Füße und freie, durchlässige Gelenke. Die Füße sind unsere Wurzeln, die Verbindung zur Erde. Mit ihnen verwurzeln wir uns und nehmen die Kraft und Energie der Erde in uns hinein. Oft schenken wir unseren Füßen zu wenig Aufmerksamkeit. Mangelnde Pflege, falsche Belastung, ungesundes Schuhwerk führen zu Verhärtungen, Verhornungen und Deformierungen der Gelenke und Muskeln sowie zur Verflachung der Fußgewölbe. Da wir unserem Verstand zuviel Gewicht geben, zu sehr verkopft sind, ist meistens auch unsere Energie überwiegend im Kopf und wir sind wenig oder gar nicht geerdet. So besteht die erste Übung darin, eine liebevolle Achtsamkeit für unsere Füße zu entwickeln, sie täglich zu trainieren, zu pflegen, zu massieren und damit zu energetisieren. Dabei sollten wir uns fragen:

Kenne ich meine Füße? Liebe ich meine Füße? Wie spüre ich sie im Alltag? Wie viel Aufmerksamkeit bekommen sie von mir? Welches sind meine Wurzeln?

Wenn wir im Bogenschießen oder im Leben ein Ziel verfolgen, unseren Weg neu bestimmen wollen, brauchen wir einen Ausgangspunkt. Standübungen ermöglichen uns, diesen Stand-Ort zu bestimmen und das Gefühl für die eigene Stand-Haftigkeit und das Durch-Stehvermögen zu entwickeln. Dabei können folgende Fragen dienlich sein:

Wo stehe ich in meinem Leben? Wie fühlt sich Stehen jetzt gerade an? Stehe ich allein da oder wünsche ich mir mehr Unterstützung, mehr Rück-Halt, mehr Kraft? Stehe ich auf sicherem Grund oder habe ich den Boden unter meinen Füßen verloren?

Ehrliche Antworten auf diese Fragen erlauben uns, auf eigenen Füßen zu stehen, zu erkennen, was nötig ist, um selbstverantwortlich und unabhängig unseren eigenen Weg zu gehen und unsere Lebensaufgabe zu erfüllen. Die eigene Lebensaufgabe zu finden und eine klare Vision zu entwickeln, ist die zentrale Aufgabe auf dem spirituellen Weg. Beim Bogenschießen haben wir das Ziel klar vor Augen, was im Leben oft nicht der Fall ist. Die Bogenübung fordert uns auf, konsequent unsere Lebensziele zu verfolgen und sie nicht aus den Augen zu verlieren. Der Weg des Bogens ermöglicht so einen Erfahrungsraum, in dem wir uns mit unseren ureigenen Lebens-Fragen auseinandersetzen und Antworten finden können. Dies sind die Fragen, die sich jeder Suchende auf seinem spirituellen Weg irgendwann stellt:

Wer bin ich?
Wo komme ich her?
Was ist meine Lebensaufgabe?

Die Beschäftigung mit diesen Fragen führt zur bewussten Auseinandersetzung mit dem eigenen Selbst und dem Sinn des Lebens. Auf dem Weg zur Selbstverwirklichung führt uns der *Dhanurveda* bis zur sechsten Stufe von *dharana*. *Dhyana*, die siebte Stufe der vollkommenen Meditation, die letztlich in den Zustand der Erleuchtung führt, erlangen wir durch die vier großen Pfade des *Yoga*. In den Upanishaden gibt es ein sehr treffendes Gleichnis, um das höchste Ziel des *Yoga* zu beschreiben:

„Die mystische Silbe OM ist der Bogen, die individuelle Seele ist der Pfeil und Brahman, der göttliche Urgrund, ihr Ziel. Von dem, der nicht von der Welt berauscht ist, ist es zu treffen. Möge dieser, wie der Pfeil, eins werden mit dem Ziel." (Mundaka Upanishad 2.2.4)

YOGA

Die *Indische Medizin* ist eine Sammlung verschiedener Lehren, die in der Gesamtheit die ganzheitliche Heilung von Körper, Seele und Geist im Sinne eines Erkenntnisprozesses ermöglichen. Die Indische Medizin erschöpft sich dabei nicht in der Betrachtung des einzelnen Menschen, sondern erkennt zudem die besondere Bedeutung der Paarbeziehung für Leben und Erleuchtung des Menschen.

Im Folgenden betrachten wir nun den Menschen als Individuum und beschäftigen uns mit der seelischen Ebene der individuellen Existenz. Diese Ebene wird durch den *Yoga* beschrieben.

Der **Yoga** widmet sich der seelischen Dimension der menschlichen Existenz. Er stellt die Frage nach dem Woher und Wohin des Menschen und bietet ein komplexes Lehr- und Übungssystem, welches die Erleuchtung des Menschen - im Sinne der Erfahrung der Einheit mit dem Göttlichen - zum Ziel hat. Wie eine umfassende Klammer schließt der *Yoga* auf diesem Erleuchtungsweg auch die körperliche und geistige Dimension des Menschen ein, dennoch ist er im Kern eine Lehre, die auf die seelische Dimension des Menschen abzielt. Körperliche und geistige Übungen werden zum Zwecke der Kontrolle und Überwindung der körperlichen und geistigen Begrenzungen gelehrt, um damit die Seele als eigentlichen Kern der menschlichen Existenz auf dem Erleuchtungsweg zu unterstützen.

Historie

Der *Yoga* ist das älteste spirituelle System der Welt zur persönlichen Entwicklung, welches Körper, Geist und Seele des Menschen auf eine einzigartige Weise vereinigt und entwickelt. Die Geschichte des *Yoga* beginnt ca. 3000 Jahre vor Christus in Indien, im *vedischen* Zeitalter. Der *Yoga* hat seine Wurzeln neben dem *Yajurveda* und *Samaveda* hauptsächlich im *Adharvaveda*. In der indischen Philosophie werden vier *Veden* unterschieden:

Die Veden			
Rigveda	*Yajurveda*	*Samaveda*	*Adharvaveda*

Der *Rigveda* ist die älteste, umfangreichste und bedeutendste Schrift der Veden. Er umfasst eine Sammlung von 1028 vedischen Sanskrit- Hymnen *(samhitas)* und 10600 Sanskrit-Versen, gegliedert in 10 Bücher.

Der *Yajurveda*, der „*Veda* der Opferformeln", besteht aus alten, umgangssprachlichen *Mantras*, teilweise auch aus Versen, welche dem *Rigveda* entliehen wurden. Der *Yajurveda* umfasst 5 *samhitas* und Prosatexte, sowie die *Aranyakas* und einzelne *Upanischaden*. Die *Upanishaden* lehren das Wesen von *Brahman*, der Weltenseele. *Brahman* ist die höchste Wirklichkeit, das absolute Wissen, das absolute Sein, das, was ewig ist, eins und unteilbar. *Brahman* ist undifferenziert, ohne Form, unbeschreibbar, da ohne Eigenschaften. Brahman ist das ALLES und das NICHTS. *Brahman* ist Gott. *Paramatma* ist die Höchste Seele (*Vishnu*), die Seele des Universums und die Überseele im Herzen eines jeden Lebewesens. „*Ich weile im Herzen eines jeden Lebewesens, von mir kommen Erinnerung, Wissen und Vergessen...*", heißt es in der *Bhagavad-Gita*. Neben *Brahman* und *Atman* gibt es unzählige *Jivas,* individuelle Seelen. Sie sind winzige Teilchen von *Paramatma*, der höchsten Seele, der Persönlichkeit Gottes. Die *Upanishaden* enthalten eine schöne Allegorie zur Beschreibung der Beziehung von Überseele (*Paramatma*) und Lebewesen (*Jiva*): *Paramatma* und *Jiva* werden hier mit zwei Vögeln verglichen, die auf einem Baum sitzen. Der Baum dient als Symbol für den menschlichen Körper oder die materielle Welt. Der eine Vogel, *Jiva,* frisst von den süßen und bitteren Früchten des Baumes. Er genießt und erleidet die angenehmen und unangenehmen Ergebnisse seiner Handlungen *(Karma)*. Diese Erfahrungen von *Jiva* in seinem Körper und in der materiellen Welt dienen seiner Erkenntnis. Der andere Vogel, *Atman*, beobachtet ihn dabei, ohne Anhaftung.

Der *Samaveda* ist der „*Veda* der Gesänge" oder das „Wissen von den Melodien". Der *Samaveda* umfasst 1810 Hymnen (*samhitas*), die Gebete der Brahmanen sowie den *Chandogya* und *Jaiminia Upanischaden*.

Adharvaveda bedeutet „*Veda* der Weisen und Alten". Er beinhaltet zunächst die klassische Dichtung der visionären Dichter. Weiter finden sich Dichtungen, die sich mit Sünde und deren Sühne beschäftigen, mit Fehlern in der Durchführung von Ritualen und den zugehörigen sühnenden Handlungen und mit politischen und philosophischen Themen sowie eine Hymne auf Mutter Erde (*prithvi*).

Die Legende erzählt:

> *Es war eine Zeit, in der die Menschen noch in vollkommener Harmonie und im Einklang mit sich und der Natur und den Göttern standen. Die Erde war fruchtbar und brachte Nahrung im Überfluss hervor. Die Menschen waren voller Energie und hohem Bewusstsein. Ihre Körper waren anmutig und stark wie der Wind und fest wie Berge, ihre Intelligenz und ihre Sinne waren scharf wie Schwerter und ihre Ausstrahlung war voller Licht und Klarheit. Ihr Wesen war von unendlicher Freude und Liebe erfüllt. Ihr dharma war voll entwickelt. Sie lebten in Frieden und im Einklang mit den universellen Gesetzen. Sie waren demütig, einfach und wahrhaftig, frei von Angst, Gier, Hass, Neid, Anhaftung, Müdigkeit und Krankheit. Sie strebten nach Selbst-Erkenntnis und Selbst-Verwirklichung und praktizierten den Asthanga-Yoga, den achtstufigen spirituellen Yoga-Pfad.*

Was hier nach paradiesischen Zuständen klingt, ist die Beschreibung von *satya-yuga*, dem Goldenen Zeitalter. Hier beginnt die Geschichte des *Yoga* im alten Indien. Das *satya-yuga*, auch „*yuga* der Wahrhaftigkeit" genannt, ist das erste Zeitalter, welches die indische Kosmologie zur Berechnung der Zeitepochen nennt. Nach indisch-hinduistischem Verständnis gibt es insgesamt vier Erdenzeitalter *(kalpa)*, die in vier *yugas* unterteilt werden:

1. *satya-yuga*   (Goldenes Zeitalter)
2. *treta-yuga*   (Silbernes Zeitalter)
3. *dvapara-yuga*   (Bronzenes Zeitalter)
4. *kali-yuga*   (Eisernes Zeitalter)

Alle vier Perioden wiederholen sich im ewigen Kreislauf des Schöpfungszyklus von Erschaffung und Zerstörung. Nach hinduistischer Auffassung kreist die Sonne um ein großes energetisches Zentrum. Dieses Zentrum ist der Sitz der alles durchdringenden universellen Schöpferkraft von Gott *Brahma*. Von hier aus lenkt *Brahma* das *dharma*, das Lebensgesetz der Welt. Steht nun die Sonne nahe an diesem Zentrum, ist das *dharma* hoch entwickelt und alle Menschen können ohne viel Mühe die göttliche Wahrheit erfassen. So ist das *satya-yuga* geprägt von Reinheit, Harmonie und Tugendhaftigkeit *(sattva-guna)*. Steht die Sonne jedoch am weit entferntesten Punkt von *Brahmas* Zentrum, herrschen Dunkelheit, Unwissenheit, Trägheit und Chaos *(tamas-guna)*. Diesen Zustand nennen die Inder *adharma*. Im *adharma* befindet sich das spirituelle Bewusstsein der Menschen auf einem Tiefpunkt, so dass es über die Kenntnisse der grobstofflichen Welt nicht hinausgeht. Dieses Zeitalter wird auch *kali-yuga* genannt. In diesem dunklen Zeitalter befindet sich die heutige Menschheit. Der *kali-yuga*-Zyklus währte jetzt 5000 Jahre und soll nun bald vorbei sein. Den indischen Prophezeiungen und dem *Maya*-Kalender zufolge, dürfen wir mit der Wintersonnenwende des Jahres 2012 auf ein neues Zeitalter mit *satya-yuga*-ähnlichen Zuständen hoffen, eine Zeit also, in der wir Menschen wieder in vollkommener Harmonie und im Einklang mit uns selbst und der Natur und den Göttern stehen. Eine Zeit, in der wir wieder voller Energie und von hohem spirituellem Bewusstsein wären. Unsere Körper wären stark und anmutig, unsere Intelligenz und unsere Sinne wären scharf und unsere Ausstrahlung wäre voller Licht und Klarheit. Wir würden unser wahres göttliches Wesen erkennen und wären von unendlicher Freude und Liebe erfüllt. Unser *dharma* wäre voll entwickelt. Wir würden in Frieden leben und im Einklang mit den universellen Gesetzen. Wir wären demütig, einfach und wahrhaftig, frei von Angst, Gier, Hass, Neid, Anhaftung, Müdigkeit und Krankheit. Alle Menschen würden nach Selbst-Erkenntnis und Selbst-Verwirklichung streben. Und wir alle würden *Asthanga-Yoga* praktizieren, den achtstufigen *Raja-Yoga*-Pfad, der uns aus der Dunkelheit unserer Unbewusstheit *(tamas)* zum Licht unserer Bewusstheit *(sattva)* führt.

Yoga heute

Doch wo stehen wir Menschen heute wirklich? Wie groß ist die Chance, dass mit der Wintersonnenwende 2012 der prophezeite Bewusstseinswandel und Quantensprung in der menschlichen Entwicklung erreicht wird? Wie hoch sind unser Bewusstsein und unser *dharma* tatsächlich entwickelt? Wenn man sich unsere heutige Welt anschaut, so scheint der Tiefpunkt des spirituellen Bewusstseins der Menschen wirklich erreicht zu sein. Man möchte glauben, dass ausschließlich die Dämonen, die dunklen Ego-Kräfte des Menschen am Werk sind. Hochmut, Eitelkeit, Geiz, Habgier, Wollust, Genusssucht, Zorn, Rachsucht, Vergeltung, Maßlosigkeit, Selbstsucht, Neid, Eifersucht, Missgunst, Feigheit, Ignoranz und Trägheit scheinen den Menschen und die gesamte Welt zu regieren und zu all den negativen Erscheinungen zu führen, die wir nicht nur täglich in den Nachrichten hören und sehen, sondern auch stärker denn je in unserem Leben vorfinden: Krieg, Folter, Vergewaltigung, Diskriminierung, Ungerechtigkeit, Ausbeutung, Umweltzerstörung, Korruption, Prostitution, Drogenhandel, Arbeitslosigkeit, Mobbing, Betrug, politische Willkür, Machtmissbrauch und rücksichtslose Profitmaximierung. Doch wo Schatten ist, da ist auch Licht. Nach dem Gesetz der Polarität und dem Gesetz des Ausgleichs, muss es auch das Licht am Ende des Tunnels geben - das Licht der Wahrheit, das Licht der Erkenntnis, das Licht der Liebe, das Licht des *Yoga*. So stellt sich die Frage, wie und mit welchem Ziel praktizieren Menschen heute *Yoga* oder Lichtarbeit oder Friedensarbeit? Wie ist das Verständnis von Gesundheit und Krankheit? Was kann der einzelne Mensch für seine eigene Heilung und damit auch für die Heilung unseres Planeten tun oder lassen?

Glaubt man der Statistik, soll es in Deutschland schätzungsweise rund fünf Millionen Menschen geben, die regelmäßig *Yoga* üben, davon rund 20.000 *Yoga*lehrende. Und täglich werden es mehr. *Yoga* ist Trend. Doch welcher *Yoga* ist hier gemeint? Zu 90% handelt es sich dabei um *Hatha-Yoga*, der lediglich zwei Stufen (*asana, pranayama*) der insgesamt acht Stufen des *Asthanga-Yoga* beinhaltet. Hinzu kommt, dass aus dem *Hatha-Yoga* heute die kuriosesten „*Yoga-Formen*" entstehen bzw. *Hatha-Yoga* mit anderen Techniken verbunden wird.

Die Wirkungen des *Yoga* sind heute wissenschaftlich und medizinisch untersucht und anerkannt. *Yoga*-Kurse werden nicht nur an den zahlreichen *Yoga*-Schulen, Volkshochschulen und Universitäten unterrichtet, sondern auch zur Gesundheits-prophylaxe und Stressprävention von den Krankenkassen gefördert, von Ärzten verordnet und in Kliniken und Praxen als Therapie eingesetzt: *Yoga* bei Rückenschmerzen, bei Asthma, bei Herz-Kreislauferkrankungen, *Yoga* bei Depression und Burnout, *Yoga* zur Gewichtsabnahme, zur Entspannung oder für längeren und besseren Sex. Diese einseitige körper- und symptomorientierte bzw. schulmedizinische Anwendung wird dem *Yoga* jedoch in keiner Weise gerecht. *Yoga* ist weder eine Entspannungstechnik noch ein besseres Bauch-Beine-Po- oder Rückentrainings- oder Anti-Aging-Programm.

In unserer heutigen Zeit haben wir das Problem, dass die Betrachtung und Einordnung des *Yoga* vor dem Hintergrund des menschheitsgeschichtlichen Zusammenhangs kaum mehr erfolgt. Zudem wird der *Yoga* in unserem Kulturkreis in seiner Bedeutung als spiritueller Erleuchtungsweg nicht erfasst. Ebenso wie der *Ayurveda* wird auch der *Yoga* auf einige wenige Bereiche reduziert. Überwiegend finden sich nur Teilaspekte des *Yoga* in Form von Kursen oder Wellness-angeboten, die jedoch aus dem philosophischen und spirituellen Zusammenhang des *Yoga* herausgelöst sind: *Power-Yoga, Luna-Yoga, Hormon-Yoga, Business-Yoga, Licht-Yoga, Spirit-Yoga, Lach-Yoga, Nackt-Yoga, Slim Yoga, Medical-Yoga, Yogilates* oder *Piloga* - der uralte *Yoga*-Baum treibt heute seltsame Blüten. Doch was auch immer man ihm aufzupfropfen versucht, seine Wurzeln bleiben die gleichen. Sie sind Jahrtausende alt und bis heute die Quelle und der Ursprung aller Weisheit und allen Wissens für alle Menschen auf ihrem spirituellen Weg. Mag es heute auch noch so viele Spielarten des *Yoga* geben, der achtgliedrige *Yoga*-Pfad hat von seiner Bedeutung nichts verloren und weist bis heute allen Suchenden den Weg nach Hause, in den Zustand der Einheit, der Liebe, den Weg zum Licht und zu Gott. Ganz gleich, mit welcher Absicht der *Yoga*weg zunächst begonnen wird, ob zur körperlichen Fitness, zur mentalen Entspannung, zur ganzheitlichen Heilung, zum persönlichen Wachstum oder zur spirituellen Erleuchtung, es gibt auf diesem Weg weder eine Abkürzung noch ein Zurück. Wer sich einmal bewusst auf *Yoga* eingelassen und seine Heil-Wirkungen erfahren hat, wird von *Yoga* tief berührt werden und ihn als unvergleichlichen Schatz ewig in seinem Herzen tragen.

So wollen wir nun im Folgenden die spirituellen Aspekte des *Yoga* vertieft betrachten.

Die spirituellen Grundlagen des *Yoga*

Die spirituelle Lehre des *Yoga* wurzelt im indischen Buddhismus und Hinduismus. Der Begriff *Yoga* kann sowohl „Vereinigung" als auch „Verbindung" bedeuten. *Yoga* leitet sich von dem altindischen *yuga* ab, was ursprünglich „Joch" bedeutet und einerseits die Unterjochung des Geistes im Körper meint. *Yoga* soll den Geist aus diesem Joch befreien. Andererseits ist Joch (*yui*) auch im Sinne von „anjochen, anschirren, verbinden" zu verstehen und bezeichnet das „Anschirren" des menschlichen Körpers an die göttliche Seele. *Yoga* kann also einerseits als die Vereinigung des Individuums (*jiva*) mit der universellen Welten-Seele (*brahman*), andererseits auch als Verbindung im Sinne von „Anschirren" des Körpers an die Seele zur Sammlung und Konzentration verstanden werden. Das Joch (*lat: jugum*) ist das Zuggeschirr, mit dem zwei Tiere vor den Wagen oder Pflug gespannt werden und das im Wesentlichen aus einem Holzbalken besteht. Der Begriff Joch wird ebenfalls gebraucht, um die Zahl Zwei anzugeben, wie z. B. „ein Joch Rinder". Das Joch verbindet also immer eine ZWEIheit zu einer EINheit. Auch in der Bibel spricht *Jesus* zu seinen Schülern von einem Joch:

> „Nehmet auf euch mein Joch und lernet von mir, denn ich bin sanftmütig und von Herzen demütig und ihr werdet Ruhe finden für eure Seelen, denn mein Joch ist sanft und meine Last ist leicht". *(Matthäus 11)*

So wollen wir *Yoga* verstehen: Das Joch bzw. der *Yoga* ist leicht. Er macht uns sanftmütig und demütig und schenkt unseren Seelen Ruhe und Frieden. *Yoga* ist der Weg aus der ZWEIheit, das heisst Getrenntheit des Menschen von seinem göttlichen SEIN, zurück in die göttliche EINheit. So verbindet und vereinigt *Yoga* das individuelle Selbst *(jiva)* des Menschen mit dem kosmischen oder göttlichen Selbst *(brahman)*.

In den *Upanishaden* finden wir eine bedeutsame Allegorie, die die Verbindung der göttlichen Seele mit unserem individuellen Selbst beschreibt. Hier wird die göttliche Seele des Menschen als Reisende in einem Wagen gesehen. Der Wagen ist der materielle, vergängliche Körper des Menschen. Er dient der Seele als Vehikel, als Hilfsmittel in der materiellen Welt und stellt die Voraussetzung dar, um durch ihn Erfahrung und Wissen zu erwerben. In jeder neuen Inkarnation sucht sich unsere unsterbliche göttliche Seele einen neuen Körper (Wagen), um in ihm zu reisen und sich dabei zu entwickeln und zu vervollkommnen. Die fünf Sinneskräfte des Menschen (Gehör, Tastsinn, Sehvermögen, Geschmacks- und Geruchssinn) sind als Pferde vor den Wagen gespannt. Der Geist ist dessen Lenker. Das Geschirr des Seelenwagens wird *Yoga* genannt. Ist der Mensch noch nicht erwacht und unwissend *(avidya)*, so ist ihm nicht bewusst, dass er eine unsterbliche göttliche Seele besitzt und als ewig Reisender unterwegs ist. Stattdessen glaubt er, er allein wäre der Wagenlenker, und die Pferde und der Wagen wären sein ganzes Hab und Gut in diesem einen Leben. Der Mensch in seiner begrenzten Wahrnehmung identifiziert sich mit seinem Verstand, den Sinneswahrnehmungen und seinem physischen Körper. Er denkt „Ich bin meine Gedanken.", „Ich bin mein Körper." und vergisst darüber seine wahre göttliche Natur, seine unsterbliche Seele. Er glaubt, mit dem Tod würde alles enden. Doch das ist *maya*, eine Täuschung, denn Zeit ist eine Illusion und nur allein die göttliche Seele kennt das wahre Ziel der Reise. Das wahre Ziel ist *vidya*, die Erkenntnis von *brahman*, die ewige, zeitlose, raumlose und unveränderliche Wahrheit.

Bleiben wir zunächst noch in diesem Bild, so dient *Yoga* dazu, die menschlichen Sinne (Pferde) zu zügeln, den Geist (Kutscher) zu kontrollieren und den Wagen (Körper) zu beherrschen, um der Seele als Reisende die Möglichkeit zu geben, die Wahrheit hinter all der Täuschung *(maya)* zu erkennen und den wahren Weg nach Hause zu finden. Wenn der Kutscher nicht im Besitz seiner vollen geistigen Kräfte ist, ziehen die Pferde (die Sinne) in unterschiedliche Richtungen und ein zielgerichteter Weg ist unmöglich. Der Kutscher als Lenker des Wagens muss deshalb wachsam sein und darauf achten, dass die Pferde (Sinne) unter seiner Kontrolle bleiben und nicht mit ihm „durchgehen". Da die Sinne stets nach außen gerichtet sind und nicht nach innen schauen können, gilt es, die Sinne zu zügeln und zu kontrollieren. *Yoga* ist der Weg, um den Kutscher (Geist) zu erwecken und ihn von seinem Irrglauben und den Illusionen zu befreien, die Pferde (Sinne) zu zügeln und den Wagen (Körper) zu beherrschen, um der Seele als Fahrgast die Möglichkeit zu geben, den wahren Weg nach Hause zu finden Der Weg nach Hause ist der Weg zurück zu unserer wahren göttlichen Natur, das Erkennen und Erleben unseres göttlichen All-Eins-Seins, dem Zustand der unendlichen bedingungslosen Liebe, von der wir in Wahrheit niemals wirklich getrennt waren. Das wahre Ziel unseres Lebens ist die Rückkehr zur Quelle, aus der wir kommen. Die Quelle, der Ur-Grund unseres Seins, ist die unendliche bedingungslose Liebe. Es ist so, wie nach Hause zu kommen, ohne je weg gewesen zu sein. Denn in Wahrheit waren wir niemals von dieser Quelle getrennt. Liebe ist das Gesetz des Lebens. Liebe ist Wahrheit. Liebe ist Gott. Gott ist manifestierte Liebe. Diese Welt kam aus Liebe und kehrt zu ihr zurück. Auf unseren Reisen durch die vielen Erdenleben entscheiden wir uns immer wieder neu und bewusst für Wagen, Pferde und Kutscher, weil ohne sie unsere Reise zur Selbstvervollkommnung nicht möglich wäre. Wir brauchen unseren Körper, unseren Verstand und unsere Sinne, um erkennen und wahrnehmen zu können. Ohne sie wäre kein Lernen möglich. Solange es *karmisch* nötig und sinnvoll ist, bleiben wir mit ihnen verbunden und sollten gut für sie sorgen. Unser Wagen (Körper) braucht regelmäßige Pflege und muss vom Schmutz der Strasse (physische Welt) gereinigt werden, die Pferde (Sinne) müssen gefüttert werden und unser Kutscher (Geist) braucht klare Anweisungen über Richtung und Ziel der Reise sowie auch Zeiten der Ruhe und Entspannung. Irgendwann, wenn wir auf unseren Reisen durch die Inkarnationen alles gelernt und erkannt haben, kommen wir zurück nach Hause und können uns von Kutscher, Wagen und Pferden verabschieden. Nun gibt es nichts mehr zu tun. Wir sind angekommen. Wir sind wieder zu Hause. Und in Wirklichkeit waren wir nie fort.

Die *Yoga-Sutras* des *Patanjali*

Eine der wichtigsten schriftlichen Abhandlungen über die Philosophie des *Yoga* sind die *Yoga Sutras* des *Patanjali*. *Patanjali* war ein großer weiser *Rishi*, der die Anweisungen und Thesen des *Yoga* zusammengefasst und erklärt hat. Er galt als höchster Meister des *Yoga* und *Ayurveda*. Den Sinn und das Ziel des *Yoga* und *Ayurveda* sah *Patanjali* darin, durch *Yoga* den Geist und durch *Ayurveda* den Körper von den Verschmutzungen zu reinigen. Seine *Yoga Sutras* gelten bis heute als eine der wichtigsten der vier bedeutenden *Yoga*-Schriften.

Die vier bedeutenden Yoga-Schriften sind:

1. die *Upanishaden* (700 v. Chr. bis 200 v. Chr.), die den *Jnana Yoga* (Yoga des Wissens) betreffen
2. die *Bhagavad Gita* (zwischen 400 v. Chr. bis 400 n. Chr.), die alle Yogawege umfasst, vor allem aber *Karma-Yoga (Yoga* der Tat) und *Bhakti-Yoga (Yoga* der Hingabe und Liebe zu Gott)
3. die *Yoga-Sutras* des *Patanjali (200 v.* Chr.) über den *Raja Yoga (Yoga* der Geisteskontrolle), auch „Königsweg" genannt
4. die *Hatha-Yoga-Pradipika* (14. Jhd. n. Chr.), die den *Hatha-* und *Kundalini-Yoga* behandelt

Die alten indischen Texte wurden zunächst mündlich überliefert. Um eine Verfälschung zu verhindern, wurden sie dabei in einer strengen Versform, in *sutras*, gehalten. Wörtlich übersetzt bedeutet *sutra* „Kette" oder „Faden". So waren die *sutras* sowohl für den Lehrer als auch für den Schüler eine Art „Leitfaden". Eines der wichtigsten *sutras* für den *Jnana Yoga* (Yoga des Wissens) ist das *Brahmasutra*. Doch nicht nur die philosophischen Systeme wurden in *sutras* verfasst, es gab auch *sutras* für die Bereiche Politik und Kunst, wie zum Beispiel das *Nadya Sutra* über den indischen Tanz oder das *Kama Sutra* über die indische Liebeskunst.

Die *Yoga Sutras* des *Patanjali* kann man in vier Kapitel, die sogenannten *padas*, unterteilen. Die vier *padas* (wörtlich übersetzt: Füße), auf denen die *sutras* stehen, sind:

1. *samadhi pada* = Theorie des Geistes (z.B. die Stufen des Bewusstseins und die verschiedenen Arten von *samadhi*, dem Zustand des Überbewusstseins und Erfahrung des Absoluten)
2. *sadhana pada* = spirituelle Praxis (z.B. die ersten fünf Stufen des achtgliedrigen *Yoga*-Pfades des *Raja Yoga*)
3. *vibhuti pada* = höhere Stufen des *Raja Yoga* (die letzten drei Stufen des Yoga-Pfades und die übersinnlichen Kräfte)
4. *kaivalya pada* = Befreiung, Unabhängigkeit, Unterscheidungsfähigkeit zwischen dem Vergänglichen, *prakriti* (Materie) und dem Ewigen, *purusha* (Antimaterie)

Im *sadhana pada* definiert *Patanjali* Yoga als das „Zur-Ruhe-Bringen der Gedanken im Geist": *„yogaś citta-vrtti-nirodhah"* *(Yoga-Sutra 1.2)*. Wir können auch sagen, Yoga ist die Beseitigung der Störungen oder der Trübungen des Bewusstseins. Mit *citta-vrtti* ist die Trübung, Verschmutzung oder Verschleierung des Geistes und der Wahr-Nehmungsfähigkeit des Menschen gemeint, die wie die Wellen auf der Wasseroberfläche den klaren Blick in die Tiefe verhindern. Der *Yoga* soll diese Störungen der Wahr-Nehmungsfähigkeit kontrollieren und zur Ruhe bringen *(nirodhah)*. Ein wichtiges Ziel des *Yoga* ist also das Erkennen und die Beseitigung (Reinigung) der Störungen des menschlichen Bewusstseins. Der Zustand von *„yogaś citta-vrtti-nirodhah"* ist jedoch nicht das Endziel. Ist *„yogaś citta-vrtti-nirodhah"* gemeistert, offenbart sich dem Suchenden seine wahre, göttliche Natur und er wird eins mit ihr.

Yoga ist ein Weg der Befreiung und Reinigung von Störungen auf allen Ebenen des Seins (körperlich, seelisch, geistig und spirituell) mit dem Ziel, die individuelle Seele *(jiva)* wieder mit Gott *(brahman)* zu verbinden. Das höchste Ziel ist die Auflösung von *jiva* in *brahman*. Dieser Zustand der Vereinigung des Individuellen mit dem Universellen wird als *samadhi*, Erleuchtung, bezeichnet. Der Weg zur Erleuchtung ist ein stufenweiser Prozess, der mit einer stetigen Entwicklung und Erweiterung unseres Bewusstseins verbunden ist. Je mehr wir die Trübungen und Verschmutzungen unseres Bewusstseins erkannt und transformiert haben, um so stärker kann das in uns wohnende göttliche Licht und die damit verbundene allumfassende göttliche Liebe in alle Ebenen unseres Seins hineinstrahlen, in unser Handeln, Fühlen und Denken. So ist *Yoga* Weg und Ziel zugleich. Fassen wir zusammen:

- *Yoga* ist die Vereinigung von Körper, Geist und Seele.
- *Yoga* ist die Verbindung mit unserer wahren göttlichen Natur, dem höchsten Prinzip. Wir nennen dieses Prinzip Gott oder Liebe.
- *Yoga* ist unendliche, bedingungslose Liebe.
- *Yoga* ist der Weg aus der Verblendung und Unwissenheit *(avidya)* zur Erkenntnis und Weisheit *(vidya)*, aus der menschlichen Unvollkommenheit zur göttlichen Vollkommenheit, aus der Anhaftung zur Befreiung, aus dem Hass und der Angst zur kosmischen Liebe.
- Das Ziel des *Yoga* ist die Rückkehr zu unserer Quelle, aus der wir kommen. Unsere Quelle ist Gott *(brahman)*, die unendliche bedingungslose Liebe.

In der *Gita* beschreibt *Krishna* Sinn und Ziel des *Yoga* wie folgt:

> *„Wer seinen Verstand an das Göttliche angeschirrt hat, lässt beides fahren: Gut und Böse. Befleißige dich darum des Yoga. Yoga ist Geschick im Handeln. […] Wer in Leiden nicht erschüttert wird und in Freuden frei von Begierden ist, von welchem Leidenschaft, Furcht und Zorn gewichen sind, der wird in seinem Verstande feststehender Weiser genannt."* (2. Gesang, Vers 50/56)

Die vier *Yoga*-Pfade

> *„Jede Seele ist ihrem Wesen und Vermögen nach göttlich. Das Ziel ist die Offenbarung dieses innewohnenden Göttlichen durch die Beherrschung der äußeren und inneren Natur. Erreiche dies durch Liebe und Andacht (Bhakti-Yoga), durch richtiges Arbeiten (Karma-Yoga), durch Kontrolle der seelischen Vorgänge (Raja-Yoga) und durch Philosophie (Jnana-Yoga), durch eins oder einige oder alle – und sei frei."*
> (Swami Vivekananda, Raja-Yoga, Bauer-Verlag 1983, S.XV)

Auf dem Weg des Menschen zur Selbsterkenntnis und Weisheit haben sich im Lauf der Jahrtausende vier Pfade im *Yoga* entwickelt:

> *1. Bhakti-Yoga*
> *2. Karma-Yoga*
> *3. Raja-Yoga*
> *4. Jnana-Yoga*

Bhakti-Yoga ist der Weg der Liebe und Hingabe zu Gott. Geben wir uns in Demut und Dankbarkeit mit unserem Herzen und unserem Vertrauen ganz der unendlichen bedingungslosen Liebe hin, finden wir durch die göttliche Gnade das höchste Ziel. *Bhakti-Yoga* ist der Weg der Verehrung, des Gebetes, des Glaubens und der Demut zu Gott, ausgedrückt durch das Bekenntnis: *„Herr, Dein Wille geschehe"*. Der *Bhakti-Yoga* bedient sich traditionell vieler Ausdrucksformen:

- *japa* - die Wiederholung göttlicher Namen oder *mantras* in Gedanken oder in Worten.
- *kirtana* - der Gesang göttlicher Namen und *mantras*. Dabei singt ein Sänger das *mantra* vor und die Gemeinde singt nach.
- *bhajans* - das gemeinsame Singen religiöser Lieder.
- *pujas* - religiöse Zeremonien, bei der vor einer Statue oder einem Bildnis der Gottheit (oder auch eines Gurus) symbolisch Opfergaben wie Blumen, Früchte, Reis, Ghee oder andere Opferspeisen dargebracht werden. Die *puja* besteht normalerweise aus einer Anrufung (*avahanam*) der Gottheit sowie Lobpreisungen.

- *seva* - der selbstlose Dienst an der Gottheit ohne Belohnung. Gemäß der *Bhagavad Gita* soll man nicht an den Früchten der Handlung haften und sich selbst nicht als den *Handelnden* sehen. Diese Einstellung wird auch *Karma-Yoga* genannt.

Karma-Yoga ist ebenfalls durch Hingabe, Liebe und Dankbarkeit gekennzeichnet, jedoch in Form der selbstlosen Tat. *Karma-Yoga* als der Weg des Handelns bedeutet, das ganze Tun und alle Früchte dieser Arbeit ausschließlich Gott zu weihen. Diese Form der Selbstlosigkeit befreit das Ego, welches auf Belohnung und Anerkennung für seine Arbeit hofft. *Karma-Yoga* befreit aus diesen leidbringenden materiellen, geistigen und emotionalen Abhängigkeiten.

Raja-Yoga ist der Weg der Kontrolle und der Beherrschung der inneren wie äußeren Welt. Der *Raja-Yoga* wird auch „königlicher Pfad" genannt, weil wir durch ihn König über unsere eigenen Untertanen werden. Unsere Untertanen sind unser physischer Körper, unser Nervensystem, unsere Organe, unsere Sinne und unser Geist. Als König schützen und nähren wir sie gut und regieren über sie mit Sanftmut, Weisheit und Liebe. Der *Raja-Yoga* wird auch häufig als *Ashtanga-Yoga* bezeichnet. *Ashta* bedeutet acht und steht für die acht Glieder (*anga*) des *Raja-Yoga*-Pfades. Der Weg des *Raja-Yoga* zur Beherrschung des Körpers und Geistes führt über sieben Stufen. Die achte Stufe ist *samadhi*, der Zustand der Erleuchtung. Der Begriff *Hatha-Yoga* stammt aus der *Hatha-Yoga*-Pradipika des 14. Jahrhunderts und umfasst in der Praxis die Stufen drei (*asana*) und vier (*pranayama*) des *Raja-Yoga*.

Jnana-Yoga ist der Weg der Philosophie oder der Weg des *vedanta*. Als klassische Wissenschaft beinhaltet er das Studium der heiligen Schriften. Er ist der Weg, der mit Hilfe des Geistes und des Verstandes (*chitta*) versucht, Gott und seine Schöpfung zu erkennen – sowohl in der eigenen Seele als auch im Universum. Das Ziel ist es, die universalen Gesetzmäßigkeiten zu verstehen und die Natur des Menschen zu ergründen, *„dass ich erkenne, was die Welt im Innersten zusammenhält"* (aus Goethes „Faust"). Dabei geht es um die drei existentiellen Grundfragen:

1. *Wer bin ich?*
2. *Woher komme ich?*
3. *Was ist der Sinn meines Lebens?*

Die Beschäftigung mit diesen Fragen führt zur bewussten Auseinandersetzung mit dem eigenen Selbst und dem Sinn des Lebens.

Der Prozess des spirituellen Erwachens

„Wer bin ich?", *„Wo komme ich her?"*, *„Was ist meine Aufgabe in diesem Leben?"* - irgendwann in unserem Leben beginnen wir, uns diese Fragen zu stellen und uns auf die Suche nach einer Antwort zu machen. Der Grund und das Ziel dieser Suche nach uns selbst ist das Bedürfnis nach Heilung, Ganzwerdung, Vollkommenheit und nach wahrer Liebe. So wurzelt der Prozess des spirituellen Erwachens in jedem Menschen in der tiefsten Sehnsucht, geliebt zu werden und Liebe geben zu können. Unsere Suche nach dem Sinn unseres Lebens ist immer die Suche nach Liebe. Bewusst oder unbewusst sind wir auf der Suche nach einem sinnerfüllten reichen Leben, nach dem großen Glück und der bedingungslosen Liebe. *"Glaube-Liebe-Hoffnung, diese drei. Die Liebe jedoch ist die Größte unter ihnen."*, heißt es in der Bibel. Warum steht die Liebe über dem Glauben und der Hoffnung? Weil die Liebe alles in sich vereint. *"Die Liebe trägt alles, duldet alles, verzeiht alles."*, lautet es weiter. Liebe ist die größte Kraft im Universum, weil sie kein Gegenüber hat, sie ist ein Zustand des EINS-Seins. Dem Glauben steht der Un-Glaube oder der ZWEI-fel gegenüber, der Hoffnung die Hoffnungs-Losigkeit. Glaube und Hoffnung können wir verlieren, die Liebe niemals. Sie ist der Urgrund unseres Seins. Die wahre Liebe ist ewig, unvergänglich, unzerstörbar. Sie ist grenzenlos und bedingungslos. Sie unterscheidet nicht und zwingt uns nicht, zu entscheiden, das eine mehr oder das andere weniger zu lieben. Das Prinzip der Liebe heißt „sowohl-als-auch" und nicht „entweder-oder". Sie will vereinen, nicht trennen. Liebe will öffnen, fließen, sich verströmen, nicht besitzen oder festhalten. Sie verbindet alle Gegensätze und macht aus ZWEI EINS. Indem die Liebe alle Polarität überwindet, schafft sie den göttlichen Zustand des All-EINS-Seins, den Zustand des Heil-Seins. Liebe = Gott.

Warum sind wir Menschen von der Liebe und dem Zustand des Heil-Seins oft so weit entfernt? Warum kranken wir an Lieb-Losigkeit und Un-Heilsein? Warum werden wir krank?

Antworten auf diese Fragen finden wir, wenn wir uns bewusst machen, dass wir in einer Welt leben, die bestimmten Bedingungen und übergeordneten Gesetzmäßigkeiten unterworfen ist. Das Wissen um diese universellen Gesetze ist die notwendige theoretische Vorausetzung für das ganzheitliche Verständnis der Welt, insbesondere von Krankheit und Gesundheit. Alle Heil-Wege oder spirituellen Einweihungswege beginnen mit der Bewusstwerdung dieser kosmischen Prinzipien und Zusammenhänge. Dieser Erkenntnisprozess eröffnet eine erweiterte und neue Sichtweise, die unser materielles Weltbild oft auf den Kopf stellt und uns die tiefe innere Wahrheit erkennen und spüren lässt. In unserem menschlichen Un-Wissen verstoßen wir oft unbewusst oder bewusst gegen diese universellen Gesetze. Wenn wir diese Gesetze jedoch anerkennen und bereit sind, sie einzuhalten, kann wahre Heilung geschehen und fortan leben wir im Einklang mit uns selbst und mit dem Kosmos.

Im Kapitel *Ayurveda* sind wir bereits auf drei wichtige universale Gesetzmäßigkeiten eingegangen. Die folgenden Ausführungen zeigen einen erweiterten Überblick und Sinnzusammenhang der einzelnen Gesetze:

1. Gesetz der Polarität und Einheit
2. Gesetz der Reinkarnation
3. Gesetz des *karma*
4. Gesetz der wiederholten Gelegenheiten
5. Gesetz des Ausgleichs
6. Gesetz der Entsprechung

Das Gesetz der Polarität und Einheit besagt, dass die gesamte Schöpfung, alle Wesen und Prozesse, in Form polarer Kräfte existieren. Jede Polarität umfasst dabei einen männlichen und einen weiblichen Teil. Sie gehören zusammen und bedingen einander. Das eine kann ohne das andere nicht sein: Tag und Nacht, Sonne und Mond, Ebbe und Flut, Gesundheit und Krankheit, Leben und Sterben. Die gesamte Natur wird bestimmt durch das Spiel dieser Gegensätze und deren

Wandlung und Veränderung. Durch den sich immer wiederholenden Wechsel der Jahreszeiten, der Mondphasen und Gezeiten entsteht der natürliche Rhythmus des Lebens. Auch unsere gesamte menschliche Natur - unser Körper, unser Fühlen und Denken - wird bestimmt durch diese Rhythmen und Zyklen. Jede Frau spürt diesen Prozess in den Phasen ihrer Menstruation. Jeder Mensch erlebt diesen natürlichen Kreislauf von Geburt, Wachstum, Reifung und Tod.

Das Gesetz der Reinkarnation beschreibt den natürlichen Kreislauf von Geburt-Tod-Wiedergeburt, in dem jeder Mensch bleibt, bis er eines Tages einen Zustand der höchsten Transzendenz, der Erleuchtung, erreicht, um das "Rad der Wiedergeburt" verlassen zu können. Die Transzendenz kann nur eintreten, wenn wir den Pfad der Bestimmung unserer Seele vollendet haben. Von Leben zu Leben inkarniert unsere göttliche Seele bewusst in einen menschlichen Körper, um zu lernen und sich immer mehr zu vervollkommnen. Jede neue Inkarnation gibt unserer Seele dabei die Möglichkeit, eine bestimmte Lektion zu lernen. Die ganze Schöpfung dient so der Weiterentwicklung und dem Erkenntnisprozess. Der einzige Sinn der Inkarnation ist die Bewusstwerdung. Das höchste Ziel ist *moksha*, die Befreiung aus dem *samsara*, dem Kreislauf der Wiedergeburten. Irgendwann, wenn wir alles verstanden und alle Seelen-Lektionen gelernt haben, kehren wir in den Zustand der Einheit zurück. Wir verschmelzen mit der raum- und zeitlosen Ewigkeit der göttlichen Heimat (*brahman*) und sind aus dem "Rad der Wiedergeburt" erlöst.

Das *Karma*-Gesetz führt uns in jeder Inkarnation gezielt in Situationen, in denen wir - nach dem Gesetz von Ursache und Wirkung oder Aktion und Reaktion - säen und ernten. Alles, was wir tun oder nicht tun, löst bestimmte Reaktionen aus, die nach einer bestimmten Zeit als Wirkung zu uns zurückkehren. Wir ernten das, was wir gesät haben.

> *„Du säst eine Tat und erntest eine Gewohnheit. Du säst eine Gewohnheit und erntest einen Charakter. Du säst einen Charakter und erntest ein Schicksal. Daher ist das Schicksal dein eigenes Werk. Du hast es geschaffen. Du kannst es aufheben, indem Du edle Gedanken pflegst, tugendhaft handelst und deine Denkweise änderst."*
>
> (aus: Swami Sivananda, Göttliche Erkenntnis, Mangalam Books)

Jede physische oder geistige Handlung und deren Folge ist *karma*. *Karma* wird aus drei Dingen gebildet: Wünschen *(ichha)*, Wissen *(jnana)* und Wollen *(kriya)*. Wir suchen uns bewusst oder unbewusst die Umstände und Beziehungen aus, in denen wir unsere Lektionen in diesem Leben lernen wollen. *Karma* bedeutet also nicht, dass wir „Opfer des Schicksals" sind. Gott hat uns den freien Willen gegeben. Wir sind selbst verantwortlich für die Resultate aus unserem Denken, Fühlen und Handeln. Das Schicksal ist unsere eigene Schöpfung. Hinter jeder Handlung stehen ein Wunsch und ein Gedanke. Die Energie folgt den Gedanken, das *Qi* folgt der Vorstellung. So haben wir die Kraft und die Macht, zu entscheiden, was wir säen und damit auch ernten wollen. Wir können nicht an einem Apfelbaum schütteln und erwarten, dass Birnen herabfallen. Durch Fehler im Denken und dem Spüren der Folgen lernen und wachsen wir. Irrtümer und Fehler sind menschlich. Es liegt an uns, wie viele Inkarnationen wir brauchen, um aus den Erfahrungen früherer und jetziger Leben zu lernen und „karmische Schuld" abzutragen. Unsere Seele sucht sich in jeder neuen Inkarnation immer wieder Lebensumstände und Situationen, in denen sich uns Gelegenheiten bieten, *karmische* Schulden zu tilgen, die wir durch Verfehlungen in den vergangenen Inkarnationen verursacht haben.

Dies regelt das Gesetz der wiederholten Gelegenheiten. Auch innerhalb der Grenze dieses Gesetzes ist uns der freie Wille gegeben. *Was begegnet mir immer wieder? Wo mache ich immer wieder die gleichen Fehler?* Antworten auf diese Fragen können hilfreich sein, wirkende karmische Bezüge zu erkennen.

Das Gesetz des Ausgleichs sorgt dafür, dass sich die Erfahrungen unserer unterschiedlichen Seelen-Lektionen die Waage halten. Alles im Universum beruht auf dem Prinzip des Ausgleichs der polaren Kräfte. So verfolgt auch unsere Seele das Konzept des Gleichgewichts, der Balance. So kann es in einem Leben wichtig sein, Erfahrungen in einem männlichen Körper zu machen, in einem anderen Leben gilt es vielleicht, als Frau zu lernen und sich zu entwickeln. In der einen Inkarnation wollen wir vielleicht lernen, in Familie zu leben und für Kinder zu sorgen, in einer anderen sind wir dazu bestimmt, allein zu wandern und Erfahrungen zu machen. All diese unterschiedlichen Wahrnehmungen und Erkenntnisse dienen uns auf unserem Weg, immer mehr und mehr Weisheit und Wissen zu erlangen.

Das Gesetz der Entsprechungen vereint die Prinzipien der anderen fünf Gesetze in sich. Wir erinnern uns an das Ziel unseres Weges: polare Gegensätze zu vereinigen, um wieder ganz und heil zu werden. Der Weg zur Heilung von Körper, Seele und Geist führt durch die bedingungslose Liebe. Dazu müssen wir fühlen und lernen, alles in uns zu lieben und zu akzeptieren. Freud und Leid, unsere Licht- sowie unsere Schattenseiten. Wenn wir unser emotionales Leid und unseren Schmerz abspalten und verdrängen und unser "karmisches Gepäck" nicht öffnen, wird unser Körper gezwungen, unsere Widerstände zu reflektieren. Anders ausgedrückt: Hören wir nicht auf die Botschaften unserer Seele, muss unser Körper uns signalisieren, dass wir auf dem falschen Weg sind und uns zur Rückkehr oder Umkehr mahnen. Je nachdem, welche Lektionen notwendig für uns sind, geraten wir sowohl in äußerlich-materielle als auch in innerlich-körperliche Schwierigkeiten. Das ist das Gesetz der Entsprechung: Wie innen, so außen. Wie oben, so unten. Der Mikrokosmos als Widerspiegelung des Makrokosmos. Alles, was in unserem Inneren geschieht, wird sich im Außen widerspiegeln und umgekehrt.

Die Philosophie des YOGA

Yoga ist Gott. Gott ist Licht und Liebe.
Yoga ist göttlich und menschlich.
Yoga ist sowohl Weg als auch Ziel.
Wir sind *Yoga*, und wir suchen immer wieder den Weg dorthin.
Wir sind vollkommen und unvollkommen.
Wir sind Eins und heil und wir sind es nicht.

Um diese *Paradoxa* zu verstehen, ist *Jnana-Yoga* hilfreich, welches sich mit der Philosophie des *Yoga* beschäftigt. Eines der ältesten philosophischen Systeme ist *Samkhya*. In der *Bhagavad-Gita* wird der Krieger *Arjuna* von *Krishna* in die *Samkhya*-Philosophie des *Yoga* eingeweiht. Die Philosophie der *Samkhya* enthält die Darstellung der „25 Daseins-Formen" *(tattvas)*.

purusha	(Ur-Seele)
prakriti	(Ur-Natur)
buddhi	(Erkenntnisvermögen, Unterscheidungskraft)
ahamkara	(ICH-Bewusstsein)
manas	(Sinnesbewusstsein)
jnanendriyas	(5 Sinnesorgane)
karmendriyas	(5 Handlungsorgane)
tanmatras	(5 Sinnesobjekte)
mahabhutas	(5 grobstoffliche Elemente)

Nach der dualistischen *Samkhya-Philosophie* entsteht das Universum aus der Wechselwirkung zweier Urkräfte: *purusha* und *prakriti*. *Purusha* ist die Ur-Seele, der ewige, metaphysische Weltgeist, der unveränderlich ist. Ihr gegenüber steht die Ur-Natur *prakriti* (Natur), die Welt der Erscheinungen. *Purusha* und *prakriti* werden hier als männliches und weibliches Prinzip gegenübergestellt. *Prakriti* ist die Frau und daher das schaffende und gebärende Prinzip. *Purusha* ist der Mann, sein Wesen ist es, zu betrachten, zu schauen und zu erkennen. *Purusha* und *prakriti* sind die zwei unterschiedlichen Prinzipien, auf die die Welt zurückgeführt wird. Diese zwei dualen Kräfte oder Prinzipien entspringen aus *brahman*.

In der monistischen *Vedanta*-Philosophie wird *purusha* identisch mit *atman* (Weltseele) und somit auch mit *brahman* gesetzt. *Purusha* ist hier das höchste Wesen, die göttliche Seele im Herzen aller Menschen und aller fühlenden Wesen. Um das individuelle Selbst *jiva* von *brahman* zu unterscheiden, wird es als *paramatma* (höchster *purusha*) bezeichnet. Es verleiht Menschen, Tieren, Pflanzen Empfindungsfähigkeit und Bewusstsein. *Prakriti* ist in der *Vedanta*-Philosophie die schöpferische Kraft hinter allen psycho-physischen wie materiellen Gegebenheiten des Seins, zu denen auch Körperlichkeit, Denkprozesse und Wahrnehmung gehören.

Prakriti werden drei *gunas* (Eigenschaften) zugeordnet:

1. *sattva* (Harmonie, Reinheit, Ausgeglichenheit, Klarheit)
2. *rajas* (Aktivität, Bewegung, Energie, Leidenschaft)
3. *tamas* (Passivität, Trägheit, Dunkelheit, Schwere, Chaos)

Am Anfang des Schöpfungszyklus befinden sich die drei *gunas* im Gleichgewicht und in einem harmonischen Kräfteverhältnis zueinander. Mit dem Beginn der materiellen Schöpfung gerät diese Harmonie in Unordnung. Die Beeinflussung und Beherrschung der *gunas* ist im *Yoga* nur möglich, wenn es uns gelingt, *purusha* aus den Verwicklungen der *gunas* zu lösen und sich als stiller Beobachter über sie zu positionieren. Wir können dann beobachten, wie die „Wellen" der *gunas* auf- und absteigen und lernen, unsere wahre Natur zu verstehen.

Über das rechte Verhalten gegenüber den Kräften der *gunas* sagt *Krishna* in der *Gita*:

> „Wer, wo ein ‚Guna' ihm erscheint, er darum diesen doch nicht hasst, nach andern ‚Gunas' nicht begehrt, im Geiste ruhig und gefasst; wer gleichsam unbeteiligt bleibt, bei eines ‚Guna' Gegenwart, wer denkt, ‚ein Guna treibt sein Spiel', und deshalb stets den Gleichmut wahrt; wer standhaft ist in Freud und Leid, wem gleich ist Scholle, Stein und Gold, wer gleich sich bleibt, wenn man ihn schmäht und wenn man ihm Bewund'rung zollt; wem gleich ist Ehre oder Schmach, ob Freund, ob Gegner unterliegt, wer jeder Tat entsagt, der hat der ‚Eigenschaften' Macht besiegt." *(Bhagavadgita,14.22–14.25)*

Unsere wahre Natur ist also *purusha*, aber wir halten irrtümlicherweise auch die Aspekte des *prakriti* für einen Teil von uns selbst und identifizieren uns mit ihnen. Diese Täuschung und Verwechslung schafft Verstrickung, Anhaftung und Leid. *Prakriti* wird auch als *maya* bezeichnet, was wörtlich „abgemessen" bedeutet. Häufig wird *maya* als Illusion übersetzt. Doch diese „abgemessene" Welt ist an sich keine Illusion, kein Schein, keine Unwirklichkeit, sie ist real und messbar. Glauben wir jedoch, dass *maya* das einzige ist, was existiert, dann sehen wir nur einen Teil des Ganzen, die halbe Wahrheit, und sind somit einer Illusion unterlegen.

Das höchste Ziel des *Yoga* ist *moksha* (Erlösung). Dies bedeutet, sich von *maya* zu befreien, denn sie ist die Ursache der *kleshas* (Leiden), weil sie unser göttliches Selbst an die Materie bindet und zur Identifikation mit den Objekten und Wünschen der „abgemessenen Welt" führt. An dieser Stelle ist es wichtig, nochmals zu betonen, dass die göttliche Seele den physischen Körper und die materielle Welt benötigt. Sie sind notwendige Bedingungen unseres polaren Seins. Ohne sie wäre keine Erkenntnis möglich.

Kleshas können wir als unbewusste oder bewusste Denk-, Gefühls- und Verhaltensmuster bezeichnen, welche die Wahrnehmung und die Denk- und Handlungsweise des Menschen beeinflussen und uns immer wieder in Situationen bringen, die wir als leidvoll erfahren. Die Ursache der *kleshas* ist *maya*, die täuschende und verschleiernde und projizierende Kraft des Universums. *Maya* ist das, was in Wahrheit nicht wirklich ist, aber wirklich zu sein scheint. *Maya* verschwindet, wenn *vidya*, Erkenntnis, erlangt ist. Durch *vidya* erfahren wir *moksha*, die letztendliche Befreiung und Erlösung aus dem Leid und dem Rad der Wiedergeburt.

In der *Yoga*-Lehre unterscheiden wir insgesamt fünf verschiedene *kleshas*:

1. *avidya*   (Unwissenheit)
2. *asmita*   (Identifizierung, Ego)
3. *raga*   (Wunsch, Begierde)
4. *dvesha*   (Abneigung)
5. *abhinivesha*   (Furcht)

Avidya, Unwissenheit, ist die Quelle aller *kleshas*, sie ist die geistige Trübung, der Schleier, der sich über unsere Wahrnehmung legt, solange wir dem geistigen Irrtum unterliegen, getrennt von unserem göttlichen Selbst zu sein. *Avidya* lässt uns anhaften und kann zu Angst, Zorn, Gier und Hass führen.

Krishna nennt in der *Gita* die Ursachen für *avidya* des Menschen:

> *„Von vielen Gedanken verwirrt, in die Maschen der Verblendung verstrickt und der Befriedigung ihrer Sinne verschworen, fallen sie in eine schmutzige Hölle. [...] Diese Pforte zur Hölle, welche die Seele zerstört, ist dreifach: Wollust, Zorn und Gier. Daher soll man diese drei aufgeben."* (Vers 16, 21)

Avidya wird befreit durch *vidya*, Erkenntnis. *Vidya* bringt uns zurück auf den Weg der Wahrheit und Befreiung und ist gekennzeichnet durch Unterscheidungskraft zwischen Vergänglichem und Ewigem, durch Hingabe zu Gott und durch bedingungslose Liebe. Wenn wir uns zu sehr mit unserem ICH identifizieren, führt das zu *asmita:* Das Ego bläst sich auf, wird hochmütig, manipuliert und unterdrückt andere, neigt zur Selbstüberschätzung, zum Selbstmitleid oder zur Selbst-abwertung.

Raga bedeutet übermäßiges Verlangen. Ist ein Wunsch erfüllt, stellt sich sofort der nächste ein. *Raga* ist die Gier nach immer mehr. Sie beschränkt sich nicht nur auf materielle Dinge, sondern erstreckt sich auch auf die emotionale und geistige Ebene. Besonders die Gier, Menschen zu besitzen, schafft Anhaftung und Leid.

Dvesha ist Abneigung, Ablehnung und Angst gegenüber Neuem, Unbekanntem und vor Veränderungen auf Grund negativer Erfahrungsmuster. Aus *dvesha* folgt Stagnation, denn nur, wenn wir uns neuen Herausforderungen stellen, können wir uns weiterentwickeln.

Abhinivesha bedeutet „Wurzel der Angst". Sie zeigt sich in Form von übersteigerter kindlicher Angst, Unsicherheit, Zweifel, Panik, Existenzängsten, Angst vor der Zukunft, Angst vor Krankheiten und Angst vor dem Tod. *Abhinivesha* verschwindet durch *vidya*, der Erkenntnis unserer unsterblichen Seele und unserer wahren göttlichen Natur.

Yoga gibt uns die Möglichkeit, die *kleshas* zu erkennen und zu transformieren, um liebende Güte und Weisheit zu erlangen. Solange wir also unser wahres Selbst, unsere wahre Natur und Aufgabe nicht erkannt haben, glauben wir das ICH sei unser Körper oder unser Intellekt. Solange wir meinen, die Welt allein mit unserem Denken zu erkennen, können wir *brahman* (Gott) nicht schauen. Die Trennung zwischen der individuellen Seele *jiva* und Gott *brahman* ist noch nicht überwunden. Solange wir also *prakriti* unterstehen, werden wir zu diesem Irrtum verführt, wir wären getrennt von Gott. Erst im Zustand des Überbewusstseins können wir *karma* und *maya* überwinden. Dann sind wir frei und entlassen aus dem Kreislauf von Geburt und Tod. Der befreite Mensch muss nicht wiedergeboren werden, denn er ist nicht mehr der Macht *prakriti* unterworfen.

Fassen wir zusammen:
Betrachten wir die spirituelle, nicht-duale Ebene, sind wir in unserem wahren Selbst, unserer göttlichen Seele *atman*, vollkommen, ganz und heil. Hier gibt es weder Raum noch Zeit. Hier sind wir ewig, unverletzbar und unsterblich. Hier sind wir Eins mit Gott (*brahman*).

> *„Der Atman, dein wahres inneres Selbst in deinem Herzen, ist der Speicher von Gesundheit, Kraft, Stärke und Vitalität. Er kann nicht berührt werden von Keimen, Mikroben, Bazillen, Cholera, Eiterfluss, Pest usw. Schwäche, Depression, Unbehagen, Unpässlichkeit und Kränkeln haben da keinen Platz. Keime und Krankheiten flüchten, wenn man einfach nur an den Atman, das Selbst, denkt."* (
> Swami Sivananda, Göttliche Erkenntnis, Mangalam Books)

Aus Sicht der materiellen *Prakriti*-Ebene sind wir dagegen unvollkommene menschliche Wesen, die den Gesetzmäßigkeiten der Polarität unterliegen. Unsere unsterbliche göttliche Seele steckt in einem sterblichen menschlichen, physischen Körper. Wir haben bereits gesehen, dass der Körper unserer Seele als Hilfsmittel, als Vehikel oder Wagen dient, um menschliche Erfahrungen zu machen und durch diese zu lernen und zu vervollkommnen. Das schließt in der *prakriti*-Welt zwangsläufig Leid, Schmerz und Krankheit mit ein. Jeder Schmerz, jeder Kummer, jede Krankheit ist eine wertvolle nützliche Lektion, um verschiedene (göttliche) Tugenden zu entwickeln. Betrachten wir also Leid, Schmerz und Krankheit unter diesem Aspekt als Lern-Erfahrung, als wichtige Chance und Möglichkeit zur Erkenntnis und zum inneren Wachstum, kann es im *Yoga* nicht darum gehen, sie bekämpfen oder beseitigen zu wollen. Wahre Heilung im *yogischen* Sinne bedeutet, Leid und Krankheit als Ausdruck unserer menschlichen Un-Vollkommenheit zu verstehen und ihre wahren Ursachen zu erkennen. Die Antwort auf die eingangs gestellte Frage *„Warum sind wir krank?"*, finden wir in der Polarität. In dem Wissen, in einer polaren Welt zu leben, die von Gegensätzen bestimmt wird, müssen wir uns entscheiden: Entweder für das eine oder gegen das andere. Dieses "entweder-oder" hat zur Folge, dass wir bestimmte Dinge in unserem Leben begrüßen, andere wiederum ablehnen. Dabei bemühen wir uns, Zustände herbeizuführen, die uns angenehm sind und die wir bevorzugen. So möchten wir beispielsweise, dass wir stets glücklich sind. Glücklich zu sein ist jedoch nur dadurch möglich, dass es auch das Unglücklich-Sein gibt. Das Eine bedingt das Andere. Einen Tag gibt es nur, weil es auch eine Nacht gibt, das Licht können wir nur sehen, weil es sich von der Dunkelheit unterscheidet, das Einatmen bedingt das Ausatmen. Immer nur glücklich sein zu wollen, wäre der absurde und lebensgefährliche Wunsch, nur noch einatmen und nicht mehr ausatmen zu wollen.

> *„Du kannst kein absolutes Glück in der relativen physischen Ebene der Gegensatzpaare finden. Die Gegensatzpaare drehen sich im Kreis. Der Tod folgt dem Leben. Die Nacht folgt dem Tag. Das Licht folgt der Dunkelheit. Der Schmerz folgt der Freude. (…) Der Mensch möchte glücklich sein. Er scheut den Schmerz. Er setzt Himmel und Erde in Bewegung, um aus den Sinnesobjekten das Glück zu erlangen, das er sich wünscht, und wehe, er verwickelt sich in den unentwirrbaren Maschen von Maya. Armer Mensch! Er weiß nicht, dass diese Dinge vergänglich sind und dahinschwinden, dass sie begrenzt sind und durch Raum, Zeit und durch Ursächlichkeit bedingt sind."* (Swami Sivananda, Göttliche Erkenntnis, Mangalam Books)

An dieser Stelle gilt es zu verstehen, dass die Ursache für Krankheit und Leid nicht die Polarität ist, sondern unser polares menschliches Bewusstsein, unsere eingeschränkte Sichtweise *(avidya)*. Ein Grund für unsere Begrenzung sind Raum und Zeit. Sie sind die beiden „großen Täuscher", wie es in den *Veden* heißt. Eingegrenzt in unsere Bewusstseinsschranken, sind wir nicht in der Lage, die übergeordnete göttliche Einheit aller Dinge und Vorgänge zu erkennen. Die Wirklichkeit existiert zwar als Einheit und alle Erscheinungen sind ihrem Wesen nach göttlich und neutral und wertfrei, unser polares Denken jedoch kann die göttliche Einheit nur polar und zeitlich und räumlich voneinander getrennt erfassen. Das Problem ist also nicht die Polarität. Wir brauchen und nutzen sie auf unserem Erkenntnisweg. Das eigentliche Problem ist, dass wir nicht wertfrei sind, sondern alle Dinge in positiv oder negativ, gut oder böse, richtig oder falsch einteilen. Dieses Polarisieren oder "Schwarz-Weiss-Denken" führt dazu, dass wir allem einen Stempel der Bewertung aufdrücken. So schauen wir uns beispielsweise das Wetter an und sagen, es ist gut oder schlecht. Einen warmen hellen Sonnentag empfinden wir dabei als gut und angenehm, einen kalten dunklen Regentag dagegen als schlecht und unangenehm. Diese Art „Schubladen-Denken" wenden wir auch für unsere inneren Befindlichkeiten an. Alles, was in uns geschieht, legen wir entweder in die eine oder in die andere Schublade. So werden alle unsere körperlichen Symptome, Sinneseindrücke, Gefühle, Gedanken und Handlungen und auch alles, was im Außen geschieht, entsprechend bewertet und eingeteilt. In die Schublade für positiv, gut und richtig packen wir Dinge wie Reinheit, Glück, Freude, Mut, Harmonie und Gesundheit. Die andere Lade füllen wir mit Dingen, die wir für negativ, böse und falsch halten. Dazu gehören nach unserer Einschätzung Unglück, Trauer, Angst, Wut, Schmerz und Krankheit. Diese Aufteilung und Bewertung hat zur Folge, dass wir nur noch bestimmte Gefühle und Gedanken für richtig halten. Freude ja – Traurigkeit, nein danke. Von den angeblich falschen negativen Gefühlen trennen wir uns, sie werden negiert, verdrängt, abgespalten und nicht mehr gefühlt. Erinnern wir uns an das Bild der Waage, so gerät sie durch diese einseitige Gewichtung aus ihrer Balance. Übertragen wir dieses Beispiel auf unsere Gesundheit, so können wir sehen, warum wir aus unserer Mitte gelangen und krank werden. Indem wir das eine bejahen und gleichzeitig sein Gegenstück verneinen, schaffen wir ein Ungleichgewicht der Kräfte. Das „Gut oder Böse", mit dem wir die Welt betrachten, zwingt uns, viele Dinge zu unterdrücken, weil wir deren Wertfreiheit nicht erkennen und akzeptieren können. So drängen wir einen großen Teil unserer Persönlichkeit in den Schatten und verhindern damit die volle Entfaltung unseres Wesens. Wir werden krank, weil diese Einseitigkeit unsere Persönlichkeit halbiert und damit reduziert. Durch Verdrängung und Trennung bleiben wir un-vollkommen und es entsteht Un-Heil-Sein. Wahrhaft Heil-werden können wir also nur, wenn wir die Trennung überwinden und anstelle des „entweder-oder" ein „sowohl-als-auch" setzen. Das ist ein wichtiger Erkenntnisschritt auf dem Weg zur

Heilung und die Vorausetzung, um auch unsere Schattenseite zu lieben, wertungsfrei zu erkennen, zu bejahen und zu integrieren.

Alles annehmen und zu allem „Ja" sagen?

Das ist nicht einfach. Doch wenn wir uns bewusst machen, dass gerade in unseren ungeliebten Seiten ungeahnte Kräfte schlummern, die nur darauf warten, ans Licht gebracht zu werden, um uns zu vervollkommnen und unser ganzes Potential zu ermöglichen, können wir diese schwierige Aufgabe wagen. Und so wird aus Schattenarbeit Lichtarbeit, und Lichtarbeit schließt stets Schattenarbeit mit ein. Denn wo Licht ist, da ist auch Schatten. Gelänge es uns also, sowohl den Sonnen- als auch den Regentag zu nutzen, die Zeiten des Lichts und der Freude genauso wie die Zeiten der Dunkelheit und Trauer in uns zu lieben, wären wir vollkommen und in Harmonie und im Ein-Klang mit uns und der Welt. Wir wären ganz und heil. Nur die bedingungslose Liebe vermag zu verbinden, was getrennt war. Liebevolle Wahrnehmung, bedingungslose Akzeptanz und Integration von allem, was ist, sind die ersten drei der vier Heilungsschritte. Erst sie ermöglichen den letzten und vierten Schritt der Transformation.

Die vier Heilungsschritte

1. WAHR-NEHMEN,
   beobachten ohne Wertung, ohne Vergleich, ohne Erwartung
2. AN-NEHMEN,
   liebevoll akzeptieren, ohne anzuhaften, "JA" sagen und loslassen
3. HINEIN-NEHMEN,
   integrieren der abgelehnten und getrennten Anteile
4. TRANSFORMIEREN,
   umwandeln in einen neuen Erkenntnisschritt

Wenn wir im ersten Schritt alles in uns und in unserem Leben betrachtet und urteilsfrei wahrgenommen haben, ist es von entscheidender Bedeutung, ob es uns gelingt, den zweiten Schritt zu gehen. Wenn wir es schaffen, auch Dunkles, Negatives, Leidvolles, Schmerzhaftes in unserem Leben liebevoll und bedingungs- los anzunehmen und zu integrieren, sind wir einen guten Schritt weiter in

Richtung Heilung. Es geht also nicht um das Beseitigen oder Bekämpfen von Symptomen. Das würde nur dazu führen, Symptome zu verstärken bzw. sie zu verschieben. Hier wirkt ein wichtiges energetisches Prinzip:

Alles, wogegen wir ankämpfen, wird sich verstärken!
Alles, was wir annehmen, kann sich auflösen!

Wenn wir dagegen kämpfen, Widerstände haben, erzeugen wir Energie und Gegendruck und verstärken damit den Zustand bzw. das Symptom. Die Akzeptanz, das Annehmen, macht den Zustand bzw. das Symptom überflüssig. Es ist gesehen und kann gehen. Nehmen wir an, wir spüren plötzlich tiefe Traurigkeit in uns. Trauer ist neben Wut, Freude, Angst und Liebe eines der fünf Grundgefühle des Menschen. Diese existentiellen Gefühle sind weder gut noch schlecht, wir können sie nicht beseitigen, noch brauchen sie einen Grund für ihr Dasein. Wenn wir die Trauer bewerten und verdrängen oder sie zu bekämpfen versuchen (ob nun schulmedizinisch mit Tabletten, naturheilkundlich mit Kräutern oder mit *Yoga*), wird es vielleicht kurzfristig möglich sein, sie zu beseitigen. Im Körper und in unserer Seele allerdings wird sie sich weiter manifestieren und sich neue Möglichkeiten suchen, sich zu offenbaren. Wir wissen, dass jedes ungelebte und verdrängte Gefühl, sich wie ein dunkler Schatten oder eine „Leiche im Keller" versteckt, um zur passenden oder unpassenden Gelegenheit wieder ans Licht zu kommen. In unserem Beispiel kann die Trauer, wird sie lange zurückgehalten, das nächste Mal vielleicht auf der körperlichen Ebene durch Atembeschwerden oder Herzbeklemmung spürbar werden oder sich auf der psychischen Ebene durch Einschlafstörungen oder Angstzustände zeigen. Nun können wir weiter versuchen, auch diese Dinge zu bekämpfen. Mit Tabletten, Homöopathie, Autogenem Training oder *Yoga* - die Symptome werden mehr oder weniger verschwinden oder sich verlagern, doch sind sie weder verstanden, noch erlöst oder gar geheilt. Gehen wir also den nächsten Schritt und erfahren, dass Heilung durch liebevolles Spüren und Beobachten ohne Identifikation oder Anhaftung, durch demütiges Annehmen, Zulassen und Hineinnehmen möglich wird, nicht durch Kampf, Verdrängung oder Trennung. Sagen wir „Ja" zu allem was ist, erkennen wir das „Warum" und es kann Heilung geschehen. Wir sind in der Lage, neue Denk- und Handlungsweisen zu integrieren und unsere Fehler und Irrtümer durch die Entwicklung von Tugenden zu beseitigen. Der letzte und vierte Heilungsschritt im

Sinne eines echten Erkenntnisschrittes ist dann nicht mehr die Frage nach dem „Warum", sondern die Frage nach dem Sinn unseres Lebens und das Herausfinden der eigenen Lebensaufgabe. Antworten auf die Fragen *Wer bin ich?*, *Was soll ich in diesem Leben lernen?*, *Was ist in diesem Leben mein Weg, meine Aufgabe, meine Bestimmung?* sind die Erkenntnisziele, die uns wieder mit unserer göttlichen Dimension verbinden. Von nun an sind wir (wieder) in beiden Welten zu Hause, der physisch-materiellen und der geistig-spirituellen Welt. *Yoga* lässt den tieferen Sinn im Leben erkennen und verstehen, was es in diesem Leben für unsere Seele zu lernen gibt. Der *Yoga*-Weg wird so zum Erkenntnis- und Heilungsweg des Menschen in der Welt.

Die 7 Chakras

Der Erkenntnisweg des Menschen zu Weisheit und Erleuchtung und seinem wahren göttlichen Selbst führt über 7 Stufen, den 7 Energiezentren, *chakras* genannt. Die Zahl 7 ist nicht zufällig. Um die Bedeutung und Funktion der *chakras* zu verstehen, ist vorab eine Betrachtung der Zahl 7 aus numerologischer Sicht hilfreich.

Die Numerologie, auch Zahlenmystik genannt, ist die Lehre von der Bedeutung und dem inneren Wesen der Zahlen. Sie findet sich im Wissen der *Veden,* der *Samkhya (tattwas),* der *Kabbalah,* des *Tarots,* der Astrologie und in den Erkenntnissen von *Pythagoras.* Für *Pythagoras* verkörperten Zahlen universelle Gesetzmäßigkeiten der Schöpfung. So beschrieb er den Gegensatz von ungeraden und geraden Zahlen als Spiegelbild der polaren Gegensätze der Schöpfung: göttlich und weltlich, Körper und Geist, männlich und weiblich, Einheit und Vielheit.

Die Zahl 7 ist das Symbol des vollständigen kosmischen Menschen und die vollständige Verbindung von Geist und Materie: 3 (=innen, Seele, Himmel) und 4 (=außen, Leib, Erde). Als Summe von 3 + 4 ist 7 die Zahl der Fülle und Vollendung, die Zahl der Vereinigung des Geistigen mit der Materie und die Zahl der Heilung. Ist der Mensch über die 4, seine irdische physische Natur, hinausgewachsen und hat die Herrschaft über die 5 Sinne erlangt sowie die 6, seine triebhafte Natur, gemeistert, hat er die materielle Welt überwunden und gewinnt allmählich kosmisches Bewusstsein. So ist die 7 die Zahl der Transzendenz, der Grenzüberschreitung. Fortan schaut der Mensch mit seinem 3. Auge in die geistige Welt der Mysterien und kosmischen Gesetze. Doch ist er noch nicht frei von *karma*, und er bleibt weiter verwurzelt in der Erde. Die Erde bildet das Fundament für sein Werk und sein Wirken. Die Zahl 7 steht auch für Sieg und Gewinn. Hier ist der Sieg des Menschen über sein Ego gemeint und der Wiedergewinn seiner göttlichen Bewusstheit.

Im Hinduismus ist die Zahl 7 eine heilige Zahl. In den alten indischen Schriften der *Veden* und *Puranas* werden 7 Welten, *sapta loka* (*sapta*=7, *loka*=Welt) beschrieben. Betrachten wir die 7 *lokas* in ihrer Hierarchie als Schöpfungsebenen von oben nach unten, ergibt sich folgende Reihenfolge:

1	*satyaloka*	Welt der Götter, *Brahma*welt, himmlischer Wohnsitz *Brahmas,* Reinheit, Weisheit
2	*tapoloka*	Welt der 7 Weisen *(sapta rishis)* und der *vairaja* Götter
3	*janarloka*	Welt der Söhne *brahmas*
4	*maharloka*	Welt der Heiligen
5	*swarloka*	Himmelsebene, Kausalebene, Raum zwischen Sonnenbahn und Polarstern, Welt der Sterne und Planeten
6	*bhuvarloka*	Luft-Raum zwischen Erde und Sonnenbahn, Zwischenraum für Götter, Dämonen und Geister
7	*bhurloka*	Erdenwelt mit 7 Kontinenten, 7 Ozeanen, 7 Unterwelten, Welt der Menschen, der Tiere und der Pflanzen

Neben diesen 7 Welten werden in den Schriften 7 heilige Städte (*sapta pura*), 7 heilige Inseln *(sapta dvipa)*, 7 heilige Seen *(sapta samucha)*, 7 heilige Berge *(sapta parvatta)*, 7 heilige Wüsten *(sapta arania)* und 7 heilige Bäume *(sapta vrisha)* beschrieben

Auch im Christentum ist die 7 eine Schlüsselzahl in der biblischen Apokalypse: Hier gibt es die 7 Gemeinden, die 7 Lichter, die 7 Posaunen, die 7 Siegel, die 7 Sakramente, die 7 Todsünden und die 7 Geister Gottes:

> *„Das sagt, der die sieben Geister Gottes hat und die sieben Sterne".*
> (Offenbarung des Johannes, Kap. 3/1)

In der *Kabbalah* wird das Göttliche, der *Ajin Sof*, ebenfalls mit 7 Strahlen beschrieben:

> *„Sieben Lichter sind im Allerhöchsten, und darin wohnt der Alte der Alten, das Mysterium der Mysterien, das Geheimnis aller Geheimnisse, auch als Ajin Sof bekannt." (Sohar)*

Die 7 göttlichen Strahlen oder die 7 Geister Gottes verkörpern die 7 Urkräfte, durch die sich Gott offenbart. Der Geist oder das Licht Gottes manifestiert sich in 7 Strahlen oder 7 Farben. Diese 7 Farben entsprechen den 7 Regenbogenfarben:

1. Strahl: *Der Geist des Lebens und des Willens*   *(ROT)*
2. Strahl: *Der Geist der Heiligkeit*   *(ORANGE)*
3. Strahl: *Der Geist der Weisheit*   *(GELB)*
4. Strahl: *Der Geist des Wachstums und der Ewigkeit*   *(GRÜN)*
5. Strahl: *Der Geist der Wahrheit*   *(BLAU)*
6. Strahl: *Der Geist der verborgenen Mysterien*   *(INDIGO)*
7. Strahl: *Der Geist der Opferung*   *(VIOLETT)*

So gilt die 7 als die Heiligste aller Zahlen (*septos*=heilig). Alles im Universum ist durch sie geregelt und aufgebaut – die Himmel, die Schöpfung, der Mensch und auch das Licht. Licht, Zahl, Ton und Wort sind die Urkräfte, aus denen das gesamte Universum erschaffen wurde.

In der *kurma purana* (1. Jahrh. v. Chr.) wird beschrieben, wie die Grundsubstanz der 7 Planeten aus den 7 kosmischen Strahlen des göttlichen Licht-Körpers von *brahman* gebildet wird:

> *„Die Strahlen, aus denen sein Körper besteht, sind allgegenwärtig und erleuchten die grenzenlosen Welten im Universum. Unter ihnen sind sieben die höchsten und reinsten, denn sie formen die sieben Planetenkräfte."*
> *(Kap. 43, 1-2)*

Die 7 ist so die Entfaltung der 1 (1=Gott), die Begrenzung der göttlichen EIN-heit in die SIEBEN-heit. Das EINE, göttliche, weiße LICHT (weiß = 1) teilt sich am Himmel (oder in einem Prisma) in 7 kosmische Strahlen. Diese 7 kosmischen Strahlen verkörpern die 7 archetypischen Urprinzipien, die wiederum den 7 Himmelskörpern des Altertums zugeordnet wurden: *Saturn, Venus, Jupiter, Merkur, Mars*, sowie *Mond* und *Sonne*.

Erinnern wir uns noch einmal an den Beginn vor der Schöpfung: Die *veden* und *puranas* lehren uns, dass vor der Schöpfung eine allumfassende göttliche Kraft in sich selber ruhte: *„Brahma war in SICH, in tiefer Meditation versunken."* Ohne Zeit, ohne Raum, ohne Existenz und ohne Nicht-Existenz. Da und doch nicht da. Dies ist die ursprüngliche göttliche Dimension, die jegliches menschliche Vorstellungsvermögen übersteigt. Daher heißt es in allen Lehren, dass wir uns kein Bild von Gott machen sollen, da dieses Bild zwingend unvollkommen und falsch sein müsste.

GOTT= EINS. GOTT ist das ALLES und zugleich das NICHTS.

Weiter berichten die Lehren, dass diese allmächtige göttliche Dimension irgendwann wie einen Gedanken fasste und damit aus der ursprünglich allumfassenden Ewigkeit heraustrat. Durch den göttlichen Willen begrenzte sich die göttliche Dimension. Diese Begrenzung des Unendlichen und Allmächtigen hin zu einem Endlichen und Eingeschränkten war die Grundvoraussetzung für alle Schöpfung. Schöpfung ist also Selbstbegrenzung GOTTES. Aus Unendlichem wird Endliches, aus Unbegrenztem wird Begrenztes, aus Schöpfer wird Geschöpf. Gott musste also aus seiner Unendlichkeit heraustreten und Gestalt annehmen. Im Evangelium heisst es dazu:

> *„Im Anfang war das WORT. Alle Dinge sind durch dasselbe gemacht, und ohne dasselbe ist nicht gemacht, was gemacht ist. In ihm war das Leben, und das Leben war das Licht der Menschen."* (Joh. 1, 1-4)

Licht und Wort als Substanz der Schöpfung werden hier synonym benutzt. Während das Christentum in ihrer Lehre Wort und Licht als GOTT annimmt, verweisen die indischen Lehren der *veden* und der *samkhya* auf den Klang (Ton) und die Form (Zahl). Hier ist der Ur-Ton *OM* Ursache und Anfang aller sichtbaren und unsichtbaren Ebenen des Universums. Aus *bindu*, dem Ur-Punkt und *shabda*, dem Ur-Laut, entfaltet sich die Schöpfung und breitet sich in Form von Schwingung aus. *OM* ist der Ur-Laut, der das Reich *brahmans* in Schwingung versetzt und dadurch die potentielle Energie der Schöpfung, alle ihre Elemente und Atome zur Manifestation bewegt. So wird *brahman* mit Klängen *(mantras)* und den ihnen entsprechenden Formen *(yantras)* beschrieben.

Ob wir nun Farbe, Wort, Zahl, Ton oder Planet als die Urkräfte annehmen, immer bleiben sie Ausdrucksformen *brahmans*, des EINEN Gottes. Alle esoterischen Lehren verweisen als Ursache der Schöpfung auf das EINE, göttliche, weiße LICHT. Es ist das weiße, strahlende Ur-Licht der höchsten göttlichen Bewusstheit. Die *veden* bezeichnen das göttliche Licht als *prakasha* (leuchtend, substantiell) und zugleich als *vimarsha* (bewusst sehend). Diese beiden Qualitäten - leuchtend und sehend - verweisen bereits auf die Spaltung der EIN-heit in die ZWEI-heit der Polarität (Objekt-Subjekt-Spaltung). Da im Zustand der EIN-heit keine Erkenntnis möglich ist, denn Erkenntnis ist gebunden an die ZWEI, an die Polarität, an Subjekt und Objekt, muss also die 1 (=GOTT/*Shiva*) einen Gegenpol erhalten, der ihr als Spiegel dient.

So wird die 2 (=Göttin/*Shakti*) geboren, als weiblicher, passiver, reflektierender Aspekt. Aus EINS, dem unbegrenzten SEIN Gottes, wird ZWEI. Das göttliche Urlicht spaltet sich in der Polarität auf in Licht und Finsternis.

„.. und Gott schied das Licht von der Finsternis." *(Genesis)*

Aus der ZWEI entsteht nun zwangsläufig die DREI, der Aspekt, der die Spannung der Gegenpole aufhebt und neutralisiert. Licht als 1 und Dunkelheit als 2, als polarer Gegenpol, werden durch die 3, die Farbe, ergänzt. Die 3 ist das vermittelnde Prinzip zwischen den dualen Gegensätzen und steht für das Neue, welches sich aus der Verbindung der dualen Gegensätze ergibt. Dieses Neue entspricht dem Schöpfungsprozess. So entsteht die höhere Einheit als DREI-EINigkeit. Diese göttliche DREIheit wird symbolisiert durch die Göttertriade *Vishnu, Brahma, Shiva* (Gottvater, Sohn, Heiliger Geist). Zur männlichen Götter-Dreiheit von *Vishnu, Brahma und Shiva* ist *Shakti* der weibliche Gegenpart. *Shakti* tritt ebenso in dreierlei Gestalt auf: Als Göttin *Lakshmi* zu *Gott Vishnu* gehörend, *als Göttin Sarasvati* dem Gott *Brahma* zugeordnet und als Göttin *Parvati*. Als *Parvati* ist sie die Verkörperung der göttlichen Energie, ohne die der in sich ruhende Gott *Shiva* seine Funktion nicht erfüllen kann. In den alten Schriften wird die komplementäre Identität von *Shiva* und *Shakti* durch zahlreiche Bilder und Metaphern verdeutlicht. So ist *Shiva* der Himmel, *Parvati* die Erde, *Shiva* das Subjekt, *Parvati* das Objekt, *Shiva* die Sonne, *Parvati* das Licht. Die Ikonographie zeigt darum auch beide in einer einzigen Gestalt als *Ardhanarishvara*, halb männlich, halb weiblich.

Die göttliche Trinität zeigt sich auch in den *trigunas*, den drei kosmischen Kräften, die den gesamten Kosmos formen und die Grundlage aller Schöpfung darstellen: *sattva, rajas* und *tamas*. In der DREI-EIN-heit von Licht, Dunkelheit und Farbe entspricht Licht dem Prinzip von *sattva*, Dunkelheit dem Prinzip von *tamas* und Farbe dem Prinzip von *rajas*. Farben sind der manifestierte Ausdruck der unmanifestierten Fülle des göttlichen Lichts. Farbe entsteht an der Grenze, wo sich das Licht bricht und aufspaltet. Indem das Licht sich bricht, beginnt es, schöpferisch zu werden. So sind Farben die formbildenden Kräfte des Lichts, die durch Verdichtung, Bündelung und Ausblenden der übrigen Farben unsichtbare und sichtbare, feinstoffliche und grobstoffliche Formen erschaffen. Aus der Polarität von Hell und Dunkel entsteht die DREI-heit der 3 Grundfarben, GELB, ROT und BLAU. Sie sind die drei Primärfarben, aus denen alle anderen Farben durch Vermischung entstehen. GELB als die leichteste, hellste und strahlendste Farbe ist dem weißen Licht am nächsten. GELB ist *sattva*, ein Abglanz des göttlichen weißen Lichts. GELB ist rein, subtil, transparent. Es entspricht dem geistigen Prinzip. Ihr Gegenpol ist BLAU. BLAU als die dunkelste Farbe der Dreiheit ist *tamas* und mehr dem Irdischen zugewandt. ROT steht in der Mitte zwischen dem geistbezogenen GELB und dem erdbetonten BLAU. ROT als höchste Steigerung der Farbe ist *rajas*. ROT ist heller als BLAU und dunkler als GELB und bildet den Raum der Mitte zwischen Licht und Finsternis. So stehen die drei Ur-Farben einerseits als Sinnbild der Dreigliederung der Schöpfungsprinzipien, andererseits verkörpern sie die Dreigliederung der Natur des Menschen (Seele, Geist, Körper).

Die *Kabbalah* beschreibt die 3 Grundfarben auch in ihrer Entsprechung zu den 3 Grundkräften des Menschen: *chochma* (Weisheit), *bina* (Einsicht) und *daat* (vollkommenes Verstehen). Aus ihnen erwächst der ganze Lebensbaum mit seinen *Sephirot* (Seelenpunkten), die im harmonischen Zusammenwirken die Krone des Ursprungs erreichen.

Die 3 ist auch die Zahl der Entscheidung, und so sind die 3 Grundfarben entscheidend für die 4 weiteren Regenbogenfarben, die zusammen wieder die EINheit des weißen Lichts bilden (3+4=7). Die 7 als Zahl der Vollständigkeit ist die Zahl der Gesamtheit aller im Licht beziehungsweise im Regenbogen enthaltenen Farbtöne: ROT, ORANGE, GELB, GRÜN, BLAU, INDIGO und VIOLETT. Der Regenbogen ist die symbolische Verbindung, die Brücke zwischen der göttlichen und der menschlichen Welt:

> *„Und Gott sprach: Meinen Bogen gebe ich in die Wolken und er soll sein zum Zeichen des Bundes zwischen mir und der Erde."* (Gen., 9, 13)

Der Regenbogen hat neben dieser horizontalen Bedeutung als Brücke zwischen Gott und Mensch, Himmel und Erde, auch eine vertikale Symbolik. Als vertikale Stufenfolge der Farben vom ROT zum VIOLETT betrachtet, nimmt die Schwingungsfrequenz und damit die Feinstofflichkeit vom ROT zum VIOLETT zu und bildet so die vertikale Brücke zwischen der grobstofflichen Welt (ROT) und der feinstofflichen Welt (VIOLETT). Die Widerspiegelung der 7 Regenbogenfarben im Menschen finden wir in seinem Energiefeld, der *Aura,* und in den 7 *Chakras,* die die Aura bilden. Die Farben der *Aura* geben Auskunft über den körperlichen, geistigen und seelischen Bewusstseinszustand des Menschen. Die Qualität und Reinheit der Farben sind davon abhängig, wie der Mensch die drei Grundkräfte seiner Seele (Weisheit, Einsicht, vollkommenes Verstehen) in sich entwickelt hat. Da die *Aura* wiederum durch die *chakras* gebildet wird, ist der Erkenntnisprozess davon abhängig, inwieweit es dem Menschen gelingt, seine 7 *chakras* zu reinigen und zu entwickeln.

Fassen wir zusammen:
Dem Geheimnis der Schöpfung begegnen wir in dem universellen Zahlenmuster von 1- 3 -7 als Ausdruck des kosmischen Gesetzes: Um aus der EIN-heit die Vielfalt zu erschaffen, muss das göttliche Urlicht sich brechen und sich in Raum und Zeit begrenzen und in seine einzelnen Strahlen zerlegen. Nur so entstehen Licht und Schatten, Farben und Formen. Die 1, das ungebrochene weiße Licht, ist Sinnbild des EINEN Gottes und zugleich der Ursprung und die innere Ordnung für alle Farben. Der Geist Gottes manifestiert sich in 7 Strahlen oder Farben. Der göttliche weiße Strahl bricht sich in 7 Farben (die 7 Geister Gottes) und erschafft durch neue Farbverbindungen, räumliche Verdichtung und Bündelung die 7 Ebenen der Welt *(lokas)* sowie alle unsichtbaren und sichtbaren Daseins-Formen *(tattwas)*. So ist die Zahl 7 die Heiligste aller Zahlen, da alles im Universum in 7 Schritten, über 7 Stufen, geregelt und entwickelt wird.

Nach der biblischen Schöpfungsgeschichte erschuf Gott die geistige Welt in 7 Tagen: Am ersten Tag das Licht, also Tag und Nacht, am zweiten Tag das Himmelsgewölbe, am dritten Tag Land und Meer und Pflanzen, am vierten Tag Sonne, Mond und Sterne, am fünften Tag die Vögel des Himmels und die Lebewesen des Meeres und am sechsten Tag alle Tiere des Landes sowie den Menschen. Am 7. Tag ruhte Gott und segnete diesen Tag. Diese 7 Schritte stehen symbolisch für den menschlichen Entwicklungsprozess, der sich über die 7 Stufen der 7 *Chakras* vollzieht.

Über 7 Brücken musst du gehen

Im Folgenden wollen wir nun den Entwicklungsprozess des Menschen genauer betrachten, der ihn über die 7 Stufen der *chakras* zur Erleuchtung führt. Die 7 *chakras* bilden die einzelnen Brücken zwischen den 7 Welten *(lokas)* auf dem Weg des Menschen aus der Erdenwelt *(bhurloka)* zurück in die Einheit, die Liebe und das Licht Gottes *(satyaloka)*. Die 7 *chakras* sind als 7 Stufen sowohl vertikale als auch horizontale Brücken auf diesem Weg von der grobstofflichen Welt hin zur geistigen Welt, mit dem Ziel der Erleuchtung. Im Zustand der Erleuchtung, wenn wir aus der individuellen Vielheit zurück in die universelle EIN-heit kommen, bündelt sich das siebenfache Licht wieder zum EINEN weißen, göttlichen Lichtstrahl. Es ist das Licht der göttlichen Liebe, Wahrheit und Erkenntnis, welches in uns wohnt und im Zustand der Erleuchtung durch die Gnade Gottes für uns sichtbar wird. Das unendliche Licht Gottes, das heller strahlt „als tausend Sonnen", wie es in der *Gita* heisst. Die 7 *chakras* sind die „Organe", durch die sich die 7 Geister Gottes, die 7 Strahlen und die 7 Farben offenbaren und sich im Menschen manifestieren. Als übergeordnete Wirkorte aller körperlichen, geistigen und seelischen Energie des Menschen transponieren die *chakras* das eine weiße, göttliche Licht in seine 7 verschiedenen Schwingungen und koordinieren somit sämtliche energetischen Vorgänge sowie die menschliche Entwicklung auf den grob- und feinstofflichen Ebenen. *Chakras* dienen dabei als Vermittler zwischen Seele, Geist und dem physischen Körper und wirken sowohl über die *nadis*, die feinstofflichen Energiekanäle, als auch über die Bahnen unseres zentralen Nervensystems längs unserer Wirbelsäule. Einerseits funktionieren *chakras* so als Energiezentren, andererseits spiegeln sie als Bewusstseinsstufen zentrale Lebensthemen und beinhalten entsprechende Lernaufgaben.

Die folgende kurze Übersicht zeigt die 7 *chakras* und ihre entsprechenden Lebensthemen. Eine ausführliche Beschreibung der *chakras* in ihrer Zuordnung zu den verschiedenen körperlichen, geistigen und seelischen Ebenen findet sich im Anhang.

1	**Wurzelchakra**	Lebenskraft, Lebenswille, Selbsterhaltung, Rhythmus, Erdverbundenheit, Urvertrauen
2	**Sexualchakra**	Fruchtbarkeit, Sexualität, Beziehungen, Kreativität, Umgang mit Schuld und Scham
3	**Nabelchakra**	Selbstwert, Selbstliebe, Schattenarbeit, Abgrenzung, Umgang mit Wut und Aggression
4	**Herzchakra**	Bedingungslose Liebe, Mitgefühl, Vergebung, Toleranz, Weisheit des Herzens
5	**Halschakra**	Kommunikation, Selbstausdruck, Authentizität, Selbstbeherrschung, Selbstdisziplin
6	**Stirnchakra**	Intuition, Selbstverantwortung, höhere Weisheit, eigene Berufung finden (Lebensaufgabe)
7	**Kronenchakra**	Verbundenheit mit dem Universum, Weisheit, Erleuchtung, Einheit

Um die *chakras* in ihrer Funktionsweise ausreichend zu verstehen, ist es notwenig, sich zunächst mit der Lehre der *koshas*, der grob- und feinstofflichen Körper des Menschen zu beschäftigen. In den verschiedenen Schulen des *Vedanta*, des *Yoga* und des *Tantra* werden gewöhnlich fünf Hüllen *(koshas)* unterschieden, die die inkarnierte Seele des Menschen umschließen. Die *koshas* sind Bestandteile der drei Körper (*sharira*):

1. Physischer Körper   (*stuhla sharira*)

2. Astralkörper   (*sukshma sharira*)

3. Kausalkörper   (*karana sharira*)

Von außen nach innen betrachtet unterscheiden wir den physischen Körper, den Astralkörper und den Kaussalkörper. Der physische Körper bildet die äußerste Hülle, er ist die „aus Nahrung gemachte Hülle" (*anna-maya kośha*). Es folgen drei feinstoffliche Hüllen, die von außen nach innen immer feiner werden: ganz außen die „aus Prana (Lebenshauch, Vitalkräfte) bestehende Hülle" (*prāna-maya kośha*), dann die „Hülle der Gemütswelt" (*mano-maya kośha*), danach die „Hülle des Bewusstseins (oder Verstehens)" (*vijñāna-maya kośha*). Zuinnerst befindet sich die „Hülle der Glückseligkeit" (*ānanda-maya kośha*). Betrachten wir die *koshas* von innen nach außen, von der Feinstofflichkeit hin zur Grobstofflichkeit, ergibt sich folgende Übersicht:

I. karana sharira (Kausalkörper)
      1. Freudehülle (*anandamaya-kosha*)

II. sukshma sharira (Astralkörper)
      2. mentale/ intellektuelle Hülle (*vijnanamaya-kosha*)
      3. emotionale Hülle (*manomaya-kosha*)
      4. Atem-, Energiehülle (*pranayama-kosha*)

III. stuhla sharira (physischer Körper)
      5. physische Hülle (*annamaya-kosha*)

Schauen wir uns nun die Körper mit ihren Hüllen in ihrer Funktion und Bedeutung im Einzelnen an:

I. *karana sharira* (Kausalkörper)

Der Kausalkörper ist der feinstofflichste der drei Körper. Er besteht lediglich aus einer Hülle: *anandamaya-kosha*. Sie ist die subtilste Hülle *atmans*. Sie entsteht dadurch, dass der Mensch die Einheit seiner individuellen Seele *(jiva)* mit Gott *(brahman)* nicht mehr wahrnimmt. Es existiert die Illusion *(maya)* von einer losgelösten, getrennten und selbstständigen Existenz. Durch diese Täuschung entsteht *anandamaya-kosha*. Sie wird auch als Wonnehülle bezeichnet, denn die Seele lebt hier in dem Bewusstsein von Glückseligkeit *(ananda)* auf Grund der direkten Schau Gottes und Verbindung (aber nicht Einheit!) mit Gott. Durch die empfundene Auflösung der Einheit mit *brahman* entsteht die Verwicklung mit dem *karma*-Gesetz. *Anandamaya-kosha* wird deshalb auch als Träger des *karmas* bezeichnet und ist die Ursache für die Entstehung der weiteren zwei Körper: *sukshma sharira* und *sthula sharira*. Um *anandamaya-kosha* erreichen zu können, gilt es einerseits, das Gesetz des *karma* verstehen zu lernen und eigenes *karma* abzubauen, andererseits, den Geist von allen Trübungen zu reinigen und mit göttlichem Bewusstsein zu erfüllen. Erst im höchsten Einheitszustand des *samadhi* gelingt es, die Trennung zwischen *jiva* und *brahman* und damit *ananadamaya-kosha* aufzulösen.

II. *sukshma sharira* (Astralkörper)

Der feinstoffliche Körper, *sukshma sharira,* wird auch als Astralkörper bezeichnet. Er entsteht durch *karmische* Voraussetzungen und ist die Quelle von Freude und Leid. Der Astralkörper bildet insgesamt drei Hüllen aus:

> 1. *vijnandamaya-kosha,* die mentale oder intellektuelle Hülle, ist die subtilere der drei Hüllen und wird von *buddhi* gebildet. *Buddhi* ist das Erkenntnisvermögen oder die Unterscheidungskraft, auch als Verstand oder Intellekt bezeichnet. Zu *buddhi* gehören die fünf Sinneskräfte *(jnanendriyas)*. Auf dieser feinstofflichen Ebene können wir alle unsere Erlebnisse rational reflektieren und zu einem Weltbild formen. Wir entwickeln diese Hülle vor allem durch *Jnana-Yoga*, indem wir unser Weltbild in Einklang mit der Wirklichkeit bringen. Das führt zu der

Entwicklung von *buddhi*, der Unterscheidungskraft zwischen Ewigem und Vergänglichem. Dafür müssen wir die universellen geistigen Gesetze erkennen und die daraus resultierenden Handlungsweisen ableiten und in allen Lebensbereichen anwenden. Die Zügelung und Beherrschung unserer fünf *jnanendriyas* (Sinneskräfte) sind hierfür die Vorraussetzung.

2. *manomaya-kosha* ist die emotionale Hülle. Sie besteht aus *manas*, unserem Gemüt oder Sinnesbewusstsein und den dazugehörigen Kräften zum Wahrnehmen und Ordnen. Wir reinigen diese Hülle, indem wir unsere Gefühle und Gedanken wertungsfrei beobachten und sie auf ihren Wirklichkeitsbezug hin prüfen und gegebenenfalls korrigieren. *Karma-Yoga* und *Bhakti-Yoga* klären unsere Gefühlswelt, befreien uns von Selbstsucht und machen uns demütig.

3. *pranamaya-kosha* wird auch als Ätherleib oder Energiehülle bezeichnet. Sie ist der Träger von *prana* und den dazugehörigen fünf Lebensenergien (*vayus*). Die fünf *vayus* (udhana, parana, samana, apana, vyana) werden aus dem Zusammenwirken der *rajasigen* Anteile der fünf Grundelemente (Erde, Wasser, Feuer, Luft, Äther) gebildet. Sie beeinflussen alle energetischen Vorgänge und steuern die Körperfunktionen. Die Verteilung der *vayus* in den einzelnen Ebenen der *koshas* geschieht durch die *chakras*, die die subtile Energie aufnehmen und transformieren. Die fünf *vayus* wirken im Körper wie folgt:

1. *Udhana* wirkt vom Kehlkopf an aufwärts und steuert die Energie der Sinnesorgane und ermöglicht so überhaupt erst Wahrnehmung.
2. *Prana* wirkt im Bereich zwischen Kehlkopf und Zwerchfell. Sie ist die kosmische Lebensenergie, die wir durch den Atem aufnehmen und zugleich auch die Kraft, die den Atem steuert.
3. *Samana* wirkt im Bereich zwischen Herz und Nabel und steuert die Verdauungsprozesse.
4. *Apana* wirkt vom Nabel an abwärts und ist für alle Ausscheidungsprozesse verantwortlich (Harn- und Stuhlausscheidung, Menstruation, Luftabgang) sowie für den Geburtsvorgang.

5. *Vyana* ist der Lebensäther, der im ganzen Körper wirkt, und vor allem die Bewegung der Muskulatur ermöglicht.

III. *stuhla sharira* (physischer Körper)

Der physische Körper, *sthula sharira,* ist der grobstofflichste und zugleich veränderlichste und vergänglichste Teil unserer manifestierten Natur. Er ist das Mittel, über das sich die Kräfte unseres subtileren Körpers und unsere immaterielle Seele in der materiellen Welt ausdrücken können. Durch ihn ist unsere göttliche Seele in der Lage, menschliche Erfahrungen, wie Lust oder Schmerz, zu erleben. Auch *sthula sharira* wird durch *karma* geboren und besteht aus der fünften und letzten Hülle, der physischen Hülle (*annamaya-kosha*). *Annamaya-kosha* bedeutet „Nahrungshülle". Sie setzt sich aus den fünf Elementen Erde *(prithivi),* Wasser *(apas)*, Feuer *(agni, tejas),* Luft *(vayu)* und Äther *(akasha)* zusammen. Nach indischem Verständnis ist der physische Körper das Gefährt, mit dem die Seele durch dieses Leben reist. Nur ein gesunder Körper vermag der Seele die notwendige Hilfe zu sein, um alle Lebenserfahrungen zu machen, für die sie in dieses Leben gekommen ist. Daher kommt der Pflege des Körpers, dem achtsamen Erhalten des irdischen Fahrzeugs, große Bedeutung zu. Die Reinigung und Nährung des physischen Körpers haben wir ausführlich im Kapitel *Ayurveda* beschrieben.

Fassen wir zusammen: Der menschliche Entwicklungs- und Erkenntnisprozess durch die 7 *chakras* erfolgt stufenweise vom Niederen zum Höheren. In jedem Leben beginnen wir, ausgehend von unserem Bewusstseinszustand und unserer Seelenaufgabe, im 1. *chakra,* dem *Wurzelchakra* und sollten unsere Entwicklung im 7. *chakra,* dem *Kronenchakra* beenden. Dabei erfolgt die Bewusstwerdung sowohl stufenweise als auch in Schleifen, d.h. spiralförmig. Auf jeder *Chakraebene* können wir unser Bewusstsein immer mehr und mehr verfeinern, erweitern und vervollkommnen. Haben wir irgendwann alle Lernaufgaben der 7 *chakras* gelernt, sind wir im 7. Himmel angelangt, *sat-chit-ananda,* dem Zustand des reinen göttlichen Bewusstseins und der unendlichen Glückseligkeit. Im Verlaufe vieler Inkarnationen erkennen wir unsere Göttlichkeit. Wir erlangen zur Erleuchtung, haben alles verstanden und unser polares Sein transzendiert. Wir haben das Ziel unseres Lebensweges, die Rückkehr zur Quelle, dem Ur-Grund unseres Seins, erreicht: Wir sind wieder angebunden an Gott und seine unendliche, bedingungslose Liebe. Die 7 Stufen zur Erleuchtung beschreibt der *Raja Yoga,* der „königliche *Yoga*pfad", den wir im Folgenden genauer betrachten wollen.

Raja Yoga

Der *Raja Yoga* ist der Königsweg des *Yoga.* Er ist der Weg der Selbstbeherrschung, der Kontrolle der körperlichen, geistigen und seelischen Vorgänge des Menschen und der Beherrschung der inneren und äußeren Welt. Er ist der Weg zur Befreiung aus Leid und Unwissenheit. *Raja-Yoga* beschreibt das Leid und deren Ursachen und lehrt Methoden zur Transzendierung und Überwindung des Leids. Das Ziel des *Raja-Yoga* ist *sat-chit-ananda:* Sein-Bewusstsein-Wonne. *Sat* bedeutet den Zustand des SEINS oder der Existenz an sich. *Sat* wird auch oft mit „Wahrheit" übersetzt. *Chit* bedeutet reines göttliches Bewusst-SEIN. *Ananda* ist die unendliche Glückseligkeit, grenzenlose Wonne. *Sat-chit-ananda* ist der Zustand der Erleuchtung. Der Weg zur Erleuchtung führt über 7 Stufen. In der *Yogavasishtha,* dem berühmten Dialog über *Jnana Yoga* zwischen dem Lehrer *Vasishta* und seinem Schüler *Rama,* werden diese 7 Stufen auch als *bhumika* bezeichnet. Die 7 *bhumika* sind:

1. *subecha* (Sehnsucht nach Wahrheit)
2. *vicharana* (rechtes Befragen)
3. *tanumanasa* (Ausdünnen des Geistes)
4. *sattvapati* (Erlangen der Reinheit, Wunschlosigkeit)
5. *asamsakti* (durch nichts berührt sein, nicht anhaften)
6. *padarthabhavani* (*brahman* in allem sehen, Wahrheit)
7. *turiya* (*samadhi,* Überbewusstsein)

Jeder spirituelle Weg beginnt in unserem Herzen mit *subecha,* der unbändigen Sehnsucht nach Erkenntnis und Wahrheit. Durch rechtes Befragen, *vicharana* (*Wer bin ich? Woher komme ich? Was ist meine Lebensaufgabe?),* finden wir Antworten, die uns auf unserem Erkenntnisweg weiter voranschreiten lassen. Durch *tanumanasa* (Geistkontrolle) erlangen wir innere und äußere Reinheit (*sattvapati*). Indem wir all unsere Gier und unsere Wünsche aufgeben und völligen Gleichmut gegenüber den Erscheinungen der materiellen Welt praktizieren, erreichen wir *asamsakti* und sind ohne Anhaftung oder Beeinflussbarkeit. Schließlich erkennen wir unser wahres göttliches Wesen, unsere göttliche Seele und spüren die Verbindung zu allen und allem. Das ist die Wahrheit: Alles ist EINS (*padarthabhavani*). Auf der Stufe von *turiya* hört die Persönlichkeit auf, zu existieren, der Mensch wird zu *jivanmukta* (lebendig Befreiter). Dieser Zustand wird auch *sat-chit-ananda* genannt. Die individuelle Seele *(jiva)* lebt nun in dem Bewusstsein unendlicher Glückseligkeit *(ananda)* auf Grund der direkten Schau Gottes und der Verbindung (aber noch nicht Einheit!) mit Gott.

Der *Raja Yoga* ist auch unter der Bezeichnung *Ashtanga Yoga* bekannt, wörtlich übersetzt „acht Glieder". Diese acht Glieder beschreiben den mehrstufigen Prozess, der zur spirituellen Erlösung und Erleuchtung führt. Alle acht Glieder bilden eine untrennbare Einheit und beschreiben so einen ganzheitlichen spirituellen Übungsweg. Die acht Glieder sind:

1. *yama*
2. *niyama*
3. *asana*
4. *pranayama*
5. *pratyahara*
6. *dharana*
7. *dhyana*
8. *samadhi*

Die ersten beiden Stufen - *yama* und *niyama* - beinhalten die ethischen, moralischen und spirituellen Verhaltensregeln. Sie stellen die Grundlage der *Yoga*-Praxis dar. Bevor ein Schüler/ eine Schülerin in den *Yoga* eingeweiht werden kann, wird er/ sie hinsichtlich seiner/ ihrer moralischen, ethischen und spirituellen Reife geprüft. Die Stufen drei und vier beschreiben die Techniken des *Hatha-Yoga* (körperliches Yoga) mit *asana* (Körperstellungen) und *pranayama* (Atemkontrolle). Ab Stufe fünf beginnt der eigentliche *Raja-Yoga*. Mit *pratyahara* (Zurückziehen der Sinne von der Außenwelt) beginnt der innere geistige Weg. Gelingt *pratyahara,* so kann *dharana* (Konzentration des Geistes auf einen Punkt) geschehen. Ist *dharana* gemeistert, geschieht *dhyana*, der Zustand der Meditation und Kontemplation.

Die letzte und achte Stufe ist *samadhi*, der Zustand der Transzendation, der Selbst-Verwirklichung, der Erleuchtung. *Dharana, dhyana* und *samadhi* werden von *Patanjali* auch als der innere Kern des Yoga oder als *samyama* (Sammlung) bezeichnet. Auf dieser Stufe der vollkommenen Meisterschaft offenbart sich uns das Licht des direkten Wissens *(prajna)* und wir erlangen die Herrschaft über alles *(jaya)*.

Betrachten wir nun die 8 Stufen des *Raja-Yoga* im Einzelnen:

1. Stufe: *yama* (Enthaltung)

ahimsa	(nicht verletzen)
satya	(Wahrhaftigkeit)
asteya	(nicht stehlen)
brahmacharya	(auf das Wesentliche konzentrieren)
aparigraha	(nicht festhalten)

Ahimsa bedeutet „nicht-verletzen" oder „nicht-Gewalt". *Ahimsa* ist der bewusste, achtsame und liebevolle Umgang mit sich selbst und allen anderen Lebewesen. *Ahimsa* soll in Gedanken, Worten und Taten praktiziert werden. *Ahimsa* ist die Grundlage der *Yoga*-Praxis und setzt die Erkenntnis voraus, dass jede Form von Gewalt gegen sich selbst oder andere einen Verstoß gegen die göttliche Einheit bzw. gegen das göttliche Prinzip der Liebe bedeutet. *Ahimsa* wird möglich durch das Erkennen der universellen Gesetze und damit der Verbundenheit des gemeinsamen göttlichen Ursprungs aller fühlenden Wesen. *Ahimsa* wird oft auch mit dem christlichen Gebot *„Du sollst nicht töten!"* verglichen. Die Lehre von *ahimsa* ist jedoch die spirituelle Erkenntnis: *„Du kannst nicht töten."* Unsere göttliche Seele ist unsterblich und unverletzbar. Praktizieren wir *ahimsa* bedeutet das zunächst, das wichtigste Grundrecht jedes Lebewesens zu kennen und zu akzeptieren: das Recht auf Leben. *Ahimsa* lehrt uns, frei von innerer und äußerer Gewalt zu sein, uns in Gewaltlosigkeit in Gedanken, in Worten und in Taten zu üben, weder uns selbst noch andere zu verletzen. Selbstverletzendes Verhalten beginnt bereits dann, wenn wir uns selbst abwerten oder nicht gut für uns sorgen. *Ahimsa* ist Liebe, zuallererst Liebe für sich selbst und daraus dann folgend Liebe für unsere Mitgeschöpfe. So besteht *ahimsa* zunächst darin, die Liebe und

Wertschätzung für sich selbst zu entwickeln und sich mit all dem zu versorgen, was der eigene Körper und die Seele benötigen. Die Voraussetzung, um die Liebe für sich selbst zu entwickeln, ist die Annahme des eigenen Körpers. *Ahimsa* ist die Basis, das Fundament für alle weitere Stufen auf dem *Yoga*-Weg. Schauen wir uns an, wie *ahimsa* alle Glieder des *Raja Yoga* beeinflusst:

Ahimsa in Kombination mit *asana* führt dazu, einerseits unsere Körper- und Selbstwahrnehmung zu verbessern und andererseits eine Bewusstheit für die eigenen körperlichen und seelischen Bedürfnisse zu entwickeln. Wenn wir dazu noch Atemkontrolle (*pranayama*) und Konzentrationsübungen (*pratyahara*) praktizieren, lernen wir innere Achtsamkeit, um unsere Gedanken und Gefühle in Bezug auf Gewalt, Hass, Rache, Neid, Gier und Aggression wahrzunehmen und kontrollieren zu können. Gestatten wir uns in *dharana*, auch unsere „Schatten-gefühle" wertungsfrei zu beobachten und anzunehmen, uns in *dhyana* wieder mit unserem höheren Selbst zu verbinden, kann Heilung und Transformation geschehen. Diese Transformation bedingt den nächsten Erkenntnisschritt. Wir lernen ein universelles Prinzip: Wie innen, so außen. Alles hängt mit Allem zusammen. Wenn wir im überbewussten Zustand (*samadhi*) die Einheit und Verbindung mit allen fühlenden Wesen und mit dem gesamten Universum erfahren, werden wir spüren, dass jede Form der Gewalt gegen uns selbst sich gleichzeitig auch gegen andere richtet. Denn in Wahrheit sind wir alle eins.

Das zweite *yama* ist *satya*. *Satya* bedeutet „Wahrhaftigkeit" und ist der bewusste, achtsame, liebevolle und ehrliche Umgang mit Worten. *Satya* soll in Gedanken, Worten und Taten praktiziert werden. *Satya* in Form der Authentizität und Aufrichtigkeit ist die Grundlage der Selbst-Erkenntnis und setzt die Einsicht voraus, dass jede Form von Un-Wahrheit und Lüge einen Verstoß gegen die göttliche Einheit bedeutet.

Das dritte *yama*, *asteya*, bedeutet „nicht-stehlen" und ist der bewusste Umgang mit dem Recht auf Eigentum anderer Menschen. *Asteya* bezieht sich hier sowohl auf die materielle als auch auf die energetische und geistig-seelische Ebene. Weder materielles noch geistiges Eigentum oder die Energie eines anderen Menschen dürfen gestohlen werden. *Asteya* setzt die Einsicht voraus, dass jede Form des Diebstahls einen Verstoß gegen die göttliche Einheit bedeutet.

Das vierte *yama* ist *brahmacharya*: *Brahma* bedeutet „das Wesentliche", „das eine Wahre", „das Ewige und Unvergängliche", *char* bedeutet „bewegen". *Brahmacharya* ist also die Bewegung auf das Wesentliche, auf die ewige Wahrheit hin und bedeutet, sich nicht in Un-Wesentliches zu verlieren. *Brahmacharya* soll in Gedanken, Worten und Taten geübt werden. Die Konzentration auf das Wesentliche ist der bewusste Umgang mit Menschen und Dingen, die förderlich sind für das Erlangen von Wissen und Weisheit. *Brahmacharya* setzt die Erkenntnis voraus, dass jede Ablenkung und jedes Sich-Verlieren durch irdische Verlockungen Anhaftung und Leid zur Folge haben und ein Handeln gegen die göttliche Einheit bedeutet.

Das fünfte *yama*, *aparigraha* bedeutet „nicht-zugreifen, nicht -festhalten, nicht-anhaften" und bezieht sich sowohl auf die materielle Ebene wie auch auf die energetische und geistig-seelische Ebene. Das Anhaften an materiellen Dingen (Besitz, Belohnungen, Geschenke) oder an anderen Menschen bringt Verstrickung, Verpflichtung, Abhängigkeit und Leid. *Aparigraha* setzt die Unterscheidungs-fähigkeit zwischen Vergänglichem und Ewigem voraus und ist die Erkenntnis, dass jedes Eingreifen in den Lebensplan anderer Menschen eine Einmischung darstellt und einen Verstoß gegen die Freiheit und Einheit bedeutet.

Die zweite Stufe des *Raja-Yoga* beschreibt dier innere Disziplin und beinhaltet ebenfalls 5 Vorschriften:

2. Stufe: *niyama* (Einschränkung)

shauca	(Reinheit)
samtosha	(Bescheidenheit)
tapas	(Verbrennung des „Abfalls" im Körper)
svadhyaya	(Selbstreflexion)
ishvarapranidhana	(Hinwendung zu Gott)

Shauca, „Reinheit", bezieht sich sowohl auf den inneren als auch auf den äußeren Aspekt. *Shauca* soll in Gedanken, Worten und Taten praktiziert werden. *Shauca* umfasst die körperliche Hygiene (*s. Kapitel Ayurveda)* sowie die innere

Reinigung: energetisch, geistig und seelisch. *Asana, pranayama*, sowie *kriya* und *dharana* haben *shauca* zum Ziel.

Samtosha ist die „Genügsamkeit, Bescheidenheit, Zufriedenheit". *Samtosha* bedeutet, ohne Wünsche, ohne Erwartungen, ohne Vergleich und ohne Wertung zu sein. *Samtosha* ist die Achtsamkeit für den Augenblick und die Einsicht zu erkennen, dass alles gut ist, wie es ist. *Samtosha* verhindert Anhaftung, Gier und Leid.

Tapas bedeutet „den Körper erhitzen". Durch regelmäßige Disziplin und Ausdauer in der *Yoga*-Praxis soll der Körper erhitzt und durch Anfachung des inneren Feuers (*agni*) von Schlackestoffen (*ama*) gereinigt werden. *Tapas* betrifft jedoch nicht nur die körperliche Ebene. Auch die geistig-seelische Ebene muss regelmäßig und diszipliniert einer „Psychohygiene" unterzogen werden, um sich von überflüssigem „Psychomüll" zu befreien.

Sva bedeutet "selbst", "zu mir gehörig", *adhyaya* bedeutet Untersuchung, Erforschung, "an etwas nahe herangehen". *Svadhyaya* ist die Fähigkeit zur Selbst-Reflextion und Selbst-Erkenntnis. Das Ziel von *svadhyaya* ist Bewusstheit und das Erlangen von *vidya* (Wissen). Die geistig-philosophische Grundlage von *svadhyaya* ist das Studium der heiligen Schriften und Weisheitsschulen (*Veden, Upanishaden, Bhagavad-Gita, Yoga-Sutras, Bibel, Kabbalah* usw.).

Ishvarapranidhana bedeutet die „Hinwendung zu Gott" oder auch Gottvertrauen. *Ishvarapranidhana* ist die Bereitschaft, das Ego aufzugeben und sich einer höheren Macht zu unterwerfen, in Demut und Dankbarkeit, voller Vertrauen und Hingabe, sich führen und leiten zu lassen. *Ishvarapranidhana* ist die Einsicht, *„Dein Wille geschehe"*, anstatt *„Mein Wille geschehe"*. Damit erlangt der Mensch durch die göttliche Energie Gnade, Barmherzigkeit und unendliche bedingungslose Liebe.

In der *Gita* fasst *Krishna yama* und *nyama* zusammen. Er sagt:

> *„Verehrung der Götter, der Zweimal-Geborenen, der Lehrer und Weisen, Reinheit, Aufrichtigkeit, Enthaltsamkeit und Gewaltlosigkeit: dies gilt als Askese des Körpers. Ein nicht verletzendes, wahrhaftes, angenehmes und nutzbringendes*

Äußern von Worten und regelmäßiges Rezitieren des Veda: dies gilt als Askese der Rede. Heiterkeit des Geistes, Sanftheit, Stille, Selbstbeherrschung, Reinheit des Gemüts; dies wird Askese des Geistes genannt." (Vers 14-16)

Mit der dritten Stufe beginnt die Praxis des *Hatha-Yoga*.

3. Stufe: *asana* (Körperstellungen)

Patanjali verstand unter *asana* lediglich eine feste und bequeme Sitzhaltung. Die vielen verschiedenen *asanas* des *Hatha-Yoga* sind spätere Entwicklungen. Die *asanas* ermöglichen ein Fundament für einen gesunden Körper, ein gesundes Leben und eine erfolgreiche spirituelle Entwicklung. Die richtige Praxis von *asana* ist geprägt von *ahimsa* (nicht verletzend), *satya* (ehrlich und wahrhaftig), *asteya* (das richtige Maß findend), *brahmacharya* (in Konzentration auf das Wesentliche), *aparigraha* (ohne anzuhaften), *shaucha* (innerlich und äußerlich gereinigt), *samtosha* (bescheiden und ohne Erwartung), *tapas* (diszipliniert und ausdauernd), *svadhyaya* (sich selbst reflektierend) und *ishvarapranidhana* (mit Gottvertrauen). Die wichtigsten Ziele von *asana* sind *shaucha*, Reinheit und *tapas*, Erhitzung. *Patantali* beschreibt in den *Yogasutras* das polare Prinzip von *asana*:

„Sthira sukam asanam" (2.46)

Sthira bedeutet „unbewegt, fest". *Sukham* heisst „bequem, leicht". Um eine Vereinigung der Gegensätze und damit den Ausgleich herzustellen, sollte eine *asana* stets fest und leicht zugleich sein. *Patanjali* sagt in der *sutra 2.48*, dass wir uns durch die Beherrschung von *asanas* von den Angriffen der Gegensatzpaare *(dvandva)* befreien können. Dafür sind die innere Präsenz und Ausrichtung in der Übungspraxis entscheidend. Eine *asana* kennzeichnen fünf Aspekte:

1. Langsamkeit der Bewegung (bis hin zur statischen Position)
2. in Verbindung mit einer bewussten Atmung
3. mit Gelassenheit und Hingabe
4. mit Konzentration im Augenblick
5. mit Bewusstheit und innerer Beobachtung

Beachten wir diese Prinzipien, kann sich die ganze Wirkung der *asana* entfalten und die Übungspraxis setzt mehr Energie frei, als sie verbraucht. *Asanas* wirken immer ganzheitlich und flexibilisieren, vitalisieren und reinigen den gesamten Körper, unseren Geist und unsere Seele gleichermaßen. Durch das Aufspüren und Auflösen von Blockaden im Körper, ermöglichen *asanas* wieder das freie ungehinderte Fließen der Energien auf allen Ebenen, grobstofflich wie fein-stofflich. Dabei führt die Wirkungsweise der *asanas* von außen nach innen bzw. von den grobstofflichen zu den feinstofflichen Körpern: von den Muskeln und dem Sklettsystem zu inneren Organen und Drüsen, weiter zum Atem, zum *prana*, hinein in die emotionalen und mentalen Ebenen. Je feiner die Wahrnehmung und je tiefer die Konzentration, umso bewusster werden die Wirkungen auf allen Ebenen spürbar und nutzbar. Auf der körperlichen Ebene können durch gezieltes Üben von *asanas* zum Beispiel falsche Bewegungs- und Haltungsmuster bewusst gemacht werden und die daraus resultierenden Blockaden in den Muskeln und Gelenken, vor allem in der Wirbelsäule, gespürt und gelöst werden. Auf der energetischen Ebene spüren und lenken wir bewusst unseren Atem, was zur Steigerung des *prana* und zur Auflösung von Energieblockaden in den *chakras* führt. Auf der Gedanken- und Gefühlsebene können wir negative leidvolle Muster beobachten und verändern. Muster sind verfestigte Strukturen, die zu Einseitigkeit im Denken, Fühlen und Handeln führen. Sie blockieren unsere Energie und erlauben uns keine Handlungsfreiheit. Diese Muster und ihre Symptome wertfrei, d.h. neutral beobachten zu können, sich nicht mit ihnen zu identifizieren oder anzuhaften, das Mangelnde und Schmerzhafte nicht zu verdrängen oder zu bekämpfen, sondern liebevoll anzunehmen, zu integrieren und durch göttliche Tugenden zu ersetzen, ermöglicht wahre Transformation und Heilung (= Ganzheit).

Um schrittweise vorgehen zu können, bzw. unsere äußere und innere Haltung nach und nach bewusster wahrnehmen und harmonisieren zu können, stehen uns heute rund 84 Grundstellungen des *Hatha-Yoga* und deren zahlreiche Variationen zur Verfügung, mit denen wir auf unser individuelles Vermögen und unsere Zielsetzung präzise eingehen können. Dabei bietet ein und dieselbe *asana* viele verschiedene Möglichkeiten der "Arbeitsweise". Abhängig von unserer Intention können wir durch unsere innere Ausrichtung unterschiedliche Wirkungen erreichen. Je nachdem, auf was wir unsere Konzentration und Achtsamkeit lenken: auf einen Körperbereich, auf den Atemfluss, auf ein inneres Bild, ein Gefühl oder einen Gedanken. Das Ziel besteht darin, unsere Bewusstheit immer mehr zu verfeinern, so dass die Wirkungen auf allen Ebenen gleichzeitig spürbar werden.

4. Stufe: *pranayama* (Atemkontrolle)

Pranayama heisst wörtlich „Herrschaft über das *prana*". *Prana* ist die Bezeichnung für die universelle Lebensenergie. *Ayama* kann mit „kontrollieren" oder auch mit „erweitern" übersetzt werden. Der Begriff *pranayama* bezeichnet also die bewusste Regulierung und Vertiefung der Atmung durch Achtsamkeit und beständiges Üben.

Prana ist die Energie, die die ganze Schöpfung durchdringt und uns ermöglicht, zu leben. So nimmt die Kontrolle über *prana* einen hohen Stellenwert in der körperlichen und geistigen Entwicklung des Menschen ein. *Pranayama* lehrt die Möglichkeit, über den Atem die Lebenskraft im Organismus zu kontrollieren und zu konzentrieren, um energetische, emotionale und geistige Blockaden zu lösen und die *kundalini*-Kraft zu wecken. Das Ziel des Yoga, *citta-vrtti-nirodhah,* das Zur-Ruhe-Kommen des Geistes, ist ohne *pranayama* nicht möglich.

Patanjali beschreibt in seinen *Yoga Sutras,* dass die Ablenkungen des Geistes mit unruhiger Atmung verbunden sind und dass Atemkontrolle den Geist zur Konzentration bringen kann. Das Ziel ist die Transformation des Bewusstseins.

Hinter der physischen Hülle, *anna-maya-kosha*, die aus der Essenz der Nahrung aufgebaut ist, steht die *prana-maya-kosha*, die Lebenshülle, die von *prana*-Energie, dem Lebensstrom, aufgebaut ist. Dieses *prana* erfüllt und lenkt den physischen Körper. Das *prana* wird durch Nahrung, Wasser, Luft, Sonnenenergie und durch den Atem aufgenommen. Der Atem ist die äußere Manifestation von *prana*. Atem ist grobstofflich, *prana* ist subtil. Indem Kontrolle über den grobstofflichen Atem ausgeübt wird, kann das feinstoffliche *prana* im Inneren kontrolliert werden. *Prana* stellt so die Verbindung zwischen dem astralen und dem physischen Körper her. Damit ist der Atem das Bindeglied zwischen unserem Körper, unserem Geist und unserer Seele und zugleich der grundlegendste

Ausdruck der Polarität. Die beiden Extreme des Atems, das Einatmen und das Ausatmen, die Fülle und die Leere, das Öffnen und das Schließen, spiegeln uns unser Leben in der polaren Welt. Unser Verhältnis von Einatem und Ausatem symbolisiert einerseits die polaren Kräfte in uns und zeigt uns andererseits das Verhältnis von Geben und Nehmen.

Bei der richtigen Atmung unterscheiden wir drei Phasen: Der Ausatem wird *rechaka* genannt. Der Einatem heißt *puraka*. Die Atempause wird als *kumbhaka* bezeichnet. Der stete Wechsel von *puraka* und *rechaka* spiegelt das Gesetz der Polarität. Die Auflösung der Polarität erfahren wir durch *kumbhaka*. In der Atemstille verschwindet der polare Gegensatz und ein Zustand der Stille und Einheit wird spürbar.

Patanjali beschreibt die Regulierung und Verfeinerung des Atemzyklus zunächst in drei Phasen:

> *„Pranayama ist Einatmung, Austamung, Anhalten des Atems in Abhängigkeit von Ort und Zeit."* (2.50)

Im nächsten Vers beschreibt er die vierte Phase des *pranayama*, die über die Einatmung und Ausatmung hinausgeht: *Kevala kumbhaka*, der „meditative Atem". Hier wird der Atem nicht mehr willentlich reguliert, sondern er geschieht von selbst, bis der Atem von selbst aussetzt und sich die Atempausen immer mehr verlängern. *Kevala kumbhaka* gilt als höchste Form des *pranayama*.

Die ideale Atmung ist tief, langsam und leise und erfolgt bis auf wenige Ausnahmen bei speziellen *pranayama*-Techniken durch die Nase. Die Einatmung sollte langsam, tief und kräftig sein, ohne jedoch den Atem willentlich zu forcieren. Die danach folgende Atempause in der Atemfülle sollte lang genug sein, um einerseits einen intensiven Sauerstoffaustausch in der Lunge und gleichzeitig ein entspanntes Zur-Ruhe-Kommen auf der geistigen Ebene zu ermöglichen. Der Ausatem erfolgt langsam und fließend, ohne zu pressen. Die nachfolgende Atempause in der Atemleere wird auch als der „kleine Tod" bezeichnet, da hier jede Bewegung aufhört und die große Leere und Einheit erfahrbar wird. Das richtige Verhältnis von Einatmen, Ausatmen und Atempause bewirkt bei regelmäßiger Übungspraxis eine tiefgehende Bewusstseinserweiterung und schenkt physische, geistige und spirituelle Kraft und inneren Frieden.

Der erste Schritt zur Atembewusstheit besteht darin, die bewusste Achtsamkeit auf den Atem zu richten, zunächst ohne ihn willentlich zu beeinflussen. Durch die Beobachtung und Wahrnehmung des Atems, in dem der Atem von selbst kommen und gehen darf und die Atempausen abgewartet werden, verlangsamt und vertieft sich die Atmung und es verlängern sich die Atempausen von selbst.

Die *Yoga*-Vollatmung umfasst physiologisch die tiefe Bauchatmung, die Flanken- und Brustatmung sowie die Lungenspitzenatmung. Dabei wird das gesamte Atemvolumen genutzt und alle Lungenbereiche belüftet, gereinigt und energetisiert. Durch das Einatmen senkt sich das Zwerchfell nach unten, die Bauchdecke weitet sich und die Bauchorgane werden nach unten geschoben, damit massiert und energetisiert. Gleichzeitig öffnen sich die Flanken (Rippenbögen) und der Atem strömt in die Seiten und nach hinten bis in den unteren Rücken. Die Atemwelle fließt schließlich nach oben und öffnet den Brustkorb. Das Brustbein hebt sich und die Schulterblätter gehen auseinander. Schließlich wird die Luft durch das Anheben der Schlüsselbeinpartie in die Lungenspitzen eingesogen, womit nun die ganze Lunge mit Luft gefüllt ist. Nach der Atempause in der Atemfülle beginnt das ruhige, langsame und gleichmäßige Ausatmen mit dem Absinken des Brustkorbs und dem Schließen der Flanken. Es endet mit der Absenkung und Entspannung im Bauch. Darauf folgt die Atempause in der Atemleere.

Normalerweise atmen wir zu flach bzw. zu viel ein und zu wenig aus. Der männlich-aktive Part des Nehmens (Einatem) wird im Verhältnis zum weiblich-passiven Part des Hin-Gebens (Ausatem) überbetont. Zudem übergehen und vergessen wir häufig in unserer hektischen Zeit die Atempausen. Dadurch haben Körper, Geist und Seele nicht genug Zeit und Raum, sich zu regenerieren. Energiemangel, Erschöpfung, Gereiztheit, Unruhezustände sowie eine Schwächung des gesamten Energie- und Immunsystems des Menschen sind die Folge. In den Momenten der Atemstille wird die Polarität in uns aufgehoben und wir können ein Gefühl der Einheit und des Friedens erfahren. Hier erleben wir das Sein statt des Tuns. In dieser Stille erfahren wir Gott. Bei vielen von uns ist diese

Fähigkeit des Innehaltens und der Stille verloren gegangen. Wir hetzen pausenlos von einem Termin zum anderen und geraten dadurch immer mehr aus unserer Mitte, unserem Zentrum. Auch hier führt der Weg zur Heilung über das bewusste Wahrnehmen des eigenen Atems.

Der *Hatha-Yoga* hat viele unterschiedliche Atemtechniken entwickelt. An dieser Stelle sei noch einmal betont, dass *pranayama* als vierte Stufe des *Raja-Yoga* durch die ersten drei Stufen vorbereitet und entwickelt sein muss. Die Voraussetzung für *pranayama*-Techniken ist die Beherrschung der *Yoga*-Vollatmung. *Pranayama*-Techniken sollten nur unter Anleitung eines erfahrenen *Yoga*lehrers bzw. einer *Yoga*lehrerin praktiziert werden. Ein willkürlicher Eingriff in den natürlichen physiologischen Atemrhythmus ist nur empfehlenswert, wenn der grob- und feinstoffliche Körper durch *Ayurveda* und *asanas* soweit vorbereitet und durchlässig geworden ist, dass *prana* frei fließen kann. *Pranayama*-Techniken sollten zudem nur mit entsprechender Geisteshaltung von *yama* und *niyama* ausgeführt werden. Exzessiv praktizierte Atemtechniken können ohne die nötige Vorbereitung und Bewusstheit bei Ungeübten mehr Schaden als Nutzen bringen.

Ist der Schüler in den beiden ersten Stufen von *yama* und *niyama* gefestigt und hat er durch regelmäßige Praxis von *Hatha-Yoga* die Stufen drei und vier, *asana* und *pranayama*, gemeistert, kann nun der geistige *Yoga* beginnen. *Yama, niyama, asana* und *pranayama* haben das Prinzip von *sattva* gestärkt und das innere Licht entfacht. Damit ist der Geist nun auf die höheren Stufen des *Raja-Yoga* vorbereitet.

5. Stufe : *pratyahara* (Zurückziehen der Sinne von der Außenwelt)

Pratyahara bedeutet die Disziplinierung und Kontrolle der Sinne durch ein „Sich-nach-innen-richten" und Zurückziehen von den Objekten der Außenwelt. Die Achtsamkeit wird von außen nach innen gerichtet. Durch die Übung von *pratyahara* werden die Sinneseindrücke geschärft, verfeinert und so bewusster wahrnehmbar und kontrollierbarer. Das Gemüt wird beruhigt, der Wille gestärkt, Gefühle von Zufriedenheit, Geduld und Gelassenheit stellen sich ein.

Mit *pratyahara* beginnt der innere *Yoga*weg. Die äußere Welt mit ihren Sinnes-objekten wird noch wahrgenommen, jedoch mit Gleichmut und ohne Anhaftung betrachtet. Erinnern wir uns noch einmal an das Ziel im *Yoga*, die Befreiung aus Unwissenheit und Leid. Die Ursache für Leid liegt in den *kleshas*: Unwissenheit, Identifizierung, Begierde, Abneigung, Furcht. Da die *kleshas* ihren Hauptsitz in den Sinnesorganen und im Geist haben, ist es nötig, die Sinne (Pferde) durch den Geist (Kutscher) zu zügeln. Erinnern wir uns an die Metapher: Unsere fünf Sinne sind wie wilde Pferde, die unkontrolliert in alle Richtungen preschen würden, wenn sie vom Kutscher (Geist) nicht gezügelt werden. Ist der Kutscher zudem noch un-konzentriert, unbewusst oder unwissend, lässt er sich von den Pferden von seinem wahren Weg (Wissen) abbringen. Er identifiziert sich in seiner begrenzten Sicht mit seinen Sinneswahrnehmungen und erkennt nicht, dass diese „Ver-lockungen" nur flüchtig und vergänglich sind. Aus dieser Identifikation und begrenzten polaren Sichtweise auf die Welt entsteht Anhaftung und Leid. Da die Sinne den Menschen täuschen können, ihre ständige Befriedigung zu Gier und Unmäßigkeit führt und ihn daran hindert, seine ewige, wahre, göttliche Natur zu schauen, ist ihre Behrrschung eine der wichtigsten Übungen auf dem spirituellen Weg. Deshalb fordert *Krishna Arjuna* in der *Gita* auf:

> *„Bezähme darum, o Arjuna, von Anfang an deine Sinne und vernichte diesen bösen Zerstörer von Wissen und Unterscheidungsvermögen. Groß sind, so heißt es, die Sinnesorgane; größer als das Denkorgan ist die Vernunft; aber noch größer als die Vernunft ist ER. Erkenne IHN so, der jenseits der Vernunft ist, befestige dein niederes Selbst und schlage so, o Arjuna, den schwer besiegbaren Feind in Gestalt der Begierde."* (3. Gesang, Vers 41-43)

Die einfachste *pratyahara-Übung* besteht zunächst darin, beide Augen zu schließen und sich auf den Atem zu konzentrieren, denn Atemkontrolle ist immer auch Geistkontrolle. Indem wir zum Beispiel mit geschlossenen Augen nur das Gefühl des Atems an der Nasenspitze spüren, das Gefühl von Kühle beim Ein-atmen, das Gefühl von Wärme beim Ausatmen, sind wir ganz in der Konzentration des Augenblicks. Gelingt es uns dann noch, in der Atempause zu spüren, dass weder Kühle noch Wärme existieren, sondern nur reines Licht, reine Liebe, dann atmen wir ab sofort nur noch Licht und Liebe ein und aus und sind der Erleuchtung ein Stück näher gekommen.

6. Stufe: *dharana* (Konzentration)

Im *dharana* wird die Aufmerksamkeit willentlich auf einen Gedanken oder ein Gefühl, auf den Atem, auf einen Punkt im Körper, ein *mantra* oder ein anderes Konzentrationsobjekt gerichtet. Auf der Stufe von *dharana* geht es um die willentliche, bewusste Konzentration auf ein Objekt. Dabei bleibt die Dualität von Objekt und Subjekt erhalten (Objekt-Subjekt-Spaltung). Wenn wir unseren Körper durch *asana* entwickelt, unseren Atem im *pranayama* kontrolliert und unsere Sinne aus der Außenwelt durch *pratyahara* zurückgezogen haben, führt uns diese innere Achtsamkeit zur Konzentration (*dharana*). Diese sechste Stufe ist die Kontrolle des Geistes und bildet eine Vorstufe für *dhyana,* Meditation.

Swami Sivananda erklärt den Weg von *pratyahara* zu *samadhi*:

> *„Schließe die Augen. Ziehe die Sinne zurück. Beruhige den Geist. Bringe die sprudelnden Gedanken zum Schweigen. Glätte die Wellen des Geistes. Tauche tief in den Atman, das Selbst, die höchste Seele, das Licht der Lichter, die Sonne der Sonnen. Alles Wissen wird sich dir enthüllen. Alle Zweifel werden verschwinden. (…) Alle Namen und Formen verschwinden in tiefer Meditation. Es herrscht das Bewusstsein unendlichen Raumes. Auch dieses vergeht. Es entsteht ein Zustand des Nichts. Mit einem Mal dämmert die Erleuchtung."* (Swami Sivananda, Göttliche Erkenntnis, Mangalam Books)

Um die unaufhörlichen Gedanken zum Schweigen zu bringen und den Geist zu beruhigen, wurden in allen spirituellen Traditionen die unterschiedlichsten Konzentrationstechniken entwickelt. Wir können diese Konzentrationstechniken grob in zwei Gruppen einteilen:

- *saguna* (gegenständliche Konzentration):

  Gedanke, Gefühl, Atem, ein Punkt im Körper, Kerze, Mantra usw.

- *nirguna* (abstrakte Konzentration):

  das Absolute, die Leere, Gott oder einer seiner Aspekte

Alle Konzentrationstechniken sind Hilfsmittel, um den Zustand der „Einpünktig-keit des Geistes" zu erreichen, in dem das gegenwärtige Erleben im Vordergrund steht, frei von gewohnten Denk- und Gefühlsmustern, frei vor allem von Bewertungen, Projektionen, Erwartungen und von der subjektiven Bedeutung der Vergangenheit (Erinnerungen) und der Zukunft (Pläne, Ängste usw.). Die Konzentrationstechniken haben das Ziel, einen Bewusstseinszustand zu erreichen, in dem jedes Denken aufhört. In diesem Zustand wäre das wichtige Zwischenziel des *Yoga* erreicht: *„yogash chitta vritti nirodah".* Die Gedankenwellen *(vrittis)* sind im Geist *(chitta)* zur Ruhe *(nirodah)* gekommen, die geistigen Störungen des Bewusstseins haben sich aufgelöst. Erst jetzt, wenn wir ganz leer sind, wird die siebte Stufe, *dhyana,* Meditation möglich. *Dhyana* geschieht ohne unser Zutun, ohne Technik, ohne Absicht, ohne Erwartung, allein durch die Gnade Gottes.

7. Stufe: *dhyana* (Meditation, Kontemplation)

Dhyana ist der kontemplative Zustand, in dem die Dualität von Subjekt und Objekt als Illusion erfahrbar wird. Dies ist kein willentlicher Akt mehr und auch durch keine Meditationstechnik mehr zu erreichen. Nach anstrengungsloser Konzentration kommt es „wie von selbst" zur Absorption, zum Erleben der Integration, und es wird ein Zustand der kosmischen Verbundenheit erfahrbar. Das ICH nimmt wahr: Alles ist EINS. Meditation ist das Ziel und sie ist zugleich der Weg dorthin. Meditation ist der Zustand vollkommenen Gewahrseins im Augen-blick. Ein Sein im Hier und Jetzt. Eins-Sein mit allem. Dieser Zustand stellt sich ein, wenn wir nichts mehr wollen, nichts mehr wünschen, wenn wir ohne Ver-gangenheit und ohne Zukunft sind.

8. Stufe: *samadhi* (Erleuchtung, Selbstverwirklichung)

Auf dieser letzten Stufe zur Erleuchtung wird die göttliche Liebe und Einheit aller Schöpfung in ewiger Zeit- und Raumlosigkeit erfahrbar. Wir nennen diesen Zu-stand GOTT=LIEBE=LICHT (Er-leucht-ung). Der unterscheidende Geist, der spaltet, ist verschwunden, das ICH löst sich auf. Es gibt keinerlei Trennung mehr – nur EINS-Sein mit allem. Wenn Raum und Zeit sich auflösen, wenn unser Körper, unser Ego, unsere Wünsche und unser Geist sich auflösen, offenbart sich unser wahres Selbst: reines göttliches SEIN *(sat)* und Bewusst-SEIN *(chit)* und unendliche Glückseligkeit *(ananda).* Wir haben das Ziel erreicht: *sat-chit-ananda.* Dieser Zustand des reinen Bewusstseins *(kaivalya)* wird auch als Selbstverwirklichung bezeichnet oder als *savikalpa samadhi* (bewusster *samadhi*).

Der bewusste *samadhi*-Zustand kann wiederum in 7 Stufen gegliedert werden. Innerhalb des Erleuchtungszustandes bestehen somit nochmals 7 unterschiedliche Ebenen der Erleuchtung. Die höchste und letzte Stufe der Erleuchtung, die wahre Erleuchtung, wäre die Rückkehr und Auflösung des göttlichen Seelenfunkens in *brahman.* Dieser Zustand wird im *Yoga* als *nirvikalpa samadhi* (überbewusster *samadhi*) bezeichnet. So können wir grundsätzlich zwei Arten von *samadhi* unterscheiden:

savikalpa samadhi (bewusster *samadhi*):
Der bewusste *samadhi* ist gekennzeichnet durch die Verbindung von *jiva* und *brahman,* aber noch nicht Einheit. Die Dualität zwischen Geist und der höchsten Wirklichkeit *(brahman)* bleibt noch bestehen, das mentale Bewusstsein des Menschen *(citta-vritti)* kommt in *brahman* zur Ruhe, bleibt sich aber noch selbst bewusst, die Freudehülle, *ananda-maya kosha,* bleibt noch existent *(sat-chit-ananda).*

nirvikalpa samadhi (überbewusster *samadhi*):
Der überbewusste *samadhi* ist die Verbindung und <u>Einheit</u> mit Gott, die vollständige Verbindung und zugleich Auflösung des *jiva* in *brahman.* Das geistige Bewusstsein ist mit *brahman* (wieder) vereint. Dieses sogenannte Über-Bewusstsein kehrt nicht mehr in das ICH-Bewusstsein zurück. Dieser Zustand ist gleichzeitig verbunden mit dem physischen Tod des Menschen und bedeutet die Auflösung und Transformation von allem. Alle grobstofflichen und feinstofflichen Hüllen lösen sich auf: Keine Körper mehr. Kein Atem. Kein Gedanke und Gefühl. Kein Geist, keine Wünsche mehr und keine Vorstellung. Keine *chakras,* keine *koshas.* Auch die *Triguna* wären in diesem Zustand überwunden: kein *sattva,* kein *rajas,* kein *tamas.* Auch *sat, chit, ananda,* sowie *karma* und *maya* sind verschwunden.

Dieser Zustand ist nur schwer vorstellbar und mit Worten kaum zu beschreiben. Doch auch wenn Gott *(brahman)* nicht beschreibbar ist, da er keine Eigenschaften besitzt, wurde zu allen Zeiten immer wieder der Versuch unternommen, das göttliche Prinzip in menschliche Worte und Vorstellungen zu kleiden. In der christlichen Mystik wird die Erleuchtung „visio dei " (*Gottesschau*) oder „unio mystica" (Vereinigung der Seele mit Gott) genannt. In der *Kabbalah* wird sie auch als „lurianische Lichtmystik" bezeichnet. Im *Sanskrit* gibt es viele Wörter für diesen höchsten Zustand: *brahman, samadhi, kaivalya, nirvana, buddha, satori, tat tvam asi, neti-neti*.

Neti-neti bedeutet, nicht dies und nicht das. Es ist das, für das es keine Worte gibt, denn jeder Versuch der Beschreibung basiert auf einer Vorstellung eines Zustands. Doch es ist kein Zustand. Es ist das NICHTS. Es ist ohne Anfang und ohne Ende. Es gibt weder Zeit noch Raum, weder Form noch Inhalt. Es gibt nicht einmal SEIN. So nennen wir es hilfsweise das „EINS-im-NICHTS". Es ist das NICHTS und sogleich das ALLES. Denn das ALLES und das NICHTS sind EINS.

Der einzelne Mensch, der in seinem Leben Weisheit und Erleuchtung sucht, strebt immer nach bewusstem *samadhi*. In diesem Zustand sind *dharma* und Heilung möglich. Der bewusste *samadhi* ermöglicht die Rückkehr in die Welt als ein besserer, weiserer, vollkommenerer und gottgleicher Mensch mit der Erfahrung von *sat-chit-ananda* und der Erkenntnis seines wahren Wesens:

Ich bin GOTT.
Ich bin GÖTTIN.
Ich bin LIEBE.
Ich bin LICHT.
Ich bin heil und vollkommen.
In bin in Gott und war niemals wirklich von ihm getrennt.
Ich bin wieder zu Hause, und in Wahrheit war ich nie fort.

Das Kamasutra

Die *Indische Medizin* ist eine Sammlung verschiedener Lehren, die in der Gesamtheit die ganzheitliche Heilung von Körper, Seele und Geist im Sinne eines Erkenntnisprozesses ermöglichen. Die *Indische Medizin* erschöpft sich dabei nicht in der Betrachtung des einzelnen Menschen, sondern erkennt zudem die besondere Bedeutung der Paarbeziehung für Leben und Erleuchtung des Menschen.

Im Folgenden betrachten wir nun den Menschen in der Paarbeziehung und beschäftigen uns mit der körperlichen Ebene eines Paares. Diese Ebene wird durch das *Kamasutra* beschrieben.

Das *Kamasutra* beschäftigt sich mit der körperlich-stofflichen und lebenspraktischen Seite einer Partnerschaft. Es lehrt Praktiken und Regeln, um die Beziehung zum Wohlbefinden beider Partner auszugestalten. Im Fokus sind dabei alle Aspekte, die innerhalb der Partnerschaft körpervermittelt stattfinden oder erlebt werden. In diesem Verständnis wird die sexuelle Begegnung primär in ihrer lustbringenden körperlichen Dimension betrachtet. Die Lehren beschränken sich jedoch nicht auf die körperliche Liebe. Ebenso werden viele weitere relevante Aspekte einer Partnerschaft im Hinblick auf die stofflich-körperliche Dimension dargestellt, zum Beispiel die Gestaltung des Wohnraumes, Essen und Trinken, Hygiene, soziale Aktivitäten oder Freizeitgestaltung.

Hintergrund und Entstehung

Sicherlich ist das *Kamasutra* eines der missverstandensten Werke der Weltliteratur. Im Westen hält man es auch heute noch oft für eine schlüpfrige Darstellung exotischer Liebespraktiken. Zu diesem Eindruck trägt sicher bei, dass es zahlreiche „Ratgeber" für Liebesspiele zu zweit gibt, mit mehr oder weniger eindeutiger Bebilderung, die im Titel den Eindruck vermitteln, sie seien eine Übersetzung des *Kamasutras* oder diesem zumindest sehr nahe. Oft ist dies nicht der Fall. Das *Kamasutra* ist alles andere als ein pornografisches Werk. Verfasst wurde es wohl zwischen dem 2. und 5. Jahrhundert n.Chr. von *Mallanaga Vatsyayana*. Nach *Vatsyayanas* eigener Darstellung war er ein zölibatär lebender *Yogi*. Wir dürfen wohl davon ausgehen, dass *Vatsyayana* zu seiner Zeit ein berühmter Gelehrter war, denn er wurde in Indien jahrhundertelang als *Maharischi* bezeichnet. *Vatsyayana* selbst hat klar zum Ausdruck gebracht, dass das *Kamasutra* geschrieben wurde, um die Menschen zu lehren, *kama* (nicht zu verwechseln mit *karma*) zu verstehen und dieses erfüllend zu leben. *Kama* ist der Name des indischen Liebesgottes und bedeutet „Lust" oder „Vergnügen". Damit ist jedoch nicht nur die sexuelle Lust gemeint. *Kama* umfasst alles sinnliche Vergnügen, also alles Lustvolle und Angenehme, was wir durch unsere Sinnesorgane wahrnehmen und erleben können. Sinngemäß heißt es im *Kamasutra*:

> *Kama ist die Freude von Körper, Geist und Seele*
> *an angenehmen, wohltuenden Empfindungen.*
> *Nutze Augen, Nase, Zunge, Ohren und Haut*
> *und im Fühlen wird das Kama erblühen.*

Kama ist eine der vier großen Lebensaufgaben nach hinduistischer Lehre. Die drei anderen sind *dharma* und *artha* und *moksha*.

Moksha ist die Pflicht, die Befreiung des Selbst zu erlangen. Hier geht es im tieferen spirituellen Sinne um die Überwindung der materiellen Schöpfung und die (Wieder-)Erreichung der Vereinigung mit dem Absoluten, dem Göttlichen. Im Kapitel über *Yoga* sind wir auf diese Befreiung vom Selbst genauer eingegangen.

Dharma entspricht in etwa der Verpflichtung, ein moralisches Leben zu führen und im Sinne der individuellen Lebensbedingungen sein Bestes zu geben. Dabei sind Pflichten und Moral gemäß der jeweils einzigartigen Lebenssituation für jeden Menschen anders. So wäre das *dharma* eines Kriegers etwa der mutige Kampf, wogegen das *dharma* eines Priesters genau gegenteilig durch die Gewaltlosigkeit und das Gebet gekennzeichnet ist. Jeder hat die Aufgabe, sein persönliches *dharma* gewissenhaft und engagiert zu erfüllen. Nach hinduistischer Lehre glaubt man, dass die Erfüllung des *dharma* dazu führt, den Kreislauf der Wiedergeburt zu durchbrechen.

Artha ist die Pflicht, Erfolg, materielle Güter und Reichtum zu erlangen. Dahinter steht jedoch die Vorstellung, dass Erfolg und materieller Wohlstand der gesamten Familie nutzt und diese dabei unterstützt, *dharma*, *kama* und *moksha* zu erreichen. *Artha* muss immer bestimmt sein vom individuell zugrunde liegenden *dharma*, ansonsten würde es zu einem lasterhaften Selbstzweck.

Alle vier Ziele sind voneinander abhängig und hängen untrennbar miteinander zusammen. Sie können nur in gemeinsamer Harmonie gesund gelebt und entwickelt werden. Es ist *dharma* eines verheirateten Mannes, seine Frau zu lieben und zu ehren. Diese Verpflichtung schließt auch die (wohltuende) körperliche Liebe mit ein. Ebenso ist es *dharma* der verheirateten Frau, ihren Mann zu lieben und zu ehren. Auch hier ist die körperliche Liebe ausdrücklich eingeschlossen. Darüber hinaus sollen sich die Partner jedoch noch zahlreiche andere Annehmlichkeiten für die Sinne schenken: ein Haus, in dem sie sich wohlfühlen, leckeres Essen, bereichernde Freizeitgestaltung, einen respektvollen Umgang miteinander. Dies sind nur einige Beispiele, doch das Prinzip wird rasch deutlich: Das *dharma* beider ist es, sich gegenseitig *kama* zu ermöglichen. Aus diesem Grunde ist das *Kamasutra* alles andere als ein Sexhandbuch. Nur eines seiner sieben Bücher beschäftigt sich mit den verschiedenen Facetten der körperlichen Liebe. Der Rest behandelt verschiedenste Themen aus dem gemeinsamen Leben eines Paares und gibt Hinweise und Ratschläge, wie das gemeinsame Leben aussehen sollte, um beiden *kama* zu schenken. So ist das *Kamasutra* also ein Ratgeber für Paare, vermutlich der erste schriftlich niedergelegte Ratgeber überhaupt, sicher jedoch der älteste in dieser Ausführlichkeit. Das *Kamasutra* wurde jungen Paaren von den Eltern gegeben, um ihnen das gemeinsame Leben zu erleichtern und ihnen dabei zu helfen, sich gegenseitig gut zu tun.

Die sieben Bücher des Kamasutra

Das *Kamasutra* besteht aus insgesamt sieben Büchern:

Buch 1: Meditationen

Dieses Buch handelt nicht – wie man fälschlicherweise annehmen könnte – von Techniken der *Meditation*. *Meditation* ist vielmehr im Sinne von „Betrachtungen" gemeint. *Vatsyayana* beleuchtet in diesem Buch, warum man sich grundsätzlich in bestimmter Weise verhalten sollte und legt damit quasi die Grundlagen für die Bedeutung der in den folgenden Büchern dargestellten Techniken und Fertigkeiten. *Vatsyayana* beginnt dabei sein *Kamasutra* mit der Klarstellung, dass *dharma* die Wurzel sei, aus der *artha* wachse und letztlich *kama* erblühe. Also nur auf der Basis des zum individuellen Menschen zugehörigen Lebensplans können der Erwerb materieller Güter und das (Er-)Leben von Freude und Lust in stimmiger Harmonie geschehen und zu Gesundheit und Zufriedenheit führen. Im Weiteren führt *Vatsyayana* nun aus, wie sich die schriftliche Erstellung des *Kamasutras* entwickelte und wer an den verschiedenen Fassungen beteiligt war. Wir können aus diesen Erläuterungen entnehmen, dass das *Kamasutra* ursprünglich viel umfangreicher war und letztlich von *Vatsyayana* auf die nun vorliegende Fassung gestrafft wurde, damit es ein praktikabler und zu bewältigender Leitfaden wird, der auch im Alltag Verwendung finden kann.

Nach dieser erklärenden Darstellung präzisiert *Vatsyayana* in den folgenden Sutren, wie *dharma*, *artha* und *kama* im Leben erworben werden sollten. Es können nicht alle drei Wege auf einmal beschritten werden, daher steht in verschiedenen Lebensphasen jeweils ein anderer Aspekt im Vordergrund.

Artha soll in der Zeit des Heranwachsens angesammelt werden. Dabei ist zu beachten, dass mit *artha* nicht nur Geld und Wohlstand, sondern auch die hierfür zunächst notwendige Erziehung und Ausbildung, das Knüpfen von Freundschaften und das Erlernen von Fertigkeiten und Künsten gemeint sind. Die Zeit des Heranwachsens dient uns also zur Schaffung einer materiellen Grundlage in dieser Welt, auf der später die geistig-spirituellen Entwicklungen aufbauen können.

Kama ist der wichtigste Aspekt in der Blütezeit unseres Lebens. Nun geht es darum, die Welt mit all ihrer Schönheit und ihren Möglichkeiten zu erfassen und die Fülle des Lebens mit allen Sinnen zu erfahren. *Vatsyayana* macht deutlich, dass *kama* zwar aus dem *Kamasutra* erlernt werden kann, in letzter Konsequenz jedoch erst und nur in der Begegnung mit den Schönheiten der Schöpfung erwächst.

Dharma schließlich tritt im reifen Alter in den Vordergrund unseres Lebens. Nun ist es an der Zeit, sich intensiv mit den spirituellen Fragen des Lebens auseinander zu setzen. Wir sollen uns nun mehr mit den Weisheitstexten beschäftigen, Umgang mit weisen Lehrern suchen und uns auf den Pfad des *Yoga* begeben.

Vatsyayana schränkt ein, dass es aufgrund der Unwägbarkeiten des Lebens sein kann, dass wir diese bestmögliche Reihenfolge nicht einhalten können. Dann sollen wir danach trachten, *dharma*, *artha* und *kama* zu mehren, wann immer es möglich ist. Dabei darf jedoch nie vergessen werden, dass *dharma* immer die Wurzel darstellt. *Artha* und *kama* sind stets auf unser persönliches *dharma* auszurichten, damit sie segensreich in unserem Leben wirksam werden können.

In den anschließenden Sutren erläutert *Vatsyayana* die Bedeutung der Künste und Wissenschaften. Er stellt klar, wie wichtig die Beschäftigung mit den Künsten und Wissenschaften nicht nur für den Mann, sondern auch für die Frau ist. Im Einzelnen führt *Vatsyayana* vierundsechzig Künste auf, deren Erlernen unbedingter Teil der Erziehung einer Frau sein sollte. Es handelt sich dabei durchaus nicht ausschließlich um Fertigkeiten aus dem Bereich der Hauswirtschaft. Die Fülle des Lebens einer Frau in der Gesellschaft bildet sich in dieser umfassenden Aufzählung ab. Das Erlernen einer Vielzahl von (Lebens-)Künsten ist notwendige Voraussetzung eines erfüllten und gelungenen Lebens – für die Frau ebenso wie für den Mann.

Die 64 Künste der Frau nach dem Kamasutra

Gesang
Tanz
Schreiben
Wand-/Bodenschmuck
Ruhelager herrichten
Schwimmen/Wasserspiele
Parfums zubereiten
Magische Tricks
Fingerfertigkeit
Sorbets und Säfte herstellen
Nähen und Sticken
Rätsel lösen
Zungenbrecher erfinden
Zitate
Korbarbeiten
Holzschnitzen/ Schreinern
Erze verarbeiten
Erfinden der privaten Sprache
Ausbildung von Kampftieren
Massage
Blumenwagen herstellen
Gedächtnistraining
Blüten arrangieren
Stil bei Kleidung und Schmuck
Girlanden und Kränze flechten
Gartenbau / Pflanzenmedizin
Merkfähigkeit
Verkleidung / Zauberkünste
Glücksspiel
Yoga und Gymnastik

Spielen von Instrumenten
Malerei
Mandalas herstellen
Körper und Kleider färben
Kopfschmuck herstellen
Meditation
Edelsteinintarsien
Aphrodisiaka aus Kräutern herstellen
Kochen
Weben
Klassische Musik
Wortspiele
Aus heiligen Texten vortragen
Gedichtimprovisation
Liebesamulette herstellen
Architektur und Baukunst
Edelsteine verarbeiten
Fremdsprachen
Papageien das Sprechen lehren
Geheimschriften
Deutung von Omen
Dichtung
Beherrschung der Metrik
Armreifen/ Ohrringe anfertigen
Etikette
Konstruktion von hilfreichen Gerätschaften
Kenntnis von Wörterbüchern und Lexika
Drapieren von Stoff
Würfelspiele und Schach
Kinderpsychologie/ Kinderspiele

Melodien auf mit Wasser gefüllten Glasschalen spielen
Prüfung von Edelsteinen und Edelmetallen
Kriegskunst, Waffen, Taktik und Staatskunst

Die Beherrschung verschiedenster Künste und Fertigkeiten hat auch in unserer Zeit und Gesellschaft unverändert eine große Bedeutung. Wer in verschiedensten Fertigkeiten bewandert ist, kann nicht nur den Alltag bereichernd gestalten, sondern ist auch selbstsicherer und selbstbewusster.

Nach dem Thema Erziehung widmet sich das *Kamasutra* nun dem gesellschaftlichen Leben. Wenn die Erziehung und Ausbildung beendet sind und der Mensch materielle Selbständigkeit erlangt hat (*artha*), nimmt er seinen Platz als eigenständiges Mitglied in der Gesellschaft ein. Nun gilt es, Regeln und Bräuche mitzutragen, um das bewahren zu helfen, was als innerer Zusammenhang eine menschliche Gemeinschaft von Generation zu Generation trägt. Auch soll der Mensch nun in Gemeinschaft mit seiner Familie, mit Freunden und Nachbarn das Leben in seiner Tiefe und Fülle leben und genießen (*kama*). *Vatsyayana* lehrt uns, auf welche Aspekte wir unsere Achtsamkeit und unsere Aufmerksamkeit richten müssen, um in dieser Lebensphase gesund und glücklich zu sein. Von grundlegender Bedeutung sind:

1. ein (Wohn-)Ort, der angenehm und liebevoll gestaltet ist
2. ein ausgewogener Tagesrhythmus mit Zeit für die Körperpflege, entspannende Freizeitaktivitäten und die Beschäftigung mit Künsten
3. das Begehen von Festen, wobei hier Feste des Jahreskreises, religiöse Feste, gesellschaftliche Feiern sowie regelmäßige Ausflüge gemeint sind
4. die Pflege von Freundschaften
5. soziale Aufgaben für die Gemeinschaft

Den Abschluss des ersten Buches bilden Abhandlungen darüber, ob und wann ein Mann eine Geliebte haben sollte, sowie eine Beschreibung verschiedener Typen von Frauen, hinsichtlich ihrer Besonderheiten als Geliebte. In diesen Passagen wird deutlich, dass das *Kamasutra* vor allem ein praktischer Lebensratgeber ist, der sich mit dem alltäglichen Leben der Menschen beschäftigt. Die Beschreibungen und Empfehlungen sind pragmatisch auf die jeweilige Thematik ausgerichtet, ohne jedoch im Sinne religiöser Dogmen Vorgaben zu machen.

Buch 2:   Liebeskunst

Vatsyayana beginnt dieses Buch mit der Ausführung, welche Partner zueinander passen. Zunächst unterteilt er hierzu die Männer und Frauen in je drei Typen, gemäß der *körperlichen Ausbildung ihrer Geschlechtsteile*: groß, mittel und klein. Sind die Geschlechtsteile bei Mann und Frau gleichermaßen entweder groß, mittel oder klein ausgeprägt, so sind dies gute anatomische Voraussetzungen für eine befriedigende Vereinigung. Sind die anatomischen Unterschiede jedoch groß, so kann dies nur durch entsprechendes Geschick hinsichtlich variabler Liebestechniken und durch das Temperament ausgeglichen werden. Das *Temperament* wird unterschieden in feurig, mäßig oder kühl. Von besonderer Bedeutung für das Gelingen des Liebesspiels ist zudem die *Fähigkeit* der Partner, die körperliche Vereinigung in die Länge zu ziehen. Hierin können sie erfahren, mittelmäßig oder ungeübt sein.

Ausbildung der Geschlechtsmerkmale			Temperament			Fähigkeit, die Vereinigung in die Länge zu ziehen		
groß	mittel	klein	feurig	mäßig	kühl	erfahren	mittelmäßig	ungeübt

Es ergeben sich somit verschiedene Kombinationen, je nachdem, welches Temperament die Partner besitzen und wie geübt sie in der Länge der Vereinigung sind. Jede Kombination hat ihre Vor- und Nachteile. So ist die Verbindung von Mann und Frau im Liebesakt zunächst einmal bestimmt von Größe der Geschlechtsteile, Temperament und Geschicklichkeit. Allerdings ist diese Kombination bei jedem Paar einzigartig. So kann es keine festen Regeln für eine befriedigende Begegnung eines Paares geben. Erst die gemeinsame Übung und Erfahrung dieser beiden individuellen Menschen führt letztlich in die beglückende Fülle der körperlichen Begegnung.

Auch wenn diese Betrachtungen für uns zunächst ungewöhnlich erscheinen, so sind doch die bestehenden Rahmenbedingungen in der Partnerschaft für die beglückende Liebesbegegnung von Bedeutung. Es ist daher durchaus hilfreich, sich zunächst die bestehenden Verhältnisse bewusst zu machen.

Nach diesen einführenden Betrachtungen beginnt *Vatsyayana* nun damit, die Liebestechniken im Einzelnen zu beschreiben und zu erläutern. Zunächst widmet er sich den verschiedenen Möglichkeiten der **Umarmung**. Eine Umarmung sollte je nach Vertrautheit der Partner in unterschiedlicher Intensität erfolgen. Beginnend bei einer leichten, fast zufälligen Berührung bis hin zu einer engen Verschlingung der Körper lässt sich die Umarmung stufenweise der Vertrautheit und dem Erregungszustand anpassen. Jede Umarmung setzt entscheidende Impulse für den weiteren Verlauf der Begegnung.

Nun folgt die Darstellung des **Kusses** in all seinen zahlreichen Variationen und Möglichkeiten. *Vatsyayana* beschreibt, dass der Kuss häufig im Vorfeld der Vereinigung stattfindet, bei vertrauten Partnern jedoch jederzeit und ohne Einschränkungen erfolgen darf. Küsse dürfen nicht nur von Mund zu Mund ausgetauscht werden. Jeder Teil des Körpers kann durch Küsse liebkost und erregt werden. Von besonderer Bedeutung im Liebesakt sind Kussspiele, beispielsweise indem die Partner versuchen, die Unterlippe des anderen mit den Zähnen zu fassen. Kussspiele steigern die Erregung und verlängern das Liebesspiel.

Mit wachsender Erregung können Küsse gesteigert werden zu **Liebesbissen**, oft begleitet von kleinen Kratzern oder Eindrücken durch Fingernägel, sogenannte **Nägelmale**. *Vatsyayana* lehrt, dass sanfte Bisse und Nägelmale zwei Zwecke erfüllen. Zum einen steigern sie die körperliche Erregung, zum anderen dienen sie jedoch durch ihre bleibenden, sichtbaren Abdrücke in der Haut auch als angenehme Erinnerung an den Partner. Es gibt zahlreiche klassische Nägelmale, die mit phantasievollen Namen im *Kamasutra* beschrieben sind. Letztlich sind den eigenen Phantasien und Ideen jedoch keine Grenzen gesetzt. Acht verschiedene, klassische Nägelmale werden im *Kamasutra* ausführlich beschrieben:

1. *das Zerreißen der Seide*
   scharfe Fingernägel werden ganz sanft über die Haut gezogen
2. *der Halbmond*
   Eindruck eines einzelnen Fingernagels in die Haut
3. *der Kreis*
   zwei gegenüberliegende Halbmonde

4. *die Furche*
   ein schmaler roter Streifen, mit einem scharfen Fingernagel in die Haut gezogen

5. *die Tigerkralle*
   eine kurvig gezogene Furche

6. *der Pfauenfuß*
   die Eindrücke von 5 Nägeln rund um die Brustwarze

7. *der Hasensprung*
   je ein Pfauenfuß an beiden Brustwarzen

8. *das Blaue Lotusblatt*
   eine kunstvolle Verzierung in Lotusform an Brust oder Hüfte

Nägelmale sind Erinnerungen an die gemeinsame, zärtliche Begegnung. Sie sind Unterpfand der Liebe. Liebende sollten sich diese Erinnerungen mitgeben, wenn sie sich für längere Zeit trennen müssen, zum Beispiel, weil einer eine Reise antreten muss. Die oben genannten klassischen Male stellen keine abschließende Liste dar. Jedes Paar wird hier seine eigenen Male entwerfen.

Nun wendet sich *Vatsyayana* den **Liebesstellungen** (*asanas*) zu. Die entsprechend zahlreichen und detaillierten Beschreibungen verschiedenster Körperstellungen beim Liebesakt haben das *Kamasutra* auch in der westlichen Welt berühmt gemacht. Tatsächlich hat das *Kamasutra* in seiner Funktion als Ratgeber für Paare auch hinsichtlich der Darstellung verschiedener Liebesstellungen unverändert Berechtigung und große Bedeutung. Auch oder sogar gerade in Zeiten der uneingeschränkten Verfügbarkeit freizügiger Filme und Zeitschriften besteht im sexuellen Kontakt eines Paares häufig große Unsicherheit. Das gemeinsame Studium der verschiedenen Stellungen, die hinsichtlich ihrer besonderen Eignung für bestimmte Paare und auch bezüglich ihrer Wirkung beschrieben werden, gibt belebende Impulse in die körperliche Zweisamkeit und bereichert die Lusterlebnisse.

Von besonderer Bedeutung ist, dass die Ausführungen im *Kamasutra* stets die gegenseitige achtsame Wahrnehmung und den Respekt füreinander fordern. Es gilt als Ziel, besonders um den sexuellen Genuss des anderen bemüht zu sein. In der Hinwendung zu den Bedürfnissen des anderen entsteht die achtsame

Aufmerksamkeit, die letztlich zu einer gemeinsam erlebten, lustvollen Vereinigung führt. Im Einzelnen finden sich im *Kamasutra* Stellungen im Liegen, Stellungen im Sitzen, Stellungen im Stehen, Stellungen von hinten sowie außergewöhnliche Liebesspiele. Sehr ausführlich werden zudem Stellungen im Rollentausch beschrieben, also die Frau sitzend auf dem Mann. Auf einer tieferen Ebene der Paarbeziehung kommt dem Rollentausch eine besondere Bedeutung zu. So führen diese Stellungen zu einer deutlich aktiveren Rolle der Frau und zur erzwungenen Passivität des Mannes. Diese Erfahrung wirkt immer auch über den reinen Liebesakt hinaus in die Partnerschaft.

Nach der Beschreibung der Liebesstellungen erläutert *Vatsyayana* die Anwendung von **Liebesschlägen** und **Liebesrufen**. Leichter Schmerz, wie er durch Schläge während des Liebesspiels zugefügt werden kann, steigert die Lust. Dabei ist jedoch von Bedeutung, die Schläge nur in bestimmter, nicht verletzender Weise an dafür geeignete Stellen zu platzieren. Die gewünschte Wirkung der Schläge lässt sich dann anhand der Ausrufe oder Schreie erkennen, die sie dem Partner entlocken. Das zärtliche Schlagen soll wie in einem Spiel erfolgen, stets achtsam und kontrolliert. Das Ziel der Liebesschläge ist im *Kamasutra* zwar stets die gemeinsame zunehmende Erregung, jedoch immer ohne Demütigung oder Dominanz. Hier unterscheidet sich das *Kamasutra* sehr grundlegend von Techniken oder Vorgehensweisen, die dem SM-Bereich zuzuordnen sind. Ein weiterer Grundsatz im *Kamasutra* lautet, dass stets nur solche Praktiken Verwendung finden sollen, die beiden Partnern gefallen.

Insbesondere vom **Oralverkehr** berichtet *Vatsyayana*, dass dieser nicht jedem Menschen gefalle. Daher solle er nur von denjenigen ausgeübt werden, die ihn schätzen und wünschen. Im *Kamasutra* finden sich jeweils acht Beschreibungen von Techniken des Oralverkehrs beim Mann (*Fellatio*) und der Frau (*Cunnilingus*). Ergänzt wird diese Aufzählung durch die sogenannte „Krähe" (*kakila*), eine Technik gegenseitiger oraler Befriedigung, die in der westlichen Welt als „69" bekannt wurde.

Die Beschreibungen der verschiedenen Liebesstellungen werden abschließend ergänzt durch Belehrungen, wie der Anfang und das Ende des Liebesspiels zu gestalten sind. Zunächst soll ein geeigneter Ort angenehm zum Liebesspiel geschmückt und vorbereitet werden. Beide Partner sollen frisch gebadet, geölt und geschmückt sein und zunächst ihre körperliche Begegnung mit einem Gespräch beginnen. Umrahmt von Musik beginnt das Liebesspiel dann mit einer gegenseitigen Massage, gefolgt von erregenden Berührungen in einer Art Vorspiel. Nach dem eigentlichen Liebesakt sollten sich beide reinigen und dann gemeinsam essen. Abschließend mache man es sich gemütlich und erzähle sich gegenseitig Geschichten oder unterhalte sich.

Das Buch der Liebeskunst endet mit einer kurzen Abhandlung darüber, wie ein **Streit** während des Liebesspiels beigelegt werden sollte. Bemerkenswert ist hier der Rat des *Kamasutras*, bei einem Streit nicht das Zimmer zu verlassen. Nur wer bleibt hat die Möglichkeit, den Streit auszutragen und letztlich zur Versöhnung zu kommen.

Verlassen wir nun Buch 2. Das Buch der Liebeskunst lehrte uns, der gegenseitigen Liebe auf die angenehmste und schönste Art Ausdruck zu verleihen.

Buch 3:   Werbung

Vatsyayana beginnt das Buch der Werbung mit einer Abhandlung über die **Brautwahl**. Zunächst beschreibt er dabei die Vorgehensweise und die zu beachtenden Regeln bei der traditionellen, der von den Eltern arrangierten Hochzeit. Am Ende des Buches ergänzt er diese Ausführungen um ausführliche Empfehlungen, wie bei einer Liebesheirat vorgegangen werden sollte. Dabei grenzt *Vatsyayana* die Liebesheirat moralisch sehr deutlich von anderen Formen erschlichener oder erzwungener Heirat ab. Er bezeichnet eine Liebesheirat als die beste Heirat von allen.

Umfangreich werden die Vorgehensweise bei der **Annäherung** an den zukünftigen Ehepartner sowie Strategien der **Werbung** dargelegt. Von Wichtigkeit ist es für beide, den zukünftigen Partner zunächst umfänglich kennen zu lernen. Dabei gilt es zum einen, seine gesellschaftlichen Vor- und Nachteile abzuwägen. Ebenso wichtig ist es jedoch, die ernsthaften Absichten auf die Probe zu stellen. Zwar rät das *Kamasutra* stets dazu, eine Heirat auf die Grundlage stabiler gesellschaftlicher und persönlicher Verhältnisse zu stellen, doch sagt es in diesem

Zusammenhang deutlich, dass - wo immer möglich - eine Partnerschaft gewählt werden sollte, die von echter Liebe getragen ist.

Nach der Hochzeit geht es darum, **Vertrauen** zueinander zu gewinnen. So handelt der nächste Teil des Buches davon, auf welche Weise, behutsam und geduldig, die Partner nach der Hochzeit zueinander finden und sich aufeinander einlassen müssen. *Vatsyayana* führt detailliert aus, wie nur das behutsame körperliche Nähern Grundlage einer langjährigen, vertrauensvollen Ehe sein kann. Eine erzwungene Sexualität führt zu Feindschaft und Ekel. So soll die körperliche Begegnung Ausdruck der Liebe sein und nicht eingeforderte Pflicht.

Buch 4: Ehe

In Buch vier widmet sich das *Kamasutra* nun dem ehelichen Alltag. Im ersten Teil des Buches wird zunächst dargestellt, wie der Haushalt zu führen ist, damit die Partner sich wohlfühlen können und ihre Aufgaben in Familie und Gesellschaft erfüllen. Gemäß des indischen Rollenverständnisses dieser Zeit obliegt im *Kamasutra* der Frau die Aufgabe, den Haushalt zu führen. Sehen wir ab von allen seither erreichten emanzipatorischen Veränderungen dieses Rollenbildes, so führt faktisch auch in unserer Gesellschaft der heutigen Zeit oft noch immer die Frau den Haushalt. Doch unabhängig von der tatsächlichen Rollensituation sind die Empfehlungen des *Kamasutras* zeitlos und modern.

Das Führen des Haushalts beinhaltet zunächst die Aufgabe, das Haus sauber und ordentlich zu halten, es zu schmücken und mit Blumen und Essenzen zu beduften. Nur an einem dergestalt schönen, wohlriechenden Ort kann man sich entspannen und wohlfühlen. Ebenso ist es unverzichtbar, in seinem Haus einen Altar zu gestalten und in Ehren zu halten, um auf diese Weise die Spiritualität und die Rückbindung an das Göttliche (*re-ligio*) fest in den Alltag zu integrieren.

Innerhalb des Hauses sollen klare Regeln gelten, die jedem Einzelnen ermöglichen, dieses Haus für sich als einen Ort zu erleben, an dem er geschützt und aufgehoben ist. So sei der Umgang der Menschen im Haus miteinander stets respektvoll und achtsam.

Im Folgenden beschreibt *Vatsyayana*, wie der Garten um das Haus angelegt sein sollte. Er listet wichtige Heil- und Küchenkräuter auf, die für die Familie die Grundlage einer gesunden Ernährung und einer medizinischen Versorgung im Sinne von Hausmitteln darstellen. Auch die wohltuende seelische Wirkung des Gartens findet Beachtung. So sollen farbenprächtige und duftende Blumen gepflanzt, Wandelwege, ein Brunnen und ein Teich angelegt werden. Auf diese Weise dient der Garten der Familie zur geistig-seelischen Entspannung und Erholung.

Nach der Darstellung dieses eher äußerlichen Rahmens der Ehe führt *Vatsyayana* aus, wie die Partner im Alltag miteinander umgehen sollten. Gegenseitigem Respekt, ehrlicher Aufmerksamkeit und dem Bemühen um Abstimmung in wichtigen Fragen kommen dabei grundlegende Bedeutungen zu.

Als weiteren wichtigen Punkt im ehelichen Haushalt führt *Vatsyayana* die Körperhygiene an. Dazu zählt nicht nur die Reinlichkeit, sondern auch, sich hübsch zu kleiden und Schmuck zu tragen, um dem Partner zu gefallen.

Auch der nach westlichen Maßstäben wohl klassischste Aspekt der Haushaltsführung, die Sparsamkeit, wird im *Kamasutra* praktisch dargelegt. Bereits beim Einkauf soll bewusst auf einen günstigen Preis geachtet und gefeilscht werden. Wichtig ist es, die Möglichkeiten zu kennen und die notwendigen Fertigkeiten zu erlernen, um vieles im Haushalt selbst zu machen oder herzustellen und Reste noch sinnvoll zu verwerten. Wo immer möglich, ist die Haushaltsführung durch eine kluge Vorratshaltung zu optimieren. Das Führen eines Haushaltsbuches ist keine Erfindung der Neuzeit, sondern wird bereits im *Kamasutra* der verantwortungsvollen Hausfrau empfohlen.

Abschließend werden die Darstellungen über die Haushaltsführung durch Empfehlungen zum Umgang mit Gästen ergänzt. Hier hebt *Vatsyayana* Gastfreundschaft, Höflichkeit, Bescheidenheit und Toleranz als wichtige Tugenden hervor.

Der zweite Teil des Buches handelt vom Leben im *Harem* und behandelt den Umgang des Mannes mit mehreren Frauen, den Umgang der Frauen miteinander, die entstehenden Hierarchien, Rollenverteilungen und Konflikte. Auch wenn uns dieses Thema kulturell fremd ist und für unseren westlichen Lebensalltag keine praktische Bedeutung besitzt, so ist es doch interessant, die Ausführungen des *Kamasutras* hinsichtlich der Gewichtung zu betrachten. Im Vordergrund steht nicht das Recht des Mannes, über die Frauen zu verfügen, sondern stattdessen die Verantwortung des Mannes, den Frauen gerecht zu werden und jede einzelne hinsichtlich ihrer individuellen Bedürfnisse zu beachten. Da der zweite Teil dieses Buches für unsere westliche Welt praktisch nicht relevant ist, wollen wir auf eine detailliertere Darstellung an dieser Stelle verzichten.

Buch 5:   Die Frauen anderer Männer

Unsere westliche Gesellschaft ist geprägt vom abendländisch-christlichen Moralverständnis, nach dem die Beziehung eines Mannes zu einer verheirateten Frau grundsätzlich als verwerflich bewertet und gesellschaftlich verurteilt wird. Diese Bewertung wirkt sich bis in Gesetzgebung und Rechtsprechung aus. Auch die Lehre des *dharma* verbietet im Grundsatz Ehebruch. Tatsächlich stellen außereheliche Beziehungen trotz dieser ethisch-moralischen Bewertung eine tägliche Realität - auch in unserem Kulturkreis - dar. Es scheint sich also um eine grundsätzliche menschliche Problematik zu handeln. So lohnt es sich, die Ausführungen im *Kamasutra* trotz des anderen soziokulturellen Hintergrundes zu erforschen.

Auch bei diesem Thema gelingt es *Vatsyayana*, eine klare spirituelle Darstellung durch die pragmatischen Empfehlungen eines Eheratgebers lehrreich zu ergänzen. Bereits der Beginn des Buches schafft eine interessante und durchaus weitreichende Klarstellung: Wollust ist nach *Vatsyayana* keine Rechtfertigung, die Frau eines anderen Mannes zu verführen. Das *Kamasutra* lehrt, dass es nur dann gerechtfertigt sei, eine Beziehung zu einer verheirateten Frau aufzunehmen, wenn die entstehende Liebe zu dieser Frau so stark ist, dass die unerfüllte Liebe zum Tode führen würde. Diese auf den ersten Blick etwas übertrieben-schwülstige Bewertung meint *Vatsyayana* durchaus ernst. Er nennt eine solche Situation eine *„schicksalhafte Liebe"* in dem Sinne, dass dem betroffenen Mann nichts anderes übrigbleibt, als in diesem Falle zu versuchen, die Aufmerksamkeit der Angebeteten zu erringen und eine Beziehung mit ihr einzugehen. Auch in unserer abendländischen Kultur ist das Wissen um eine solche alternativlose Liebe in zahllosen Legenden und Mythen erhalten, in denen der hoffnungslos Liebende schließlich an gebrochenem Herzen stirbt.

Im Folgenden führt *Vatsyayana* nun aus, wie ein schicksalhaft liebender Mann vorgehen muss, um in seiner Liebe erhört zu werden. Genauestens werden Situationen des Alltags beschrieben und Anleitungen zu angemessenem Verhalten gegeben. Die Prüfung der erwiderten Gefühle erfordert peinlichste Sorgfalt, um die jeweils angemessene Verhaltensweise auszuwählen. Besondere Bedeutung finden mögliche Unterstützungen durch Freunde, Verwandte oder sogar professionelle Vermittlerinnen. All diese Ausführungen machen deutlich, dass die Erwiderung der Liebe durch die Angebetete angestrebt wird. Es wird also eine Einwilligung zur - letztlich auch körperlichen - Beziehung durch Umwerben und Erobern angestrebt, nicht ein Besitz durch Gewalt oder List. *Vatsyayana* grenzt dieses Vorgehen genau von einer völlig anderen Art und Weise ab, in der Männer in Machtpositionen untergeordnete Frauen oder Frauen untergeordneter Männer zum geschlechtlichen Kontakt nötigen. Sehr genau beschreibt *Vatsyayana* die Vorgehensweise dieser Männer, die Situationen, die sie ausnutzen oder die Listen, die sie einsetzen. Gleichzeitig erhebt *Vatsyayana* im *Kamasutra* die eindeutige Forderung, dass sich derartiger, schändlicher Praktiken nicht bedient werden dürfe. Mächtige Männer müssten sich ihrer besonderen Situation und ihres Vorbildcharakters bewusst sein und daher mit gutem Beispiel voran gehen. Wo immer solche alten, schändlichen Bräuche in einem Land bestehen, sollten sie abgeschafft werden. Im übertragenen Sinne können diese Forderungen *Vatsyayanas* auch auf Machtstrukturen im engeren Bereich, wie z.B. Unternehmen oder Institutionen angewendet werden und besitzen daher auch für uns in unserer heutigen westlichen Welt zeitlose Gültigkeit. Die sexuelle Belästigung und Nötigung ist auch in unserer Gesellschaft eine Geißel, die nur durch ein vorbildliches Verhalten der Mächtigen abgeschafft werden kann. *Vatsyayana* lehrt, dass nur derjenige Mächtige erfolgreich seine Herrschaft sichern wird, der die sechs Feinde der Menschheit besiegt: Wollust, Zorn, Habgier, Heuchelei, Stolz und Eifersucht. Dem ist nichts hinzuzufügen. Diese Aussage hat in ihrer ganzen alltäglichen wie auch spirituellen Wahrheit bis heute Gültigkeit.

Zum Abschluss von Buch fünf weist *Vatsyayana* darauf hin, dass Ehebruch Männer und Frauen korrumpiert und ihren Charakter verdirbt sowie *dharma* und *artha* zerstört. Abgesehen von dem besonderen Fall einer schicksalhaften Liebe wäre Ehebruch also ein Fall, bei dem *kama* gesucht wird, ohne dass es im richtigen harmonischen Verhältnis zu *moksha*, *dharma* und *artha* steht. Auf diese Weise gelebt, führt *kama* zum Schaden.

Buch 6: Kurtisanen

Im nun folgenden Buch sechs beschäftigt sich das *Kamasutra* mit Frauen, die ihren Lebensunterhalt durch Liebesdienste besonderer Art bestreiten. Diese Frauen nennt das *Kamasutra* Kurtisanen. Nach *Vatsyayana* gibt es nur zwei Gründe, aus denen Frauen zu Kurtisanen werden:

1. sie sind habgierig oder wollen einem materiellen Elend entkommen
2. sie haben eine natürliche Freude am Sex
    (Für eine Kurtisane ist es nach *Vatsyayana* übrigens keine Sünde, das Geschäft mit dem Vergnügen zu verbinden.)

Die Kurtisanen im indischen Kulturkreis des *Vatsyayana* sind nicht gleichzusetzen mit einfachen Prostituierten. So sind sie nicht nur zum Liebesspiel bereite Schönheiten, sondern zeichnen sich durch eine Fülle an Fertigkeiten und Künsten aus, die sie neben dem Liebesspiel beherrschen. Sie sind gebildet und klug, nicht nur in der körperlichen, sondern ebenso in der geistigen Begegnung bewandert. Eine Kurtisane steht nicht wie eine einfache Prostituierte für kurzen, bezahlten Sex zur Verfügung. Eine Kurtisane tritt als gebildete, in zahlreichen Künsten bewanderte Frau der Gesellschaft auf, die Veranstaltungen in ihrem Hause ausrichtet, Beziehungen zu mächtigen und interessanten Menschen pflegt und knüpfen kann und sich ihre männlichen Bekanntschaften gezielt aussucht. Ihre Absicht ist es, einen möglichst attraktiven und insbesondere reichen Mann für sich einzunehmen und in der Folge auf seine Kosten gut zu leben. Ist die Beziehung nicht mehr finanziell lukrativ, wird sie beendet und ein anderer Gönner übernimmt die Rolle. Die Kurtisane tritt also durchaus in eine Beziehung ein, die auch in der Öffentlichkeit gelebt wird, jedoch ist ihr Antrieb für diese Beziehung nicht die Liebe, sondern das Geld.

Es kommt sicher auch in unserer modernen westlichen Gesellschaft häufiger vor, als man gemeinhin glauben möchte, dass eine solche Lebensweise die Grund-

lage temporärer Paarbeziehungen darstellt. Dabei sei ausdrücklich darauf hingewiesen, dass heutzutage durchaus auch Männer die Lebensweise einer Kurtisane
praktizieren. Zu *Vatsyayanas* Zeiten war diese Lebensweise nicht unüblich und
durchaus respektiert. So legt *Vatsyayana* in diesem Buch ausführlich dar, wie eine
Kurtisane Männer für sich gewinnt, wie sie die Rolle der Gattin überzeugend
spielen und den Mann finanziell ausnehmen kann. Sehr umfassend werden die
Männer in ihren Eigenarten charakterisiert und die Sorten Männer beschrieben,
die als Liebhaber besonders geeignet sind. Vier einfache Regeln sollen nach
Vatsyayana das Leben einer Kurtisane bestimmen:

1. *Erkundige dich eingehend über den Mann.*
2. *Sorg dafür, dass er sich in dich verliebt.*
3. *Nimm ihn gründlich aus.*
4. *Wirf ihn raus, wenn er kein Geld mehr hat.*

Erst das Ende der Beziehung ist also der abschließende Teil eines umfangreichen
- sehr teuer bezahlten - Dienstes. Die Beziehung einer Kurtisane oder die Beziehung mit einer Kurtisane hat also nichts mit echter Liebe zu tun. Es ist eine
geschäftliche Vereinbarung, wobei die Kurtisane bestimmte - angenehme -
Leistungen erbringt und dafür ausgehalten wird. Es macht auch heute noch Sinn,
wenn Männer wie Frauen ihre Beziehung hinsichtlich dieses Spannungsfeldes
echte Liebe <> Geschäftsbeziehung kritisch hinterfragen. Es ist nichts gegen eine
Beziehung auf der Ebene einer Geschäftsbeziehung einzuwenden. Nur sollte
dieses dann beiden bewusst sein. Wer aber als Kurtisane, männlich oder weiblich,
leben will, der sollte auch eine gute Leistung erbringen. In den Ausführungen des
Kamasutras ist hierzu Umfangreiches zu finden.

Buch 7:   Aphrodisiaka

Mit Buch sechs ist das *Kamasutra* eigentlich abgeschlossen. Doch *Vatsyayana*
verweist nun in Buch sieben auf die ergänzende Möglichkeit, sich den magischen
Texten zuzuwenden, falls die Lehren des *Kamasutras* nicht das gewünschte Glück
in der Liebe erbringen sollten. Insbesondere nennt *Vatsyayana* den *Atharvaveda*,
jenen Text der *Veden*, der auch die wichtigste Wurzel des *Ayurveda* darstellt. In
seinen Kapiteln lassen sich grundlegende Anweisungen finden, um durch
Ernährung, Bewegung und Lebenswandel anhaltende Schönheit und ein

jugendliches Aussehen zu erreichen. Weiter finden sich verschiedenste Rezepte für Schönheitstränke und Liebeselixiere. Im Buch sieben das Kamasutra listet *Vatsyayana* nun eine kleine Auswahl entsprechender Empfehlungen auf. Zunächst nennt er Rezepte für Salben, die die Schönheit und den Charme steigern, anschließend beschreibt er einige potenzsteigernde Salbenrezepturen. Dann wendet er sich dem Thema der Impotenz zu. *Vatsyayana* empfiehlt bei Impotenz neben den potenzsteigernden Mitteln auch die Anwendung eines Phallus, wir würden heute sagen eines Dildos, um die Frau zu befriedigen. Bei vollständig fehlender Erektion regt er die Befriedigung durch orale Techniken an. Interessant ist der darauffolgende Abschnitt, in welchem ausführlich das Piercing des Penis als luststeigerndes Verfahren beschrieben wird. Tatsächlich war die Durchlöcherung der männlichen Vorhaut und die Anlage von Genitalschmuck, der gleichzeitig eine erregende Wirkung beim Geschlechtsverkehr haben sollte, schon damals verbreitet. Ebenso haben sich auch damals bereits Männer und Frauen Gedanken über Möglichkeiten gemacht, die Größe ihrer Geschlechtsteile zu verändern. So nennt *Vatsyayana* auch zu diesem Thema verschiedene Techniken, um die Geschlechtsteile zumindest zeitweise größer oder kleiner, bzw. enger zu machen. *Vatsyayana* nimmt dabei Bezug auf die bereits dargestellte Einteilung der Typen von Mann und Frau und betrachtet die Änderung der Größe der Geschlechtsteile als Mittel, die Partner für die körperliche Vereinigung besser aneinander anzupassen.

Abschluss: Vatsyayanas Segen

Vatsyayana beendet das *Kamasutra*, indem er nochmals auf die Bedeutung von *dharma*, *artha* und *kama* hinweist und daran erinnert, dass nur die Beachtung des *dharma* erlaubt, die Früchte von *artha* und *kama* zu genießen und Glück und Frieden zu erlangen. Jeder Suchende auf dem Weg zur Erleuchtung, der den Sinn des *Kamasutra* verstanden habe, wende aus den zahlreichen Techniken der Liebeskunst diejenigen an, die im Einklang mit seinem Gewissen und den Gesetzen des Landes stehen, in welchem er lebt. So werde das *Kamasutra* jedem wahrhaft Suchenden zu einem Wegweiser auf seiner Pilgerfahrt.

Kamasutra und Yoga

Den Liebeslehren des *Kamasutras* und des *Yoga* sind gemeinsam, dass sie die verschiedenen Stellungen als *asanas* bezeichnen. Zweifellos sind zahlreiche Liebesstellungen aus dem - viel älteren - *Yoga* abgeleitet. Wie im *Yoga* die *asanas*, so sollen im Liebesspiel die Stellungen wie fließend ineinander übergehen und wie in einem Tanz zu zweit in einen endlosen Fluss der Energie führen. Erst die Beherrschung der Stellungen setzt die Übenden in die Lage, je nach Ziel und Bedarf stets neue Folgen der *asanas* auszuführen. Die Musik im Liebesspiel erklingt nur, wenn jeder sein Instrument beherrscht.

Irgendwann wurde den Menschen klar, dass diese Form des lustvollen Miteinanders Energien freisetzt, die weit über das Wohlfühlen im Sinne des *kama* hinausgehen. Texte der *schakta-Lehren* aus dem 7. Jahrhundert nach Christus belegen, wie schließlich *asanas* und spezielle Atemtechniken aus dem *Yoga*, *pranayama* genannt, mit sexuellen Praktiken kombiniert wurden, um auf diese Weise kosmische Energie zu konzentrieren und letztlich zur Erleuchtung zu gelangen. Man nennt diesen Weg **Tantra**. Während sich das *Kamasutra* um die Beziehung eines Paares in der polaren Welt dreht, lehrt *Tantra* die nächste Dimension: die Erweiterung der Paarbeziehung um den transzendenten Aspekt.

Tantra

Die *Indische Medizin* ist eine Sammlung verschiedener Lehren, die in der Gesamtheit die ganzheitliche Heilung von Körper, Seele und Geist im Sinne eines Erkenntnisprozesses ermöglichen. Die *Indische Medizin* erschöpft sich dabei nicht in der Betrachtung des einzelnen Menschen, sondern erkennt zudem die besondere Bedeutung der Paarbeziehung für Leben und Erleuchtung des Menschen.

Im Folgenden betrachten wir nun den Menschen in der Paarbeziehung und beschäftigen uns mit der geistigen Ebene eines Paares. Diese Ebene wird durch das *Tantra* beschrieben.

Das *Tantra* lehrt die geistige Dimension einer Partnerschaft. Hier geht es bewusst darum, die körperliche Begegnung um die Qualität einer geistigen Entwicklung zu erweitern. Die gemeinsame körperliche Übung dient dabei lediglich als äußeres Bild eines angestrebten inneren Prozesses. Da jedes menschliche Individuum stets auf die eigene Geschlechtlichkeit begrenzt ist, soll die Ergänzung um das gegengeschlechtliche polare Gegenüber dem Geist Hilfe zur Erweiterung seiner erkennenden Wahrnehmung sein.

Historie

Der Begriff „*Tantra*" leitet sich von der Sanskritwurzel *tan* ab und bedeutet so viel wie „allumfassendes Wissen". Um *Tantra* zu verstehen ist es notwendig, die Entwicklung des Begriffs sowie des dahinterliegenden Konzeptes zu verfolgen. Beides ist kompliziert. Die Lehre des *Tantra* entwickelte sich über Jahrhunderte in wechselnden Ausformungen und wurde immer wieder auch in der Art einer esoterischen Geheimlehre nur mündlich weitergegeben. Der Begriff des *Tantra* erscheint schriftlich erstmalig bereits 1700 v. Chr. im *Rigveda*. Erst ab 320 n. Chr. wird der Begriff *Tantra* jedoch im Sinne einer Reihe typischer Praktiken und Rituale verwendet, damals in der *Vishnu Purana*. Die uns heute bekannten Formen tantrischer Rituale liegen ungefähr seit dem achten Jahrhundert schriftlich vor. Einer der damaligen großen *tantrischen* Mystiker war *Saraha*. Er lebte im späten achten Jahrhundert in Indien und war somit ein Zeitgenosse von König *Dharmapala*. Zu seiner Zeit galt *Saraha* als bedeutender *Yogi* und wurde als großer Gelehrter und Philosoph geachtet. Er hatte wesentlichen Anteil an der Etablierung eines *tantrischen* Denksystems und der Schaffung eines *tantrischen* Kanons, der über die Grenzen religiöser Gruppen hinaus Akzeptanz fand. *Saharas* Lehrer war *Ratnamatis*, der ihn darin unterrichtete, die Lebensenergie in den feinstofflichen Kanälen (*nadis*) des Körpers zu kontrollieren. *Saraha* verfasste zahlreiche mystische Texte und lehrte, dass die Wahrheit nicht aus Büchern gelernt, sondern nur unmittelbar erfahren werden könne. Von *Saraha* führt die Überlieferungslinie schließlich bis zu zwei berühmten Vertretern der Traditionen des Tantra, *Marpa* und *Milarepa*. Sie lebten im elften Jahrhundert in Tibet und wirkten dort als spirituelle Lehrer. *Marpa* war ein bedeutender *Lama* des tibetischen Buddhismus und widmete sein Leben der Übersetzung buddhistischer Texte aus dem Sanskrit ins Tibetische. *Milarepa* führte die Übertragungslinie *Marpas* weiter und wurde zu einem der größten *Yogis* Tibets. Er begründete die *Kagyu-Schule* des tibetischen Buddhismus. Bis heute ist der tantrische Kult in Indien und in Tibet lebendig. *Tantra* ist also zunächst eine Strömung innerhalb des Hinduismus. Sie wirkte sich letztlich jedoch auf nahezu alle wichtigen asiatischen Religionen aus und beeinflusste sogar den Islam.

Der Begriff des *Tantrismus* ist eigentlich eine westlich-moderne Namensgebung für eine bestimmte religiös-philosophische Praktik. Hinter dieser Bezeichnung verbirgt sich jedoch keine einheitliche religiöse Strömung. *Tantrische* Aspekte finden sich in zahlreichen asatischen Religionen, ohne dass es jemals einen Versuch gab, *Tantra* als eigenständiges religiöses Konzept zu vereinheitlichen. Die *tantrischen* Schulen innerhalb der verschiedenen Religionen sind daher mit unterschiedlichen Namen bezeichnet, was für den Laien eine Orientierung innerhalb des *Tantra* zusätzlich erschwert. Ursprünglich war der Begriff *Tantra* im Hinduismus lediglich eine Bezeichnung für eine Literaturgattung. Synonym wird der Begriff *Agama* verwendet, teils auch der Begriff *Samhita*. Diese Literaturgattung beinhaltete nach-*vedische* Texte, meist aus dem 8. bis 12. Jahrhundert n. Chr., und war dadurch charakterisiert, dass sie im Vergleich zu den *Veden* die religiöse Lehre und die Kulte deutlich vereinfachte. Dabei entstanden auch immer wieder Strömungen, die den strengen, orthodoxen *vedischen* Darstellungen entgegenliefen.

Zentraler Aspekt des *Tantra* ist der Kult um den Hindu-Gott *Shiva* und seine Gefährtin *Shakti*. Die Hindus glauben, dass durch die spirituelle und sexuelle Vereinigung von *Shiva* und *Shakti* das Universum erschaffen wird: Der Geist (*shiva* oder *purusha*) verleiht der Energie (*shakti* oder *prakriti*) ihre stoffliche Form, die wir dann als Materie wahrnehmen. Hinter der Darstellung des Liebesaktes von *shiva* und *shakti* verbirgt sich also die Schöpfung der Welt. Jedes Individuum ist eine Manifestation der gleichen göttlichen Energie, aus der die gesamte Schöpfung aufgebaut ist. Makrokosmos (Schöpfung) und Mikrokosmos (Mensch) sind das Produkt des gleichen schöpferischen Bewusstseins (*purusha*), welches sich ständig in Form der Materie (*prakriti*) manifestiert.

Der Hinduismus kennt neben *Shiva* und *Shakti* weitere Hauptgötter. Die *tantrische* Richtung einer bestimmten hinduistischen Sekte wird daher entsprechend der jeweiligen Hauptgottheit benannt, die von dieser Sekte verehrt wird. Von besonderer Bedeutung ist die Strömung des *Shakta-Tantra*, da diese *Tantra*-Tradition weiter in drei Schulen unterteilt werden kann:

- *Dakshinacara*, der sogenannte „rechte *Tantrapfad*", auch „rechtshändriges *Tantra*", beachtet in seinen Kulten und Riten die konventionellen *vedischen* Gebote

- *Vamacara*, der sogenannte „linke *Tantrapfad*", auch „linkshändriges *Tantra*", bricht dagegen mit *vedischen* Regeln und nutzt Tabubrüche teils absichtlich für einen inneren Entwicklungsprozess
- *Kaulacara*, wurde durch *Matsyendra Natha* als *Yogini-Kaula* gelehrt. *Matsyendra Natha* begründete später auch den *Hatha-Yoga*.

Das sogenannte „linkshändrige *Tantra*" ist im Westen dadurch bekannt geworden, dass es den Geschlechtsverkehr als Mittel zum inneren Wachstum ritualisiert. Obwohl dieser *Tantra*weg nur von einer kleinen Sekte praktiziert wird und damit in keiner Weise *Tantra* im Grundsätzlichen repräsentiert, hat er die Wahrnehmung von *Tantra* im Westen geprägt. Wir werden uns später noch den Aspekten des „linkshändrigen *Tantra*" widmen, doch zunächst wollen wir uns den grundlegenden Prinzipien des *Tantra* zuwenden.

Philosophie des Tantra

Grundlage der *Tantra*praxis ist das Wissen darum, dass es ein Absolutes, Göttliches gibt, welches als Nicht-Dualität existiert (*Brahman*). Im Gegensatz dazu ist die gesamte Schöpfung polar, d.h. in Gegensätzlichkeiten aufgebaut. Diese Polarität herrscht im gesamten Universum. Die beiden zentralen Pole sind Aktivität (*prakriti*) und Passivität (*purusha*) und das Universum wird durch ihre Wechselwirkung in Gang gehalten. Der ständige *Tanz der Polaritäten* ist nach *tantrischer* Auffassung der Motor aller Schöpfung und kann in allen Erscheinungen der Welt gefunden werden. Gelingt es in der *Tantra*praxis, diese beiden Pole zu verschmelzen, so hört die Polarität auf zu existieren. Dieser Zustand wäre dann gleichbedeutend mit dem Eintritt ins nicht-duale Göttliche.

Der *Tantriker* betrachtet die stoffliche Schöpfung im Gegensatz zur *Vedanta*-Philosophie nicht als reine Illusion (*Maya*), die den Erkenntnisprozess stört und die wahre, geistige Welt verschleiert. Für den *Tantriker* sind die absolute (geistige) Welt und die (stoffliche) Welt der Phänomene identisch und untrennbar. Daher kann die stoffliche Welt genutzt werden, um sich der geistigen Welt zu nähern.

Tantra lehrt daher keine Ablehnung der Welt, sondern ritualisiert äußerliches Handeln, um dadurch innere Prozesse und geistiges Wachstum zu erreichen. Die Auffassung, dass die materielle Welt als real und nicht als Illusion angesehen wird, war zur Zeit der Entstehung des *Tantra* eine revolutionäre Neuerung. Diese Betrachtungsweise führt nicht nur zur Bejahung der Welt mit all ihren sinnlichen Erfahrungen, sondern ermöglicht zudem auch einem verheirateten und arbeitenden Familienmenschen einen Weg inneren Wachstums mit dem Ziel der Erleuchtung. Bis zur Entstehung des *tantrischen* Weges war die Bemühung um Erleuchtung stets verbunden gewesen mit Askese und der Abkehr von Welt, Beruf und Familie und damit letztlich einem mönchischen Leben vorbehalten.

Die Hauptelemente des praktischen Tantra

Aufgrund der zahlreichen Sekten und Strömungen, die *Tantra* in unterschiedlichen Abwandlungen praktizieren, ist es nicht möglich, eine einheitliche und umfassende Darstellung der in der Praxis angewandten tantrischen Elemente zu geben. Folgende Hauptelemente *tantrischer* Arbeit finden sich jedoch in nahezu allen Strömungen des *Tantra*:

- Rituale
- *mantras* und *bijas*
- *yantras* und *mandalas*
- *mudras*
- System der *chakras* und *nadis, Kundalini-Yoga*
- *Maya-Yoga* (Magie)
- gestärkte Rolle der Frau
- Visualisierung von Gottheiten
- Prinzip der Geheimhaltung der Lehre

Die *tantrische* Arbeit basiert auf dem Wissen um die feinstofflichen Energiezentren (*chakras*) und Energiekanäle (*nadis*), in denen sich die Lebensenergie im Körper bewegt. Durch besondere meditative und *yogische* Praktiken versucht der *Tantriker*, die Lebensenergie zu steuern. Als ergänzende, unterstützende Maßnahmen werden *mudras* (spezielle Fingergesten) und *mantras* (meditative Rezitationen und Gesänge) verwendet. *Mandalas* (Meditationsbilder) dienen dem

Tantriker zur Veranschaulichung der geistigen Prinzipien des Zusammenhangs von Mikrokosmos (Mensch) und Makrokosmos (Schöpfung). Letztlich ist es das Ziel, die Lebensenergie ausgehend vom Wurzel*chakra* (entspricht dem Erdelement und symbolisiert unsere grobstofflichste, materielle Form) zum Scheitelchakra (entspricht der individuellen Seele, dem göttlichen Geist in uns) aufsteigen zu lassen. Diesen Prozess nennt man auch das „Erwachen der *Kundalini*". Die Verbindung der Energie (*prakriti*, mit seiner materiellen Verwurzelung im Wurzel*chakra*) mit dem göttlichen Geist (*purusha*, lokalisiert im Scheitelchakra) entspricht dem Zustand der Erleuchtung (*samadhi*). Dieser Erleuchtungszustand bedeutet, dass der lebende, in der Materie existente Mensch in der Lage ist, sich von einer im Materiellen (*prakriti*) gefangenen Sichtweise zu lösen und den Raum des reinen Geistes (*purusha*) aufzusuchen. Dort erfährt er unmittelbar, dass in der Schöpfung alles untrennbar mit allem verbunden ist, gebildet aus einem gemeinsamen göttlichen Geist (*purusha*). Unseren individuellen Anteil an diesem göttlichen Geist bezeichnet man im *Tantra* als *atman*, unsere individuelle göttliche Seele. *Atman* ist Teil von *purusha*, dem alle Wesen umfassenden göttlichen Geist. Und *atman* ist Teil von *Brahman*, also Teil des jenseits der Schöpfung (*purusha* und *prakriti*) befindlichen Gottes, *Brahman*. Der Eintritt in *purusha*, verbunden mit dem Erlebnis, dass alles eins ist, entspricht also noch nicht dem endgültigen, tatsächlichen Überwinden der Polarität. Es ist ein Erkenntnisschritt, der aus der Begrenztheit der polaren Wahrnehmung befreit. Die tatsächliche Überwindung der Polarität wäre erst jenseits von *purusha* und *prakriti*, also erst durch die Rückkehr ins *Brahman*, ins göttliche Alles-im-Nichts erfolgt. Diesem letzten Schritt widmen wir uns im Kapitel *Ardhanarishvara Veda*.

Der Liebesakt als Werkzeug

Einige *Tantra*schulen (*Vamacara*, das sogenannte *linkshändrige Tantra*) lehren spezielle Praktiken, um mit Hilfe des Sexualaktes und der Ekstase dem Göttlichen näher zu kommen. Im ritualisierten Geschlechtsverkehr (*maithuna*) soll ein energetischer Austausch zwischen den Partnern stattfinden, der für eine spirituelle Transformation genutzt werden kann. *Tantra* ist somit ein Weg, um das innere spirituelle Wachstum unter Nutzung der Sexualkraft zu fördern und lehnt daher im Gegensatz zu vielen religiösen Ritualen die polare, duale Welt und insbesondere die Sexualität nicht ab. Ziel des *Tantra* ist es zu lernen, die Welt mit allen Sinnen aufzunehmen und zu genießen. *Tantra* lehrt, im Hier und Jetzt zu sehen, zu riechen, zu tasten, zu hören und zu schmecken und vermittelt, dass die Polarität mit all ihren Reizen und Sinnen gerade deshalb geschaffen wurde, um durch sie erkennen zu können. Der ganze Körper wird als ein Sinnesorgan gesehen und als ein Tor zur Verwirklichung des Selbst. Wesentlicher Bestandteil der *tantrischen* Lehre sind die Energiezentren im menschlichen Körper, die sogenannten *chakras*, denn jedes Individuum ist gemäß *tantrischer* Lehre eine Manifestation von (Lebens-)Energie. Alle Dinge der Schöpfung sind das Produkt der gleichen, göttlichen Energie (*prakriti*) und des gleichen Bewusstseins (*purusha*), die sich immerfort auf verschiedene Weise offenbaren bzw. materialisieren. Im Westen ist *Tantra* insbesondere durch die besondere Bedeutung der sexuellen Symbolik bekannt geworden. Dabei ist jedoch zu beachten, dass die sexuelle Symbolik im *Tantra* genutzt wird, um die zugrunde liegenden geistigen Prinzipien der Dualität darzustellen und zu vergegenwärtigen. Sexuelle Darstellungen dienen also niemals profanen pornografischen Zwecken, sondern sind Ausdruck eines spirituellen Prozesses: der Vereinigung des männlichen (*purusha*) und weiblichen (*prakriti*) Aspektes. Entsprechend steht in der Praxis des *Tantra* die Arbeit mit genau dieser Dualität (oder besser Polarität), dem *männlich und weiblich*, oder dem *aktiv und passiv* im Vordergrund. Die Wechselwirkung der polaren Kräfte bildet immer neu das Universum der Schöpfung. Es ist der ewige Tanz von *shakti* und *shiva,* wobei *shakti* das aktive Prinzip symbolisiert und *shiva* das passive.

purusha	*prakriti*
shiva	*shakti*
männlich	weiblich
Göttlicher Geist	Energie
Bewusstsein	Materie
passiv	aktiv

Zum Akt der körperlichen Vereinigung lehrt das *Vamacara-Tantra* verschiedene Stellungen. Die geschlechtliche Vereinigung erfolgt dabei als achtsame und lange Übung. Das Ziel ist nicht der erlösende Orgasmus am Ende eines ansteigenden Spannungsbogens, sondern die anhaltende orgastische Empfindung der lustvollen Vereinigung. *Osho* bezeichnete diesen Zustand als „Talorgasmus". Der weibliche und der männliche Aspekt des Lebens verschmelzen miteinander im gleichzeitigen Gefühl tiefer Erregung und vollständiger Entspannung. Die Grenzen der körperlichen Trennung werden aufgehoben, die Gliedmaßen verschränken sich, die Körperflüssigkeiten fließen ineinander. Nicht der hektische ekstatische Koitus, sondern die intensive, endlose Empfindung der intimen Berührung der Körper ist der Weg in die Verschmelzung. Praktisch stellt sich eine *tantrische* Vereinigung so dar, dass bewusst die ansteigende Erregung im Geschlechtsakt, die letztlich zur Spannungsentladung durch Ejakulation führt, vermieden wird. So ist das Erregungsniveau des Vorspiels bereits das höchste während der Vereinigung, eine weitere Steigerung findet nicht mehr statt. Nachdem *yoni* und *lingam* sich vereinigt haben, geben sich beide Partner der Entspannung hin. Immer nur dann, wenn die sexuelle Erregung soweit abfällt, dass Erektion oder Lubrikation nachlassen, bewegen sich beide Partner etwas, um die Erregung im Vereinigungsniveau zu stabilisieren. Es kommt jedoch nicht zum intensiven Koitus, der sich in der Ejakulation entlädt und damit alle energetische Spannung verliert. Eine solche Vereinigung kann stundenlang andauern und führt zu einem durchaus orgiastischen Gefühl, welches im Gegensatz zur Ejakulation jedoch nicht endet. Die resultierende Energie aus Erregung und Entspannung kann über die Vereinigung hinaus aufrechterhalten werden.

In vielen Weisheitsschulen wird die Enthaltsamkeit von der Sexualität gelehrt, da der Koitus dem Erleuchtungsweg hinderlich sein soll. Diese Betrachtungsweise ist sehr vereinfacht und dadurch nicht zutreffend. Die Empfehlung resultiert aus der Vorstellung, dass zur Erreichung des Erleuchtungszustandes die *Kundalini*-Energie vom Wurzel*chakra* zum Kronen*chakra* hin aufsteigend fließen muss. Der Geschlechtsverkehr hindert diesen aufsteigenden Fluss, da im Moment der Ejakulation alle Lebensenergie ins Wurzelchakra gezogen wird. Im Ausstoß des Samens wird dem neu zu schaffenden Leben alle Lebenskraft und Energie mit auf den Weg gegeben. So führt die Ejakulation immer zum Energieverlust, zur Schwächung der aufsteigenden *Kundalini*. Die Schöpfung neuen Lebens im Geschlechtsakt der

Ejakulation ist ein tief im Irdisch-Stofflichen verwurzelter Vorgang, wohingegen die Erleuchtung in der Öffnung des Kronen-*chakras* ein Geistiges darstellt. Beides steht polar gegenüber. Zu beachten ist jedoch, dass die Umkehrung des aufsteigenden Energieflusses nur durch die Ejakulation erfolgt. Die Vereinigung von Mann und Frau stellt ohne entladenden Orgasmus mit Ejakulation keine Störung der aufsteigenden *Kundalini*-Energie dar. Ganz im Gegenteil unterstützt die Verbindung der männlichen und weiblichen Energien im Zusammenspiel der *chakras* den ungestörten Fluss der Lebenskraft. Die linkshändrigen *Tantriker* bewahren damit bis heute ein Wissen um die Heilsamkeit der Sexualität, welche - bewusst und wissend eingesetzt - den Menschen nicht im Irdischen bindet, sondern ins Geistige erheben kann.

Für einen Menschen auf der Suche nach Erleuchtung kann sich manchmal ein vermeintlicher Widerspruch in der Betrachtung von *Yoga* und *Tantra* ergeben. So scheint *Tantra* in seiner Bejahung des Weltlichen das zügellose Ausleben sinnlicher Bedürfnisse zu propagieren, während der *Yoga* zur Disziplinierung der Sinne und zur Beherrschung aller körperlichen und geistigen Bedürfnisse führt. Diese Wahrnehmung täuscht. Zum einen ist die Grundlage der *tantrischen* Techniken eine weltliche Absichtslosigkeit und ein Aufgeben des Egos. Es geht also nicht darum, das Ego zu befriedigen, indem zügelloser Sex zu immer neuer oberflächlicher Sinnesbefriedigung führt. Vielmehr führt die Bejahung und Praktizierung der Sexualität dazu, dass das Bedürfnis nach Sex letztlich überwunden wird. Die Sexualität als menschliches Grundbedürfnis wird nicht durch Abwehr bekämpft, sondern durch Annahme überhöht. Sexualität ist somit ein zeitlicher Abschnitt im *tantrischen* Erleuchtungsprozess. Ebenso lehrt auch der *Yoga*, dass Sexualität ab einer bestimmten Entwicklungsstufe nicht mehr in der üblichen „weltlichen" Weise praktiziert werden sollte. Die geistige Arbeit steht dann im Vordergrund. Tatsächlich stellt die Sexualität jedoch auch im *Yoga* in einer früheren Entwicklungsphase eine grundlegende Erfahrung dar, die gelebt und nicht verdrängt werden muss. Problematisch ist, dass fälschlicherweise in vielen *Yoga*kursen Vorstellungen vermittelt werden, die den Entwicklungsstufen der Schüler gar nicht entsprechen. So werden dann Praktiken und Verhaltenskodices gelehrt, die dem Schüler schaden, da sie ihn in seiner individuellen Entwicklung überfordern und es ergibt sich ein spirituelles Weltbild, in welchem *Tantra* und *Yoga* irrtümlich als gegensätzliche Ansätze verstanden werden. Jedes Ding hat seine Stunde. Dies gilt besonders für den persönlichen Erkenntnisweg. Wir werden diesen wichtigen prozessualen Aspekt des Erleuchtungsweges ausführlich im siebten Kapitel, dem *Karma-Sutra*, aufgreifen.

Insbesondere wegen der Ritualisierung der sexuellen Vereinigung ist *Tantra* in Verruf geraten und wird im Westen fälschlicherweise fast ausschließlich mit Sexualpraktiken identifiziert. Es ist jedoch zu beachten, dass diese Praktiken nur im rituellen Zusammenhang ausgeübt werden dürfen und nur eingebettet in den allumfassenden Erkenntnisweg sinnvoll und wirksam sind. In Europa wird *Tantra* häufig als ganzheitliche Lebenshaltung, die Spiritualität und Sexualität verbindet, missverstanden. Bedauerlicherweise sind dabei nahezu alle wesentlichen Bezüge zum Erkenntnisweg verloren gegangen. In verschiedensten Seminaren und Kursen versuchen in der heutigen Zeit selbsternannte Meister *Tantra* zu vermitteln, wobei diese Angebote mit dem eigentlichen *Tantra* nichts zu tun haben. Es handelt sich stattdessen oft um Formen einer Sexualtherapie oder um spirituell orientierte Meditationsgruppen. Traditionell kann *Tantra* nicht in einem Kurs oder durch Bücher erlernt werden. *Tantra* wird bis heute nur direkt vom Meister/ der Meisterin (*Guru*) an den Schüler/ die Schülerin weitergegeben.

Die tantrische Dimension jeder Beziehung

Im Rahmen dieses Buches ist es wichtig zu verstehen, dass jede Paarbeziehung über den Aspekt des Miteinanders im Alltag hinaus (siehe *Kamasutra*) auch eine transzendente, spirituelle Dimension besitzt. Mann und Frau sind als gegengeschlechtliche Hälften Teil der polaren Struktur der Schöpfung. Durch die polaren Kräfte und Spannungen, die zwischen ihnen wirken, entfaltet sich das Leben in seiner Fülle und Tiefe. Im spirituellen Sinne ist es eine wichtige Grundlage des persönlichen Reifungsprozesses, sich dieser Bedeutung der Gegengeschlechtlichkeit klar zu werden und damit auch die transzendenten Möglichkeiten in einer Paarbeziehung zu erfassen. In der gegenseitigen Ergänzung, in der Verschmelzung des Männlichen mit dem Weiblichen, lässt sich die Schöpfung zum göttlichen Ursprung hin ergründen. Je stimmiger, je harmonischer Mann und Frau sich ergänzen und verschmelzen, desto mehr werden sie in ihrer Beziehung eine göttliche Ebene erreichen und geborgen sein in göttlicher Kraft, außerhalb polarer Störungen. Es wäre Aufgabe eines Paares, diese gegenseitige Ergänzung und

Verschmelzung auf allen Ebenen der Paarbeziehung anzustreben. Tatsächlich ist die Verschmelzung in der körperlichen Vereinigung am einfachsten erreichbar. Daher machen viele Menschen beim erfüllenden Orgasmus ihre erste spirituelle Einheitserfahrung. Aus dem gleichen Grunde wurde der ritualisierte Geschlechtsakt als Übungsteil im *tantrischen* Mystizismus kultiviert. Die weiterführende Frage ist, wie Ergänzung und Verschmelzung auch auf den anderen Ebenen einer Paarbeziehung gelebt werden können.

Ardhanarishvara Veda - Der Weg der Liebenden

Die geheime Lehre des gemeinsamen Pfades

Die *Indische Medizin* ist eine Sammlung verschiedener Lehren, die in der Gesamtheit die ganzheitliche Heilung von Körper, Seele und Geist im Sinne eines Erkenntnisprozesses ermöglichen. Die Indische Medizin erschöpft sich dabei nicht in der Betrachtung des einzelnen Menschen, sondern erkennt zudem die besondere Bedeutung der Paarbeziehung für Leben und Erleuchtung des Menschen.

Im Folgenden betrachten wir nun den Menschen in der Paarbeziehung und beschäftigen uns mit der seelischen Ebene eines Paares. Diese Ebene wird durch die geheime Lehre des gemeinsamen Pfades beschrieben.

Der Weg der Liebenden stellt die seelische Dimension einer Paarbeziehung dar. Im Schöpfungsprozess manifestiert sich die göttliche Seele als Dualseele, welche in sich nicht nur die Fähigkeit zur Erkenntnis des göttlichen Ursprungs trägt, sondern auch die Möglichkeit der Rückkehr zum göttlichen Ursprung besitzt.

Ardhanarishvara

In zahlreichen kulturgeschichtlichen Überlieferungen finden sich Erzählungen von der Trennung eines ursprünglich männlich-weiblichen Wesens in zwei Geschlechter und deren spätere (Wieder-)Verbindung. In Indien begegnet uns dieses Motiv als *Ardhanarishvara*, als der Mann, der zur Hälfte Frau ist. Über die Entstehung bzw. genaue Bedeutung des *Ardhanarishvara* gibt es verschiedene Versionen. Eine beschreibt, dass der Hindu-Gott *Shiva* seine ewige Gefährtin *Parvati* so fest an sich gedrückt hat, dass beide zu einem Wesen verschmolzen sind. Einer anderen Überlieferung zufolge symbolisiert *Ardhanarishvara* die ursprüngliche männlich-weibliche - also ungeteilte - Einheit der Gottheit, bevor diese sich in die zwei Geschlechter teilte. Dieser Gedanke, dass sich das Männliche und das Weibliche als polare Aspekte aus der Trennung des einen Göttlichen ergeben haben, liegt einem erweiterten spirituellen Verständnis der Paarbeziehung zwischen Mann und Frau zugrunde. In letzter Konsequenz führt uns diese Betrachtung zur Lehre über die Entstehung und die Beziehung so genannter „dualer Seelen". Die alten indischen Lehren gehen davon aus, dass der menschliche Körper von einer Seele beseelt ist, die zugleich Träger des individuellen Selbstbewusstseins (Ich-Seele) ist. Jede Seele kann im Rahmen des Kreislaufs der Reinkarnation oder Wiedergeburt (*samsara*) wechselnde menschliche, tierische oder auch pflanzliche Körper bewohnen. Die Seele bzw. das Selbst hat demnach immer Priorität vor dem Körper und überdauert seinen Tod. Der wichtigste Unterschied zu den im Westen dominierenden Seelenauffassungen christlichen Ursprungs besteht darin, dass die individuelle Seele nicht als ewig betrachtet wird. Im Moment der Vereinigung der polaren Seelenanteile löst sie sich im Göttlichen Eins (*Brahman*) auf, mit dem sie wesensgleich ist. Vom Göttlichen Eins hatte sie sich einst getrennt (bzw. in die Illusion begeben, es gebe eine solche Trennung), und wenn sie sich wieder mit dem Göttlichen vereinigt, endet ihre individuelle Existenz (bzw. die Selbsttäuschung, es gebe tatsächlich eine solche Existenz).

Im Folgenden wollen wir uns die Besonderheit einer Dualseelenbeziehung genau anschauen. Nur wenige Beziehungen befinden sich auf der Ebene einer Dualseelenbeziehung. Dennoch kann die Beschäftigung mit dieser Thematik unsere grundsätzliche Achtsamkeit und den Respekt vor der Bedeutung einer Paarbeziehung entwickeln helfen.

Ursprung und Ziel unseres Seins

Es war das Nichts. Und doch war im Nichts Alles. Denn das Alles und das Nichts waren Eins. Und es gab keinen Anfang und kein Ende, weder Zeit noch Raum. Weder Form noch Inhalt. Es war nicht einmal Sein. Es war das, für das es keine Worte gibt, denn jeder Versuch der Beschreibung basiert auf einer wie auch immer gearteten Vorstellung eines Zustands. Doch es war kein Zustand. So nennen wir es hilfsweise das „Eins-im-Nichts". In allen Religionen gibt es Bilder, Metaphern, Geschichten, die versuchen, dieses Eins-im-Nichts zu beschreiben. Doch es ist unaussprechlich, unbeschreiblich. So nannten wir es Gott und sagten dazu, dass sein Name unaussprechlich sei und wir uns kein Bild machen dürfen, denn all dies wäre nicht möglich. Alles, was je war und alles, was je wurde, war bereits im Eins-im-Nichts, war Gott. Und doch war es gleichzeitig nicht. Denn Sein bedingt Nicht-Sein. Wie könnte also etwas im Eins-im-Nichts gewesen sein, wenn es Sein und Nicht-Sein gar nicht gab? Beginnen wir unsere Beschreibung also an dem Punkt, an dem das geschaffen wurde, was wir benötigen, um zu verstehen: das Sein. So können wir dann später vielleicht zurückblickend begreifen, was unbegreiflich ist.

Gott war das EINE. Und Gott war LIEBE. Zeit- und raumlos. Ohne Anfang und Ende. Bedingungslos. Alles umfassend. Doch das EINE, das Alles ist und Nichts, kann nicht erkennen. Um zu erkennen, muss es einen Unterschied geben. Abgrenzung. Etwas außerhalb des EINEN. Erkennen bedingt ein Gegenüber. So erschuf das EINE das ANDERE, um zu erkennen. Gott trat heraus aus dem Unbeschreiblichen. Im Akt der Schöpfung wurde aus der 1 die 2.

„Und sie erkannten einander".

Das Prinzip der Schöpfung besteht in der Polarität. Die ganze Schöpfung, das Universum, alle Wesen und Kräfte, alle Prozesse und Rhythmen, alles existiert nur durch die Polarität. Heiß bedingt kalt, groß bedingt klein. Einen Tag gibt es nur, weil es auch eine Nacht gibt. Laut kann nur sein, da es auch leise gibt. Erst die Polarität lässt wahrnehmen und erkennen. In jedem Teil der Schöpfung steckt das Prinzip dieser Polarität. Jede Polarität umfasst dabei einen weiblichen und einen männlichen Aspekt. Sie gehören zusammen, bedingen sich gegenseitig. Ohne das

Eine gibt es nicht das Andere. Denn wie könnte es Licht ohne Dunkelheit geben, wie hart ohne weich? So besitzt jeder Aspekt der Schöpfung seine Ergänzung, sein Gegenüber. Beide gehören untrennbar zusammen und sind doch getrennt. Das Mysterium der Schöpfung, wie es uns auch im Zeichen der Monade begegnet:

Noch ein weiteres Mysterium der Schöpfung wird im Symbol des Yin und Yang dargestellt: Jeder weibliche Teil beinhaltet immer auch ein Stück des männlichen Gegenstücks und umgekehrt. Wie könnte es auch anders sein? Erst dadurch, dass ein kleiner Teil des Gegenstücks in ihm selbst vorhanden ist, besitzt jeder Teil der Schöpfung die Wahrnehmung der eigenen Identität. Jeder Teil kann sich an dem innewohnenden Teil des Gegenstücks wahrnehmen. Wahrnehmen - aber nicht vollständig erkennen! Die vollständige Erkenntnis der eigenen Natur gelingt erst im Angesicht des kompletten Gegenstücks.

Als Gott den Menschen erschuf, erschuf er ihn nach seinem Ebenbild. Er selbst ging also in diesem Schöpfungsprozess auf. Gott erschuf, um sich erkennen zu können. Schöpfung auch hier als die Aufspaltung des EINEN, um im ANDEREN erkennen zu können. So schuf Gott sich selbst als den Menschen, getrennt als Mann und Frau, als die beiden polaren Aspekte eines unteilbaren Ganzen. Beide gehören untrennbar zusammen und sind doch getrennt. Nur gemeinsam bilden sie das Ganze. In jedem Mann stecken auch weibliche Anteile, in jeder Frau männliche. Doch erst in der Auseinandersetzung mit dem vollständigen weiblichen Gegenstück kann der Mann sich selbst vollständig erkennen, erst im Wahrnehmen des Mannes erkennt sich die Frau. Und erst wenn beide sich aneinander erkennen konnten, kann das Ganze wieder zusammengefügt werden. Doch das Ganze ist dann ein neues Ganzes. Im Vergleich zu dem Ganzen vor der Trennung ist es reicher um die gewonnene Erkenntnis. Es ist gleichsam ein Ganzes mit gewachsener Bewusstheit.

Seit Anbeginn der Zeit erschafft Gott den Menschen. Aus dem ungetrennten Eins-im-Nichts des Göttlichen löst sich quasi ein Stück heraus und tritt ein in die Existenz des SEINS, indem es sich aufspaltet in die Dualität des weiblichen und männlichen Teils. Voneinander getrennt bleiben beide dennoch ein untrennbares Ganzes. Nur genau die beiden Teile, die einst getrennt wurden, können sich irgendwann wieder zum ursprünglichen Ganzen verbinden. Wäre aus jedem beliebigen männlichen mit jedem beliebigen weiblichen Teil ein vollständiges Ganzes bildbar, so müsste man fordern, dass alle männlichen Teile gleich wären, ebenso wie alle weiblichen. Doch jeder Mann ist einzigartig, ebenso jede Frau. So kann auch das Ganze, aus dem beide hervorgegangen sind, nur durch genau die beiden individuellen Teile wieder entstehen, die einst getrennt wurden. Wir bezeichnen diese beiden zusammengehörenden Hälften als „Dualseelen". Jede Hälfte ist ein Teil Gottes, verschmolzen sind sie das göttliche Eins-im-Nichts. Der Sinn ihrer Trennung besteht im gegenseitigen Erkennen und damit im Lernen. Die ganze Schöpfung dient dem Erfahren, der Weiterentwicklung, dem Erkenntnisprozess. Beide göttlichen Hälften machen sich auf ihre Reise durch die Schöpfung, um die göttliche Natur - und damit sich selbst - in allen Dingen zu erkennen. Das Ziel ist es, irgendwann, wenn alles verstanden, alles gelernt, alles begriffen ist, wieder zurückzukehren, zu verschmelzen mit der raum- und zeitlosen Ewigkeit der göttlichen Heimat. Der Weg zu Gott ist der Weg zurück zur allumfassenden LIEBE. Denn Gott ist LIEBE. Doch der Weg ist bereits Teil des Ziels. Es gilt nicht, die Schöpfung zu verdammen oder den Weg durch die Schöpfung zu vermeiden. Es gilt, die Schöpfung als Geschenk zu begreifen, lernen zu können. Wir Menschen, göttlicher Natur, sind also auf einem Erkenntnisweg.

Rudolf Steiner, der Begründer der Anthroposophie, beschreibt in seiner Darstellung der menschlichen Entwicklung sehr schön diesen Erkenntnisweg der Menschheit. Die Aufgabe des Mensch gewordenen Göttlichen besteht darin, sich in die physische Welt hinabzusenken, in sie einzutauchen, sie für sich zu erschließen (*„Und Gott wurde Mensch"*), um erst dann wieder aufzusteigen in die Welt des Geistigen. Der Mensch geht den Erkenntnisweg durch die Schöpfung zunächst nicht in Bewusstheit seiner Göttlichkeit. Vielmehr ist er anfangs der Erinnerung seiner Herkunft beraubt. Dies geschieht um der Erfahrung willen. Die Polarität, die Weltlichkeit hält den Menschen umklammert, erfüllt seine ganze Existenz. So lebt und spürt und lernt und leidet und lacht und weint der Mensch in den Grenzen der polaren Welt. Doch tief in der menschlichen Seele glimmt unauslöschlich das Wissen (*vidya*) um die größere Wirklichkeit, um das über die

Polarität Hinausreichende, das Transzendente. Von Leben zu Leben wachsend beginnt unsere Rückbindung (*re-ligio*) an unseren Ursprung, die göttliche Heimat. Von einzigartiger Bedeutung für diese Rückbindung während unseres Erkenntnisweges ist Liebe, die wir im Leben spüren dürfen. Die Suche nach Gott ist die Suche nach Liebe. Liebe schlägt die Brücke von der physischen (polaren) in die geistige (göttliche) Welt. Die Liebe ist die in der physischen Welt spürbare Existenz des Göttlichen, sie beinhaltet alle Aspekte des Göttlichen. Liebe ist der einzige Aspekt der Schöpfung, für den es kein Gegenüber gibt. Sie vermag innerhalb der polaren Welt Zeit zu verändern, Raum zu überwinden, das duale Empfinden aufzulösen, Augenblicke der Unendlichkeit zu schaffen. Liebe lässt uns unsere Herkunft, das Eins-im-Nichts, das Ungetrennte, erinnern. Liebe lässt uns erwachen. Liebe erweckt die Sehnsucht, wieder zu dieser Untrennbarkeit zurückzukehren. So ist LIEBE = GOTT, Ursprung, Ziel und Weg unseres Seins. Und so sind alle Menschen während ihres Weges durch diese Inkarnation auf der Suche. Sie suchen den Weg nach Hause, in die Einheit, die Rückkehr zu ihrem göttlichen Ursprung. Dabei suchen alle Erwachten bewusst und alle noch nicht Erwachten unbewusst den Weg über die Liebe, denn nur die Liebe vermag zu transformieren. Hinter allen Wegen der Menschen stecken immer Liebeserlebnisse, sei es nun die Erfahrung der Liebe oder das scheinbare Fehlen. LIEBE = GOTT ist immer und ewig. In Wahrheit gibt es kein Fehlen der Liebe. Wir sind nie von der LIEBE = GOTT getrennt. Doch wie tief die polare Erfahrung der Liebe auch sein mag, stets bleibt sie insofern unvollkommen, als sie uns nicht die vollständige Rückkehr ins göttliche Eins ermöglicht. So bleibt der Mensch unerfüllt auf der Suche nach seiner Ganzheit, spürend, dass er noch nicht wieder zuhause ist.

Der Erkenntnisweg des Menschen

Der Erkenntnisweg des Menschen verläuft in drei Phasen. Zunächst durchwandert der Mensch unerwacht die polare Schöpfung. Unerwacht bedeutet, dass er sich nicht an seine Herkunft erinnern kann und den Sinn dieses Seins nicht erkannt hat. Er lernt und erkennt, ohne dies zu wissen und im größeren spirituellen Zusammenhang zu reflektieren. Über Liebeserlebnisse beginnt der Prozess der re-ligio und im Verlauf der Erkenntnis durch zahlreiche Inkarnationen erwacht der Mensch schließlich zu Bewusstheit. In diesem zweiten Stadium der erwachten Bewusstheit erinnert sich der Mensch an seine göttliche Herkunft und erkennt auch den Sinn des Weges durch die Schöpfung. Er lernt nun aktiv, bewusst, achtsam und vermag die wahre Bedeutung der Liebe zu erkennen. LIEBE = GOTT. Allumfassend. Bedingungslos. Raum- und zeitlos. Ewig. Im Verlaufe vieler Inkarnationen erkennt der Mensch seine Göttlichkeit soweit, wie es ihm seine Umgebung und seine Gegenüber ermöglichen. Dieser Erkenntnisprozess kann das Erreichen des Zustandes von Erleuchtung einschließen. Der Mensch hat dann alles verstanden und sein polares Sein transzendiert.

In der ersten beschriebenen Phase befindet sich momentan ein Großteil der Menschheit. Ein kleinerer, jedoch zunehmender Teil durchwandert die zweite Phase. Augenblicklich wird der Zustand der Erleuchtung als Abschluss dieser Phase und als Ziel der irdischen Existenz betrachtet. Der Mensch hat seine re-ligio vollständig vollzogen, ist erwacht, hat erkannt und kehrt heim. Dabei wird außer Acht gelassen, dass dieser Mensch nur den Teil der Schöpfung erkennen konnte, der in Resonanz zu seiner eigenen polaren Struktur treten konnte. Der in seine geschlechtliche (polare) Hälfte geschaffene und inkarnierte Mensch erkennt nur aus dieser Geteiltheit heraus. Zwar konnte er vielleicht in dieser Inkarnation als Mann lebend erkennen und in jener als Frau, doch stets nur als halber Teil des Ganzen. Vielleicht gab es in jeder Inkarnation auch enge und Erkenntnis auslösende Verbindungen zu einem geliebten gegengeschlechtlichen Menschen. Dennoch gab es keine Ganzheit. So bleibt, dass offenbar die Erleuchtung einer Hälfte, einer geteilten Ganzheit, möglich ist. Diese Art der Erleuchtung erlaubt, das Rad der Wiedergeburt zu verlassen. Gleichwohl hat die Hälfte die Schöpfung nur halb erkennen können und damit auch Gott nur den halben Teil seiner Ganzheit. Erst wenn die beiden Hälften der jeweils anderen als vollständiger Spiegel dienen, kann sich die ganze Erkenntnis aus den Erkenntnissen der Hälften ergeben. So bleibt eine dritte Phase des menschlichen Erkenntnisweges. Diese Phase kann nur durchwandert werden, wenn zwei ehemals getrennte Hälften in der gegenseitigen Spiegelung zum vollständigen gegenseitigen Erkennen, und damit zur gemeinsamen, das Ganze umfassenden Erleuchtung gelangen. Hierzu müssen beide in der Verschmelzung auf allen Ebenen alle Aspekte ihrer göttlichen Natur aus dem gemeinsamen, ganzen Sein heraus erkennen. In der Verschmelzung auf allen Ebenen löschen beide das Sein aus. Im Augenblick der bedingungslosen Liebe und Einswerdung erfolgt der Eintritt ins göttliche Eins-im-Nichts. Doch ebenso treten beide mit der Unterbrechung der Verschmelzung wieder in die Wahrnehmung des Seins ein. Ihre gemeinsame Erleuchtung erlaubt vollständige Erkenntnis. Eine umfassende Erkenntnis, die jeder anderen, als erleuchteter Mensch heimkehrenden göttlichen Hälfte, verborgen bleibt. Die tiefste und größte Erleuchtung, die diese beiden göttlichen Hälften machen, ist die Erkenntnis der Schöpfung, denn sie erschaffen das Sein gemeinsam, so wie sie es auflösen. Erst mit der Erkenntnis und menschlichen Erfahrung dieser göttlichen Schöpfungsmacht werden Mensch und Gott wieder eins. Das Geschöpf kehrt zum Schöpfer zurück. Schöpfer und Geschöpf sind nun getrennt und doch nicht getrennt. Die Grenze zwischen Sein und Nicht-Sein verschwindet, alles ist und ist doch nicht. Erst mit der Entscheidung zweier Dualseelen, die gemeinsame vollständige Erkenntnis, die beide Hälften umfassende Erleuchtung zu erreichen, mündet der menschliche Weg im göttlichen Ursprung.

Von diesem letzten Stück Weg, von dieser dritten Phase des menschlichen Erkenntnisprozesses handeln die nächsten Abschnitte. Sie sind nicht geschrieben, um denen zu erklären, die in der ersten oder zweiten Phase wandern. Sie sollen Anleitung und Hilfe sein für die, die als Dualseelen auf dem Weg der Heimkehr sind. Ihr Weg ist ein *gemeinsamer Pfad*. Diesen Pfad lehrt der *Ardhanarishvara Veda* - das geheime Wissen um den ungeteilten, göttlichen Menschen.

Den gemeinsamen Pfad beginnen – die Pforte des Vertrauens

Über Dualseelen wurde schon viel geschrieben. Wir wollen daher an dieser Stelle nicht alles wiederholen, was bereits bekannt ist. Dualseelen, deren karmische Aufgabe darin besteht, den gemeinsamen Pfad zu gehen, treffen sich erst dann, wenn jede Hälfte für sich soweit erleuchtet ist, dass sie den anderen nicht nur erkennt, sondern auch bereit ist, sich in ihm aufzugeben und ihn aufzunehmen. Das Problem bei Dualseelen besteht in der Regel nicht darin, sich zu erkennen. Das Problem besteht vielmehr darin, in den alltäglichen Schwierigkeiten der polaren Welt sowohl polare als auch transzendente Wege zu finden. Es geht also darum, sowohl in der polaren Schöpfung gemeinsam zu wachsen und zu wandern als auch, sich aus dieser Schöpfung herausnehmen zu können, also sich gleichsam in der göttlichen Heimat zu erinnern, auszuruhen, zu kräftigen. So merkwürdig dies zunächst klingt: Das erste Problem besteht nicht darin, in gemeinsamer Meditation die polare Schöpfung zu überhöhen. Das schwierigste

Problem ist vielmehr, zunächst die Wege zu finden, um gemeinsam die Schöpfung zu leben. Beginnen wir also mit der ersten Pforte des zweifachen Pfades, dem Vertrauen.

In allen vergangenen Leben haben wir Verletzungen und Enttäuschungen erlitten. Wir mussten lernen, dass es gefährlich ist, sich zu öffnen, denn man wird verwundbar. Je größer die Öffnung, desto tiefer die Wunde. Aus Angst vor Verletzung und Schmerz, Zurückweisung und Ablehnung entwickelt jeder Mensch im Laufe seiner Leben Schutzmechanismen, die sein Innerstes im Verlauf einer wie auch immer gearteten Beziehung abschirmen. Im tiefsten Innern seiner Seele verbleibt der Mensch bei sich. Es ist der Raum, in dem wir nur noch Gott begegnen, der Raum, der niemand anderem zugänglich ist. Doch damit fallen wir aus dem göttlichen und kosmischen Prinzip der allumfassenden und bedingungslosen Liebe. Das Bei-sich-verbleiben ist genau die Form der Trennung, die es uns nicht gestattet, aus einer ganzen, vollständigen Sicht heraus der Schöpfung zu begegnen. Das Fest-Halten von Liebe bewirkt so das Gegenteil von Liebe: Trennung und Abgrenzung und damit ZWEI-Teilung. Doch Liebe will ver-EIN-en, nicht trennen, Liebe will öffnen, nicht verschließen. Das Wesen der LIEBE = GOTT besteht in der EINS-werdung. Wir erinnern uns: LIEBE = GOTT ist Ursprung, Ziel und Weg zugleich. Es gibt in Wahrheit nur Liebe. Wahre Liebe ist immer und ewig. Es gibt kein Gegenteil von Liebe. Liebe ist unteilbar. Diese Problematik bezieht sich durchaus nicht nur auf den spirituellen Aspekt des Lebens. Im Gegenteil, es ist eher einfach, sich in gemeinsamer Meditation zu verbinden, denn dort, in einer relativ überschaubaren und geschützten Situation ist wenig Verletzung zu befürchten. Dort ist jedoch andererseits auch nicht die Wahrnehmung, das Spüren der Schöpfung möglich. So besteht die Kunst der Dualseelen auf dem gemeinsamen Pfad darin, gerade auch für den Weg in der Polarität diesen tiefen Zugang zueinander zu finden und zuzulassen, der letztlich die Verschmelzung auf allen Ebenen des Seins ermöglicht.

Für diese tiefe Öffnung zueinander ist eine unerschütterliche Form des Vertrauens notwendig, die all die Fallen und Hürden bewältigt, in die eine Beziehung in der Polarität zwangsläufig hineingerät: Missverständnisse, Unachtsamkeit, Unaufmerksamkeit, Nachlässigkeit, Eifersucht, Neid, Zweifel, um nur einige wichtige Beispiele zu nennen. Man mag einwenden, dass keine Beziehung gegen all diese Entwicklungen gewappnet sein kann. Es gehört zum menschlichen Leben dazu, genau diese Erfahrungen in Beziehungen zu machen. Das ist zunächst auch zutreffend. Der gemeinsame Pfad besteht jedoch gerade darin, sich durch diese Erfahrungen nicht trennen zu lassen und nicht zuzulassen, dass solche Entwicklungen auseinanderführen, statt zueinander. Nur im bleibenden Miteinander, in der stetig wachsenden Verbindung und Verschmelzung, in der Gewissheit der allumfassenden bedingungslosen Liebe gelingt irgendwann die völlige Auflösung der Getrenntheit. Dualseelen auf dem gemeinsamen Pfad wissen um die Fallen und sind sich klar, dass auch sie damit konfrontiert sein werden. Doch etwas unterscheidet sie grundlegend von anderen Beziehungen: Sie wissen um die Einheit ihrer beiden Hälften. So betrifft alles, was geschieht, stets beide, denn sie sind eins. Im Wissen und in der Erfahrung der Einheit gelingt es, aus der Trennung des Du und Ich in der Polarität in eine Wahrnehmung des WIR zu finden, dessen Einheit Angst vor Verletzungen nicht mehr erlaubt.

Wie kann so etwas funktionieren? Angenommen, in einer Beziehung findet ein banales Missverständnis statt, welches üblicherweise Anlass für Verletzung und Distanzierung ist: Der eine Teil hatte vertraut, fühlt sich jedoch durch das Verhalten des anderen Teils zurückgewiesen, trennt nun seinerseits weiter, indem er dem Du die Möglichkeit unterstellt, sein Ich zu verletzen, zu demütigen, abzuwerten. Das ist jedoch eine Illusion. Das Ich kann das Du nicht verletzen wollen, das Ich demütigt das Du nicht, es ist gar nicht in der Lage, dem Du weniger als sein ganzes Vertrauen und all seine Liebe zu geben, denn Ich und Du sind eins, es gibt die Trennung nicht. So beide also das WIR gelebt hätten, wäre die Distanzierung nicht eingetreten. Wenn wir den Schmerz betrachten, der entstanden ist, so war es eine Verletzung, ein Schmerz, der beide gleichermaßen und gleichzeitig, im direkten gegenseitigen (polaren) Austausch betraf. Es ist nicht möglich, die Verletzungen und den Schmerz auf beide aufzuteilen. Die Frage: *Was habe ich Dir angetan?* ließe sich nicht beantworten, immer wäre die Antwort das Gefühl der schrecklichen Einsamkeit beider, des Zurückgeworfenseins auf das eigene Ich. Es könnte nur heißen: *Was haben WIR uns angetan?* WIR ist Symbiose. WIR ist, dass Schmerz und Trennung immer beide betreffen. WIR ist, Vertrauen und Liebe als so grundlegende Tatsachen anzunehmen, dass es gar nicht mehr die Möglichkeit gibt, dass der eine sich vom anderen abwendet. So müssen beide bei solchen Störungen, die sich sicher wiederholen werden, eines als Grundannahme immer voraussetzen:

> *Es gibt niemals eine Störung bei Liebe und Vertrauen. Beides ist immer da, gehört untrennbar zur dualen Besonderheit, steht nie zur Disposition, kann niemals Quelle einer Eifersucht oder einer Angst vor Verletzung sein. Vertrauen und Liebe sind ohne Zeit und Raum, beide dualen Hälften haben sie mit ihrem Wiederfinden unwiderruflich angenommen. Liebe und Vertrauen sind nicht zu stören und niemals zu zerstören. Egal, welche Störungen auch immer kommen sollten, Vertrauen und Liebe sind nicht betroffen. Wir haben uns die Herzen gegeben und nehmen sie nicht mehr zurück.*

Aus dieser Ruhe lebend, können beide sich im WIR zukünftig darauf konzentrieren, gemeinsam zu ergründen, was wie und warum stören konnte, ohne dieser Störung zu gestatten, das Vertrauen zu erschüttern. Das Band zweier Dualseelen kann nicht reißen, sie könnten sich nur wieder voneinander entfernen, mit den damit verbundenen Schmerzen. So beginnt der gemeinsame Pfad mit der Vereinbarung, niemals nicht zu vertrauen. Wenn beide vollständig im WIR sind, ist die entstehende Kraft ohne Grenze, doch wenn beide aus dem WIR heraustreten, ist der Sturz, der Schmerz groß.

> *Die Geister zu rufen, ist leicht. Sie zu beherrschen, sind wir aufgefordert.*

Vertrauen ist dabei unsere Rüstung, Liebe unser Schild. Wenn wir als Dualseelen, als Gefährten auf dem gemeinsamen Pfad, in dieser Inkarnation dieses tiefe Vertrauen, das Angenommensein und eine respektvolle, achtsame Liebe aneinander erfahren dürfen, dann nehmen wir schon in der polaren Welt Teil an göttlicher Gnade. WIR sind LIEBE = GOTT. Dann entsteht mitten im Alltag, wann immer wir wollen, eine Aus-Zeit, ein Augenblick der Unendlichkeit, ein Moment, in dem alle Dualität zusammenfällt. Wenn wir dies in der 2 leben, dann dürfen wir hoffen auf die 3.

Die drei Dimensionen des gemeinsamen Pfades – Körper, Geist und Seele

Wir sprachen darüber, dass nach dem Erkennen der Dualseelen zunächst die erste Pforte des gemeinsamen Pfades zu durchschreiten ist: die Entscheidung zum WIR und damit zum Vertrauen. Mit dieser Erkenntnis beginnt der gemeinsame Pfad und erlaubt nun beiden Partnern, ihre gegenseitigen Fähigkeiten, Erfahrungen und Erkenntnisse, aber auch die Fragen, Ängste und Unfähigkeiten in einem Prozess des Wachsens zusammenzuführen. Dabei gilt das universale Prinzip, dass alle Dimensionen des polaren Seins in dieses gemeinsame Wachstum einbezogen werden müssen. Es macht keinen Sinn, hinsichtlich der Weiterentwicklung der geistigen Fähigkeiten enorm voranzukommen, das Erkennen des Körperlichen und der Sinne aber gleichzeitig zu vernachlässigen. Ebenso wenig hilft es, den Körper mit all seinen Wahrnehmungsmöglichkeiten zur Entfaltung zu bringen, Geist und Seele jedoch unbeachtet zu lassen. Der gemeinsame Pfad hat das Ziel der gemeinsamen Erleuchtung in dem Sinne, als ganzes göttliches Wesen die Schöpfung in ihrer gesamten Polarität zu erkennen. Der Mensch ist jedoch geschaffen als Wesen aus Körper, Seele und Geist, drei untrennbaren und in ständiger Wechselwirkung agierenden Dimensionen der menschlichen Existenz. So kann die Erreichung der letzten Erkenntnis nur unter Einbeziehung aller drei Dimensionen gelingen. Es ist daher auf dem gemeinsamen Pfad das Bestreben der Duale, in gegenseitiger Hilfe gemeinsam Körper, Seele und Geist zu erkennen und wachsen zu lassen.

Hinsichtlich des **körperlichen Aspektes** bedeutet dies, den eigenen Körper und den des Partners kennen zu lernen, die Fähigkeiten der verschiedenen Sinne und Wahrnehmungen zu entdecken, die Körper liebend annehmen zu können, sie achtsam als Heimstätte der Seele in dieser Inkarnation wertzuschätzen und zu pflegen und die Möglichkeiten des Körpers als Hilfsmittel zur Weiterentwicklung von Geist und Seele zu nutzen.

Für die **geistige Entwicklung** gilt es, den Weg durch die polare Schöpfung immer wieder scharf zu analysieren und eigene Befindlichkeiten zu reflektieren. Im buddhistischen Sinne erfordert die gemeinsame spirituelle Entwicklung nicht nur schweigende Meditation, sondern ebenso den ständigen kritischen Austausch über den Umgang mit den drei Grundcharakteristiken des Geistes: Anhaftung, Hass/ Zorn und Geistige Trübung. Unverzichtbarer Aspekt des gemeinsamen Pfades ist es daher, miteinander zu kommunizieren. Anhaftung, Zorn und geistige Trübung sind Bedingungen des polaren Seins. Die Auflösung dieser Drei bedeutete zwingend die Auflösung des Lebens. Da jedoch das Leben als Ort des Erkennens und Lernens in der Schöpfung einen Sinn im göttlichen Plan hat, gilt es zwar letztendlich, sich im Zustand der Erleuchtung aus den Grundcharakteristiken des Geistes und damit aus dem Sein zu lösen. Während der polaren Existenz jedoch ist es zunächst notwendig, die Einflüsse und Zusammenhänge zu erkennen und auf diese Weise eine geistige Freiheit zu gestalten, um in der polaren Schöpfung zu wachsen.

Bezüglich des **seelischen Aspektes** bedeutet dies, sich die Erfahrungen der dualen Seelenhälfte während ihrer Reisen durch frühere Inkarnationen gegenseitig zugänglich zu machen, karmische Bänder, Knoten und Aufgaben zu erkennen und zu lösen, und die Gemeinsamkeit des letzten Wegabschnitts achtsam zu erkennen und anzunehmen.

Grenzgänger sein – Vom Sein in zwei Welten

Der gemeinsame Pfad begann mit einem vorsichtigen Nähern, einer starken Empfindung, noch unklar im Detail und in ihrer Konsequenz. Die Duale spürten ihre Zusammengehörigkeit, wagten den ersten Schritt. Um den Weg beginnen zu können, mussten sie ein unerschütterliches Vertrauen vereinbaren, welches die notwendige Sicherheit gab. Eine Sicherheit, die nötig ist, um sich immer weiter füreinander zu öffnen. Auf der Grundlage des befreienden Vertrauens beginnen sie nun, eine Liebe zu spüren, die die Polarität überschreitet. In gewisser Weise sind sie nun Grenzgänger, sie wandern zwischen den Welten. Sie leben und arbeiten in dieser polaren Welt, kennen aber ihre duale Gemeinsamkeit. In Momenten der Verschmelzung fallen sie in die Ewigkeit ihrer Einheit, empfinden die Liebe in ihrer schönsten Form. Sie wünschen sich, den Weg zu erfüllen, die gegenseitige Erkenntnis von Mann und Frau als göttliche Duale. Dabei entsteht eine Problematik. Die Empfindungen, die sich entwickeln, sind so mächtig und groß, dass sie kaum zu beherrschen sind. Die Kraft der nun empfundenen Liebe zwingt sie zueinander. Die Ewigkeit greift in die polare Welt hinein. Aus der

Gewissheit der Zusammengehörigkeit, aus dem grenzenlosen Vertrauen heraus, beginnen sie, der Liebe Raum zu geben und die Liebe wächst. Mit dem unendlichen Glück des gegenseitigen Erkennens empfinden beide jedoch zunehmend den Schmerz der polaren Trennung. Sie leiden an dem, was in der Polarität nicht ist. Die Macht der Empfindungen, die sie erleben, die Art der Liebe, kümmert sich nicht um polare Grenzen oder Freiheiten. Nun stehen sie da, hin- und hergerissen zwischen dem Gefühl der Einheit und der immer wieder bestehenden polaren Trennung. Sie haben nicht mit solchen stürmischen Energien gerechnet - und es hat erst angefangen. Je größer die Empfindung der Einheit in der immer wiederkehrenden Auflösung der Polarität in der Verschmelzung wird, umso größer wird der Schmerz der Rückkehr in die polaren Bedingungen. Die Duale müssen nun Wege und Rituale finden, um mit dieser Zerrissenheit umzugehen. Dabei spielt eine besondere Rolle, in welcher Beziehung die Dualseelen in der polaren Inkarnation zueinander stehen. Nicht immer sind Dualseelen, wenn sie sich treffen, frei für eine gemeinsame irdische Beziehung. Manchmal sind sie bereits in Familien gebunden. In diesem Falle besteht hierzu auch eine karmische Notwendigkeit. Es kann notwendig sein, aber es ist nicht zwingend Teil des gemeinsamen Pfades, sich aus allen polaren Beziehungen zu lösen. Ein Weiterbestand der polaren Strukturen ist möglicherweise Teil des Weges. Besonders in diesem Falle ist es für die Duale notwendig, ihre eigenen Rituale für den Wechsel zwischen der polaren Welt und der Verschmelzung zu finden, um die Zerrissenheit zu überwinden. Die notwendige Tiefe einer polaren Beziehung, die letztliche göttliche Wiedererkenntnis von Mann und Frau in ihrem dualen Erkenntnisweg, ist nur über die Überwindung dieser Zerrissenheit zu erreichen. Notwendiger Schritt zur Überwindung der Zerrissenheit ist, dass beide Duale sich gegenseitig die Erlaubnis erteilen, in dieser polaren Welt polar zu leben, dann können sie ihr eigenes Anhaften am jeweils anderen überwinden. Wenn sie erkennen, dass es keine Trennung zwischen ihnen gibt, dass sie in jedem Augenblick des Seins eins sind, dann können sie das polare Leben des anderen als ihr eigenes lieben lernen und alles zulassen, was dazu gehörig ist. Dann leiden sie nicht mehr unter einem Leben, aus dem sie ausgeschlossen sind, sondern gewinnen ein zweites Leben dazu, welches in der polaren Welt ihrer Liebe und Fürsorge bedarf. Dies gehört zur schwersten Erkenntnis des gemeinsamen Pfades überhaupt.

Dein Leben ist meins, es gibt nichts, was ich fürchten, noch ablehnen könnte, nichts, was mir mangelt, noch Eifersucht, die ich empfinden könnte. Du bist ich, niemals fort, immer ich, nicht mein, sondern eins mit mir.

Wenn beide in dieser Erkenntnis ihre gegenseitigen polaren Leben annehmen können, wird alle Zerrissenheit plötzlich fallen. Jedes Ding hat seine Stunde, polare Schöpfung und Verschmelzung im göttlichen Eins. Der Anfang war, Bewusstheit darüber zu erlangen, was verbindet, was die Aufgabe ist, was der Weg sein könnte, was das Ziel ist. Der nächste Schritt besteht nun darin, alles das anzunehmen, was da war und ist, so wie es ist. Annehmen und die polaren Grenzen akzeptieren. Erst dann können diese sich auflösen und transformiert werden. Das alte energetische Prinzip: was ich annehme, löst sich auf, wogegen ich ankämpfe, was ich unterdrücke, verstärkt sich. Grenzen kann man akzeptieren und man kann sie erweitern und spüren und genießen, wie es sich anfühlt, über Grenzen zu gehen. Das kann sowohl konstruktiv als auch destruktiv sein. Zu dieser Erkenntnis gelangt man jedoch nur, wenn man bereit ist, Grenzerfahrungen zuzulassen.

Polarität und Einheit

Das Charakteristikum der polaren Schöpfung ist die Aufspaltung, die Abgrenzung, der Gegensatz. So besteht das Leben aus ständigen Entscheidungen für oder gegen etwas. Man schläft oder ist wach. Man ist traurig oder man ist glücklich. Ganz im Gegenteil hierzu gibt es im Zustand des göttlichen Eins-im-Nichts keine Abgrenzung oder Unterscheidung mehr. Alles ist gleichzeitig und auch gar nicht. In der Polarität sind wir Menschen in der Regel bemüht, Zustände herbeizuführen, die wir bevorzugen. Wir möchten beispielsweise möglichst immer glücklich sein. Glücklich zu sein ist jedoch nur dadurch möglich, dass es auch das Unglücklichsein gibt. Ohne Unglück kein Glück. Das Streben nach dem Einen erzeugt immer im gleichen Maße das Andere, dies ist ein energetisches Gesetz. Der eigene Reichtum beispielsweise bedingt, dass andere Menschen arm sind. Hätten alle anderen ebenfalls viel Geld, könnte man nicht mehr von Reichtum sprechen. Das eigene Glück bedingt, auch etwas Gegenteiliges als Unglück zu bewerten, sonst würde ich die Situation des Glücks nicht als solche empfinden können. Bin ich also zunehmend glücklich, so bedeutet dies in der polaren Schöpfung, dass im selben Maße wie Glück wächst, auch Unglück wachsen muss. In genau dieser Weise verändert sich auf dem gemeinsamen Pfad die Wahrnehmung der polaren Welt. Das wachsende Glücksempfinden im liebenden Beieinander löst ein wachsendes Leid in der Trennung aus. Tatsächlich ist die Ursache beider Gefühle die gleiche: die Liebe. Weil wir in der Polarität aber alle Empfindungen an herrschende Bedingungen knüpfen, erkennen wir die Liebe nur in der Verknüpfung mit dem wohltuenden Beieinander. Diesen Zustand möchten wir, den der Trennung lehnen wir ab. Wenn wir die Trennung aber nicht im gleichen Maße hätten, könnte das Beieinander nicht so intensiv empfunden werden. So muss die Trennung schlimmer werden, um das Beieinander auch immer schlimmer (im Sinne von schöner) werden zu lassen.

Das ist nun die nächste Pforte des gemeinsamen Pfades: Die Duale erkennen, dass beide Empfindungen im Ursprung eins sind. So erkennen sie die zugrunde liegende Liebe in beiden Situationen, unabhängig von den Rahmenbedingungen. Die Liebe ist bedingungs-los. Bedingungslos lieben bedeutet, dass untrennbare Eins-sein nicht von polaren Bedingungen abhängig zu machen, sondern zu erkennen, dass die Liebe ohne jede Begründung, ohne jeden Beweis, ohne erforderliche Rahmenbedingung aus sich heraus existent ist. Erst mit dieser Erkenntnis können die Duale die zunehmenden Empfindungen der polaren Schöpfung aushalten, die Extreme des Seins balancieren. In jedem Unglück steckt im gleichen Umfang Glück. Lasse ich die Bedingungen fort, bleibt bedingungsloses Sein. Bedingungslos sein bedeutet, das, was ist, erkennend anzunehmen, ohne Wertung, ohne Ablehnung. Wir leiden oft an Bedingungen, die geknüpft sind - aber es ist unsere Entscheidung, Bedingungen zu knüpfen oder sie zu lösen. Bedingungen sind nicht per se da und Bedingungen, die geknüpft sind, können sich durch Annahme der Situation in Bedingungslosigkeit verwandeln. Es gilt das Prinzip des gemeinsamen Pfades, dass beides gleichzeitig richtig ist: bedingungslos und an Bedingungen geknüpft. Wir lösen und wir knüpfen, in jedem Moment neu. Das Leiden entsteht in uns, je nachdem, welche Bedingungen wir knüpfen. Das Leid in der Liebe entsteht beispielsweise, wenn wir sie an die Bedingung des Besitzens knüpfen. Wir knüpfen Bedingungen, indem wir haben und besitzen wollen - doch wir müssen nur erkennen, dass wir bereits alles haben und alles besitzen. So gibt es nichts, was wir je verlieren könnten. Mit diesem Erkennen löst sich die Bedingung in Bedingungslosigkeit auf.

Warum ist es so schwer, zu erkennen, dass wir alles haben und alles besitzen? Weil mit diesem Erkennen und Zulassen endgültig die polare Distanz aufgelöst wird. Der letzte Schutz des Ich wird aufgegeben, alles taucht ein in die grenzenlose Geborgenheit des WIR. Keine Angst mehr, kein Suchen, kein Verlieren, keine Einsamkeit - aber auch keine Möglichkeit mehr zu kontrollieren, zu schützen, abzuwehren. Selbstaufgabe braucht völliges Vertrauen. Das Wunder des WIR ist das Erleben, dass dem letzten Sprung der Flug folgt, nicht der Absturz, dass die ewige Stimme der Angst Unrecht hat und Liebe möglich ist. Wir lösen die Bedingungen in der polaren Welt, indem wir die Bedingungslosigkeit aus der Ewigkeit leben. Beides gleichzeitig, Wanderer zwischen den Welten. Nur das gleichzeitige Wahrnehmen beider Welten gibt uns diese Sicherheit, das grenzenlose Vertrauen, die unzerstörbare Liebe.

Würde ich Dich in der Ewigen Welt nicht immer wieder in der Verschmelzung treffen, wie könnte ich in der polaren Welt soviel Selbstaufgabe leben? Das Ich weiß nun um beide Seiten der Münze, deshalb kann es zurücktreten und sich im WIR auflösen. Alles können wir in der polaren Welt tragen und abarbeiten, solange wir im WIR unbeirrt fest sind. Wenn wir das WIR verlieren, verlieren wir allen Halt unseres Weges, denn das Ich sieht dort nicht mehr. Das WIR wandert auf Wegen, die keinem Ich zugänglich sind.

Alle Meister lehrten es seit Menschengedenken: im Loslassen liegt der Weg. Doch was für den Einzelnen im Ich schon eine fast unüberwindliche Aufgabe darstellt - das Ich zu lassen und aus der polaren Welt ins Eins zu wechseln - ist auf dem gemeinsamen Pfad umso schwerer. Auf dem gemeinsamen Pfad verlasse ich nicht nur einfach die polare Welt, ich gebe mich nicht direkt in die Einheit des Seins, wissend, dass dort keine Gefahr zu erwarten ist, kein Schmerz mehr, keine Angst. Auf dem gemeinsamen Pfad gebe ich mich hinein in die Liebe meines Duals, um heil zu werden, um alle Tiefe und allen Zauber unserer göttlichen Schöpfung zu erfahren. Damit erfahre ich zwingend auch den Schmerz und die

Sehnsucht. Und plötzlich erkenne ich, dass Sehnsucht und Schmerz und Angst und Liebe Eins sind:

Ich stürzte hinab in die unergründliche Tiefe der Erde
Ich stieg hinauf in die endlose Weite des Himmels
Ich trieb dahin im wogenden Rhythmus des Meeres
Ich verbrannte in der reinigenden Hitze des Feuers
Alles geschah in einem einzigen Moment
Als sich Augen begegneten
Da wurde der Augen-Blick zur Ewigkeit
Liebe und Schmerz
Nähe und Sehnsucht
Glück und Trauer
Alles ist Eins
Das ist der Weg

Sowohl als auch

Die polare Welt existiert durch die Gegensätze, erst die Dualität erschafft durch die Abgrenzung die Wahrnehmung. Im Gegensatz dazu gibt es im Zustand des Eins-im-Nichts keine Unterschiede, keine Abgrenzung, keine Angst. Alles ist eins. Die Duale auf dem Weg des gemeinsamen Pfades sind Grenzgänger. Sie sind in beiden Welten zuhause, wissen um die Untrennbarkeit ihrer Seele, können sich zurückziehen in den raum- und zeitlosen Zustand der Verschmelzung. Ebenso wandern sie bewusst lernend auf den Wegen der polaren Schöpfung. Sie wissen, dass es nicht darum geht, die Polarität zu überhöhen oder zu verlassen. Sie erkennen die polare Welt als nötige Übung, in der es möglich ist, über die verschiedensten Sinneswahrnehmungen und durch die Nutzung unserer körperlichen und geistigen Möglichkeiten Weiterentwicklung und letztlich Vollendung zu erreichen. Die wichtigste Voraussetzung hierzu besteht jedoch darin, dass Duale die Rahmenbedingungen und Möglichkeiten der Polarität zwar kennen, sich jedoch basierend auf dem Wissen und dem ständigen Austausch mit dem Eins-im-Nichts nicht mehr fesseln und hemmen lassen von den begrenzenden Illusionen der Polarität. Sie lassen sich nicht mehr in Entscheidungen für das eine drängen, um dann das andere zu verlieren oder abzulehnen. Sie wissen, dass es das eine ohne das andere nicht geben kann. So nutzen sie in der Polarität die Erkenntnis der Untrennbarkeit allen Seins, um das Leben in seiner gesamten Fülle zu erfassen.

Versucht nicht, die Polarität zu überhöhen. Die Polarität ist der Weg - nicht die Entscheidung für das eine oder das andere! So wie ihr euch nur ergänzend zum Vollkommenen entwickeln könnt, so ist stets das Sowohl-als-auch der Schlüssel der Erkenntnis. Ringt nicht darum, ob ihr Regeln und Grenzen einhalten müsst oder ob ihr sie aufgeben dürft. Behaltet die Grenzen bei und gebt sie doch auf.

Ihr kommt nur gemeinsam zur Lösung. Nie hat der eine oder der andere Recht, stets liegen nur in der Zusammenführung euer beider Empfindungen und Erkenntnisse die Schlüssel zu den Pforten auf eurem Weg. Träumt nicht so viel getrennt, träumt gemeinsam. Das Qi folgt der Vorstellung. Ihr wisst beide, dass ihr über eure Gedanken die Wirklichkeit erschafft, in jedem Augenblick. Hättet ihr mehr gemeinsam geträumt, hättet ihr gemeinsam festgelegt, was ihr euch erlauben und leben wollt, dann wären manche eurer Vorstellungen schon Wirklichkeit. Euer Qi folgt der Vorstellung. Wieso wundert ihr euch also, wenn ihr das Gefühl habt, ihr seid wie zerrissen. Achtet darauf, dass eure Vorstellung und eure Wirklichkeit den gleichen Weg gehen. Das habt ihr schon in früheren Leben lernen müssen, das ist das kleine Einmaleins der weißen Magie. Zaubert füreinander - nicht gegen eure Herzen.

Energie will geleitet sein, nur das macht die Meister aus. Erinnert euch an den Zauberlehrling: Energien zu rufen ist einfach, sie zu beherrschen ist die wahre Meisterschaft. Aber wisset: nur wer die Herrschaft anstrebt, wird sie gewinnen. Ihr seid zur Meisterschaft berufen, so trachtet nicht danach, meisterliche Wege mit Schülerübungen zu betreten. Seid mutig, erinnert euch daran, dass in jedem Schritt nicht nur Zerstörung droht, sondern auch Transformation verborgen ist. Es gibt keinen Weg zur Transformation, der ohne das Risiko wäre, zu scheitern. Doch fürchtet euch nicht, ihr seid gemeinsam. Vertraut einander völlig, geht nur dann, wenn ihr beide das sichere Gefühl habt, es sei der richtige Schritt, doch dann geht auch,

255

verlasst euch aufeinander und ihr werdet mit jedem Schritt spüren, wie eure Dualität verschmilzt.

Wisset, zerstört werdet ihr nur, wenn ihr nicht eins seid. Ihr könnt jedoch eins sein, wann immer ihr es zulasst, denn euer Vertrauen ist unbegrenzt. Vertraut dem, was ihr in euren Augen gesehen habt, fürchtet euch nicht vor Einsamkeit und Verletzung. Ihr könnt nie mehr allein sein, denn ihr seid eins, ihr könnt euch nicht gegenseitig verletzen, denn ihr seid eins, ihr könnt nur gemeinsam lernen und erkennen.

Euer Weg geht durch die polare Welt, so wird er bestimmt von Zeit und Raum, alle eure Schritte müssen zur rechten Zeit und am rechten Ort erfolgen. Doch euer gemeinsamer Weg ist ein doppelter Pfad – Dualität und Auflösung der Dualität bedingen sich, so wie ihr euch gegenseitig bedingt. Aus Eins wurdet ihr Zwei - nun macht aus der Zwei die Drei.

Der Übungsweg der körperlichen Einheit

Duale streben danach, sich wieder zu vereinen. In der vollkommenen Verschmelzung ihrer Körper, ihres Geistes und ihrer Seele erreichen sie wieder ihre ursprüngliche ungetrennte Einheit. Die Schöpfung kehrt zu ihrem Ursprung zurück. In der Verschmelzung der gegensätzlichen Pole löst sich die polare Welt in der raum- und zeitlosen Ewigkeit wieder auf. Um dies zu erreichen, müssen allerdings Körper, Geist und Seele ihre vorbestimmten Wege gegangen sein, müssen die getrennten Seelen in der Inkarnation ihrer irdischen Körper die vorgesehenen Erfahrungen gemacht haben. So kehren die Seelen zu ihrer ursprünglichen Einheit zurück, allerdings auf einer Stufe größerer Weisheit und Erkenntnis. Der Sinn der Schöpfung.

Das geheime *Tantra* ist die tiefste Form der körperlichen Begegnung der Gefährten des gemeinsamen Pfades. Es beinhaltet Übungen, die der zunehmenden Verschmelzung von Körper, Geist und Seele dienen. Grundbedingung der gemeinsamen Übung ist der gemeinsame Pfad. Nur wer ursprünglich getrennt wurde, kann und soll sich wieder vereinen. Mit irgendeinem anderen Menschen - und sei er noch so nett, anziehend oder attraktiv - Übungen dieser energetischen

Dichte und Tiefe zu teilen, kann tiefe Verletzungen und Störungen auslösen. So steht das geheime *Tantra* auch niemals am Beginn des gemeinsamen Pfades, sondern kann erst praktiziert werden, wenn bereits eine weit reichende Rückerinnerung und Annäherung der beiden Seelen erfolgt ist.

Auf der geistigen Ebene betrachten und analysieren beide Seelenpartner ihre Leben im ständigen gegenseitigen Austausch. Sie sind sich Spiegel, klar, bedingungslos offen, aufrichtig, ohne Angst. Sie spielen keine Machtspiele miteinander, keiner will über den anderen herrschen. Ihr Miteinander basiert auf dem Wissen, eigentlich Eins zu sein. So ist ihr Bestreben stets ein gemeinsames. Jede Erfahrung des einen ist auch eine Erkenntnis des anderen. In gegenseitiger Unterstützung lernen sie gemeinsam. In jedem Augenblick sind sie sich bewusst, dass dieses Leben nur den einen Sinn hat, zu erkennen, sich weiterzuentwickeln, zu begreifen. In ihren Begegnungen hat Oberflächlichkeit ebenso wenig Platz wie Misstrauen oder Angst. Beide Seelenpartner leben bewusst in der Trennung und gleichzeitig bewusst in der Untrennbarkeit. Sie wissen um die Notwendigkeit, in dieser Inkarnation getrennt zu sein, um mit Hilfe der Polarität Erfahrungen machen zu können und nutzen gleichzeitig die sinnlichen Möglichkeiten der Polarität, um die Kraft ihrer Untrennbarkeit und Einheit zu erleben und zu spüren. Erst aus der Sicherheit der Untrennbarkeit, aus der ewigen Heimat des Eins erwächst die Kraft und Freiheit, das Leben in seiner Tiefe zu wagen.

In der Übung des geheimen *Tantra* besteht der geistige Anteil darin, in Achtsamkeit und Bewusstheit Rituale zu praktizieren, die von der Trennung zur Verbindung führen. Der Geist kehrt heim in die Vertrautheit der eigenen Seele. Es gibt keinen Raum für Angst, Misstrauen oder Verletzung. Es gibt in der Übung keine Notwendigkeit zur kritischen Analyse der Polarität mehr. Im Augenblick der Übung kommt der Geist zur Ruhe. Er schließt die Tür zur Außenwelt der Polarität und ist geborgen im Eins.

Wesentlicher Bestandteil der *Tantra*-Tradition der geheimen Lehre des gemeinsamen Pfades ist das Gebot der Geheimhaltung. Wir raten daher allen Dualseelen, die den gemeinsamen Pfad gehen, nachdrücklich davon ab, *Tantra*-kurse zu besuchen. Wer initiiert ist, teilt dieses Wissen nicht in Kursen mit und wer derartige Kurse gibt, ist nicht initiiert. Die Praxis des *Tantra* basiert auf dem

Wissen, dass das ursprünglich Göttliche in der polaren Schöpfung aus einer Dualität besteht, dem männlichen und dem weiblichen Aspekt. So finden wir in zahlreichen Kulturen Paare von Göttern und Göttinnen oder abstrakte Prinzipien wie Yin und Yang, die diese Polaritäten und ihren Prozess gegenseitiger Ergänzung hin zur Einheit verkörpern. Die heilige Form der sexuellen Vereinigung, der *Hieros gamos* (heilige Hochzeit), ist ein uraltes Ritual und ein archetypisches Bedürfnis des Menschen. Nur in der sexuellen Vereinigung von Mann und Frau findet sich die Pforte, auf der Ebene des materiellen Körpers zum göttlichen Eins zu verschmelzen. In diesem Sinne ist der *tantrische* Weg, das heißt die ritualisierte und damit bewusste, in einen wissenden Erkenntnisweg eingebettete *tantrische* Vereinigung von Mann und Frau Teil des gemeinsamen Pfades, der auf der Ebene des Körperlichen die Verschmelzung zum göttlichen Ursprung ermöglicht. Dabei unterscheidet sich die geheime Lehre vom gemeinsame Pfad jedoch in einem wesentlichen Punkt grundsätzlich von den nicht-geheimen *tantrischen* Lehren: Im klassischen *Tantra* dient der Partner nur als Werkzeug, um im Ritual den fehlenden gegengeschlechtlichen Teil zur Verfügung zu stellen. Der Partner wird als austauschbar betrachtet, da letztlich nur die geschlechtliche Qualität als fehlende Erfahrung dem eigenen, in sich bereits vollkommenen, göttlichen Sein als Ergänzung dient, um erleuchtet zu werden. Der seelischen Individualität des entsprechenden menschlichen Wesens wird keine Bedeutung beigemessen. Basis dieser Einstellung ist die Annahme, in jedem Menschen sei die ganze Göttlichkeit zu finden, d.h. auch alle männlichen und weiblichen Aspekte trage jeder Mensch bereits in sich. So dient der Partner nur als Hilfe zur Wahrnehmung, zur Erweckung der in jedem bereits vorhandenen Ganzheit. Die geheime Lehre des gemeinsamen Pfades lehrt dagegen, dass nur aus der Verschmelzung der ursprünglich getrennten göttlichen Hälften die Ganzheit entstehen kann. So ist die tantrische Praxis zwar Teil des gemeinsamen Pfades, jedoch wird der tantrische Weg ausschließlich für Dualseelen empfohlen. Im günstigsten Falle lernen andere *Tantra*-Praktizierende etwas über sich, im allergünstigsten Falle finden sie zur Erleuchtung ihrer Hälfte. Oftmals führt die Praxis sexueller Vereinigung mit Partnern, die hinsichtlich ihres Erkenntniszustandes und ihres individuellen Weges nicht zusammengehören jedoch zu neuen Verletzungen und damit zur Verhinderung der Erreichung göttlicher Freiheit. Die geheime Lehre des gemeinsamen Pfades lehrt *Tantra*praktiken also ausschließlich als Erkenntnisweg von Dualseelen. Wie kann man die Initiation für diesen geheimen *Tantra*weg des gemeinsamen Pfades erhalten? Dualseelen sind göttliches Eins. Ihre Initiierung erfolgt ohne das Zutun eines anderen menschlichen Wesens im Moment der körperlichen Begegnung. Mit der ersten Berührung fließt neben der körperlichen Energie auch die göttliche Erinnerung an das Gefühl vollständiger Ungetrenntheit. So erkennen beide gemeinsam Weg, Sinn und Ziel der körperlichen Vereinigung als Teil der ganzheitlichen Einswerdung. Die Initiierung ist erkennbar und als erfolgt zu betrachten, wenn beide die nächste Pforte des zweifachen Pfades durchschreiten: die spirituelle Erkenntnis und polare Entscheidung, keine Regeln, Grenzen oder Absprachen hinsichtlich ihrer körperlichen Begegnung treffen zu müssen, denn das WIR empfindet immer gleich. So kann niemals einer etwas wollen, was der andere nicht will, niemals Mangel, Verletzung oder Übertreibung entstehen. Die sexuelle Begegnung wird Teil der WIR-Erfahrung. Ohne die Angst, etwas falsch machen zu können, zu verletzen oder verletzt zu werden, wird die körperliche Vereinigung reines Sein. Göttliches Eins und polare Trennung können gleichzeitig bestehen. Die Natur des gemeinsamen Pfades.

Weiteres ist über die geheime Lehre des gemeinsamen Pfades nicht überliefert.

Karma-Sutra

Ein praktischer Leitfaden für ein erfülltes Leben

In diesem siebten und letzten Kapitel wollen wir nun versuchen, die Essenz des Wissens aus den vorangegangenen sechs Kapiteln gemäß eines *sutras* in wenigen Merksätzen zusammenzufassen. Diese Zusammenfassung soll zugleich als praktischer Leitfaden für die Arbeit und das Tätigsein (*karma*) in der Welt dienen, deshalb nennen wir dieses Kapitel *Karma-Sutra*.

In den klassischen Sanskrit-Texten, wie der *Manusmriti*, werden vier Lebensphasen *(ashrama)* beschrieben, die dem Menschen zur Verfügung stehen, um die vier Lebensziele (*purushartha*) und somit ein erfülltes Leben zu erreichen. So wie das *varna-System* das übergeordnete Ordnungsprinzip der indischen Gesellschaft darstellt, bietet das *ashrama*-System ein Ordnungsprinzip für das Leben des einzelnen Menschen. Die vier *ashramas* und *purusharthas* bieten einen Leitfaden und zugleich einen ganzheitlichen Ansatz zur Gesundheit und Zufriedenheit eines Menschen hinsichtlich seiner physischen, emotionalen, geistigen und spirituellen Bedürfnisse. Die folgende Tabelle zeigt die entsprechende Zuordnung:

pada	*ashrama* (Lebensphase)	*purushartha* (Lebensziele)
1.	Schüler	*dharma* (kosmisches und weltliches Gesetz)
2.	Haushalter	*dharma* *artha* (Wohlstand, Erfolg) *kama* (Genuss, Lust, Sexualität)
3.	in die Waldeinsamkeit Gehender	*dharma*
4.	der Welt Entsagender	*dharma* *moksha* (Erlösung, Befreiung aus dem Rad der Reinkarnation)

Um die vier Lebensphasen in ihrer umfänglichen Bedeutung verstehen zu können, ist vorab eine zusammenfassende Betrachtung der vier Lebensziele hilfreich:

Jeder Mensch hat die Aufgabe, sein persönliches *dharma* gewissenhaft und engagiert zu erfüllen. Dabei sind Pflichten und Moral gemäß des jeweiligen *karmas* und der jeweils einzigartigen Lebensaufgabe für jeden Menschen anders und unvermeidlich. Der Hinduismus unterscheidet hier zwischen dem allgemein gültigen *Sadharana-Dharma*, das die Pflichten und Tugenden eines jeden Individuums beinhaltet wie Gewaltlosigkeit (*ahimsa*), Wahrhaftigkeit (*satya*), Geduld (*ksanti*), Selbstkontrolle (*dama*), Mildtätigkeit (*danam*), Gastfreundschaft (*ahithi*). Das *Svahdharma* dagegen, das die Pflichten der verschiedenen Kasten vorschreibt, ist für jeweils eine bestimmte Gruppe maßgeblich. Die sozialen Pflichten und Verantwortungen hängen vom Alter, Lebensstadium, Geschlecht, von der Kaste und dem sozialen Status ab. Es gibt unterschiedliche Ordnungen und Gesetze für Personen in einer bestimmten Lebensstufe (*ashrama*), sowie verschiedene Vorschriften für die einzelnen Mitglieder der vier Stände der Gesellschaft, die *varnas*. So ist das *dharma* eines *Brahmanen* durch Gewaltlosigkeit und Entsagung gekennzeichnet, wohingegen das *dharma* eines *Kshatriyas* den mutigen und selbstlosen Kampf bedeutet.

Die Erfüllung des *dharma* dient der spirituellen Erkenntnis und führt letztlich zu *moksha*, der Befreiung aus dem Kreislauf der Wiedergeburten. Solange der Mensch jedoch noch nicht von *karma* befreit ist, muss er die Pflichten seines jeweiligen Körpers in Übereinstimmung mit den religiösen und weltlichen Prinzipien erfüllen, um eine höhere Erkenntnisstufe zu erreichen. *Moksha* erreicht der Mensch also nicht durch Entsagung, denn jede Handlung, ob körperlich oder geistig, schafft *karma*.

„Nicht durch das Unterlassen der Werke erlangt der Mensch Befreiung von den Werken; nicht durch bloßes Entsagen erlangt er Vollkommenheit. Denn kein Lebewesen kann auch nur einen Augenblick verharren, ohne zu handeln. [...]." (3. Gesang, Vers 4/ 6/ 7/ 19)

In der *Bhagavad Gita* werden beide Wege, *pravritti* (Werktätigkeit) und *nivritti* (Nichttätigkeit) genannt. Dabei gibt *Krishna* dem Weg des Handelns, *Karma-Yoga*, den Vorzug.

> *„Vollzieh das notwend'ge Werk, denn Tun ist besser als nichts tun; selbst die Verrichtungen des Leibs auf einer Tätigkeit beruhn. Ans Dasein bindet jedes Tun, das nicht geschieht aus Opferpflicht; vollbringe darum zwar ein Werk, doch hänge an demselben nicht."* (3. Gesang, Vers 8 - 9)

Für die Anhaftung der Seele an die materielle Welt nennt die *Gita* zwei Ursachen: Nichtwissen (*avidya*) und Begierde (*lobha*). Sie bewirken, dass die Tätigkeit der Sinnesorgane Unruhe und Trübung der Erkenntnis verursacht. Dies verhindert die erlösende Einsicht. Die Werke heften sich an das Denkorgan (*manas*), stören die erlösende Erkenntnis und bedingen die Beschaffenheit der Verkörperungen. *Avidya* ist der Grund dafür, dass der Mensch die Einheit seiner individuellen Seele *(jiva)* mit Gott (*brahman*) nicht mehr wahrnimmt und der Illusion *(maya)* von einer losgelösten, getrennten und selbständigen Existenz unterlegen ist. Durch die empfundene Auflösung der Einheit mit *brahman* entsteht die Verwicklung mit dem *Karma*-Gesetz. Das *Karma*-Gesetz führt uns in jeder Inkarnation gezielt in Situationen in denen wir - nach dem Gesetz von Ursache und Wirkung - säen und ernten. Wir suchen uns bewusst oder unbewusst die Umstände und Beziehungen aus, in denen wir unsere Lektionen in diesem Leben lernen wollen. Wir sind selbst verantwortlich für die Resultate aus unserem Denken, Fühlen und Handeln. Alles, was wir tun oder nicht tun, löst bestimmte Reaktionen aus, die nach einer bestimmten Zeit als Wirkung zu uns zurückkehren. Gemäß der *Bhagavad Gita* soll man nicht an den Früchten der Handlung haften und sich selbst nicht als den Handelnden sehen. Da das *karma* aus Wünschen (*ichha*), Wissen (*jnana*) und Wollen (*kriya*) gebildet wird, bedeutet *Karma-Yoga*, alle Werke in Demut, Dankbarkeit und bedingungsloser Liebe zu verrichten und die Resultate Gott zu weihen. Diese Form der Selbstlosigkeit und des Altruismus befreit das Ego, welches auf Belohnung und Anerkennung für seine Arbeit hofft. *Karma-Yoga* ist neben *Jnana-*, *Bhakti* und *Raja-Yoga* einer von vier großen *Yoga*-Pfaden, der unsere Seele aus den materiellen, geistigen und emotionalen Abhängigkeiten und Anhaftungen befreien und uns zu *moksha* und Erleuchtung führen kann.

Moksha ist das letzte der insgesamt vier großen Lebensziele. Bevor jedoch *moksha* erreicht werden kann, hat jeder Mensch die Pflicht, die ersten drei Ziele, *dharma, artha* und *kama* zu verwirklichen. Diese sind die ersten drei Tore *(trivarga)* und somit die Voraussetzung für das Erreichen von *moksha,* des vierten und letzten Ziels.

Die vier Ashramas

Nach dem klassischen *Ashrama*-System wurde das durchschnittliche Lebensalter eines Menschen mit 108 Jahren angenommen, bestehend aus vier Phasen von je 27 Jahren. Die Zahl 108 ist nicht zufällig gewählt. Sie ist eine heilige Zahl. Die 1 steht für Gott oder höhere Wahrheit, die 0 symbolisiert die absolute Leere und Vollständigkeit der spirituellen Praxis und die 8 ist die Zahl der Unendlichkeit und Wiedergeburt. So gibt es 108 Stufen der Reinkarnation, 108 heilige Stätten, 108 heilige Schriften. 108 *Nadis* führen zum *Herzchakra*, 108 *Marma*-Punkte definieren das *Sri Yantra* und den menschlichen Körper, 108 Perlen hat die Gebetskette *(mala)* und *Krishna* tanzte mit 108 *Gopis.*

Die folgende Tabelle zeigt die vier Lebensstufen in Verbindung mit den dazugehörigen weltlichen und spirituellen Aufgaben. Traditionell war das *Ashrama-System* für die männlichen Angehörigen der drei oberen Kasten ausgelegt.

ashrama	Alter	Beschreibung
Schülerleben	1 - 27	Das Kind lebt bis zum 5. Lebensjahr in seiner Familie und wird dann zu einem *Gurukul* (Haus des Gurus) geschickt. Der Guru unterrichtet den Schüler in *vedischer* Philosophie, Wissenschaft und Logik. Der Schüler übt sich in Selbstdisziplin, Enthaltsamkeit und sozialen Diensten.
Haushaltsleben	28 - 54	Als „Haushalter" soll man heiraten, Kinder haben, die Familie versorgen, den Bedürftigen geben und den sozialen und politischen Bedürfnissen der Gemeinschaft dienen.

Zurückgezogenes Leben	55 - 81	In die „Waldeinsamkeit" soll man erst gehen, wenn die familiären Pflichten erfüllt sind. Dann kann man sich von materiellen Dingen lösen und seine eigene Philosophie finden.
Der Welt entsagendes Leben	82 - 108	Ein *Sannyasa* soll die Welt aufgeben, um sein Ziel in der Erlösung zu finden.

Im Folgenden wollen wir nun die einzelnen *ashramas* in ihrem traditionellen Kontext etwas ausführlicher betrachten, um danach einen Leitfaden für den heutigen Menschen und seine Aufgaben in der Welt entwickeln zu können.

1. *Brahmacharya*

Die erste Phase *Brahmacharya* bedeutet Hinwendung zu *Brahma* und beginnt traditionell mit einem Initiationsritual (*upanayana*), das einen Menschen zum *Dvijati* werden lässt, zum „Zweimalgeborenen". Nach der natürlichen Geburt stellt das *Upanayana* die kulturelle Geburt dar und ist nur männlichen Angehörigen der oberen Kasten vorbehalten. *Brahma-charya* bedeutet auch „Schüler" und so wird traditionell ein Junge im Alter von fünf Jahren einem *Guru* übergeben, der ihn fortan erzieht und unterrichtet. Der *Guru* symbolisiert einerseits *Brahma,* andererseits übernimmt er die Rolle des Vaters. Der Schüler hat ihm absoluten Gehorsam und Respekt zu erweisen und sich in Selbstdisziplin und Selbstbeschränkung zu üben. Die Enthaltsamkeit ist einerseits bezogen auf bestimmte *rajasige* Nahrungsmittel wie Honig, Fleisch und Gewürze, andererseits aber auch auf den Umgang mit Frauen. Der Schüler soll stets allein schlafen und nie seine Männlichkeit verlieren. Auch Singen, Tanzen und Instrumente spielen ist ihm nicht erlaubt. Weiter ist es ihm verboten, Sandalen zu tragen oder einen Regenschirm zu benutzen. Der Schüler darf sich sein Essen nicht selbst kochen und nur von Almosen leben. Er praktiziert *Karma-, Bhakti-* und *Hatha-Yoga.* Die Hauptpflicht des Schülers ist es, zu lernen. Das Ziel dieser ersten Phase ist für den *Brahmacharya* neben der Entwicklung von *Yama und Nyama* vor allem der Erwerb von Wissen durch Studium der heiligen *vedischen* Schriften und unterschiedlichen Wissenschaften *(Jnana-Yoga).* Hat der Schüler Meisterschaft erlangt, kehrt er in seine Heimat und zu seiner Familie zurück. Diese Rückkehr wird traditionell mit einem großen *puja* gefeiert, und der Lehrer erhält Opfergaben und wertvolle Geschenke, wie Gold, eine Kuh, ein Pferd oder Schuhe.

2. Grihastha

Grihastha begann traditionell mit einem rituellen Bad, welches den Übergang von einem Schüler zum verantwortungsvollen Erwachsenen *(snataka)* markierte. Im zweiten *ashrama,* im Alter von 27 bis 54 Jahren, soll der Mensch sich in seiner Familie verwirklichen, eine glückliche Ehe führen, Kinder groß ziehen und selbstlos die daraus resultierenden sozialen und religiösen Pflichten gegenüber der Familie, der Gesellschaft, den Göttern und Vorfahren erfüllen. In den hinduistischen Schriften wird *Grihastha* als das bedeutendste *ashrama* betrachtet, da es vor allem durch *artha* die Voraussetzung für die nächsten beiden Stufen schafft. Die Aufgaben eines Haushalters sind vorrangig geprägt von *Karma-* und *Bhakti-Yoga* und dienen der Entwicklung von *dharma, artha* und *kama*. Ein Haushalter hat die Pflicht, ein ehrliches und tugendhaftes Leben zu führen und für das Wohl und den Reichtum seiner Familie zu sorgen, ohne gierig zu sein. Er soll arbeiten und seine Schulden bezahlen. Seine Gedanken und Taten sowie seine Kleidung sollen in Übereinstimmung mit seinem Alter, seinem Reichtum, seinem Beruf und seinem Stand stehen. Ein *Grihastha* hat die Pflicht, seinen Körper rein zu halten, Haare, Nägel, Bart zu schneiden und sich weiß zu kleiden. Er soll nicht den Versuchungen der materiellen Welt erliegen und seine spirituellen Ziele nicht aus den Augen verlieren.

3.Vanaprastha

Das dritte *ashrama* beginnt mit 54 Jahren nach Beendigung des Familienlebens, wenn die Kinder aus dem Haus sind und man sich langsam aus den weltlichen und familiären Pflichten in die „Waldeinsamkeit" zurückziehen kann. Gemäß den Schriften kann man sich nur in dieses Stadium des Lebens begeben, wenn die Haut Falten hat, die Haare weiß sind oder ein Enkelkind geboren wird. Ein *Vanaprastha* hat die religiöse Pflicht der täglichen Opferrituale und der asketischen Lebensweise. Gemäß den Schriften darf er sich nur von den wildwachsenden Früchten, Blüten, Wurzeln und Kräutern der Umgebung ernähren. Auch soll er täglich zweimal baden, nur soviel Kleidung tragen, dass seine Blöße bedeckt ist, und Haare, Nägel und Bart ungeschnitten lassen. Seine Haare soll er stets zu einem Zopf flechten und Almosen geben. Tägliche körperliche und geistige *Yoga*übungen *(asana, pranayama, kriya)* sollen seine Askese unterstützen. So soll er im Sitzen oder Stehen meditieren und sich dabei Hitze, Kälte und Regen aussetzen. Er muss die *Veden* und *Upanishaden* lesen und rezitieren. *Vanaprastha* ist geprägt von *Jnana-, Bhakti* und *Raja-Yoga* und dient der Erfüllung von *dharma*.

4. Sannyasa

Das vierte und letzte *ashrama* ist der vollständige Rückzug und die Entsagung von der Welt. Wann diese letzte Phase genau beginnt, ist schwer zu sagen, da der Übergang vom *Vanaprastha* zu *Sannyasa* fließend ist. Ein *Sannyasa* lebt als strenger Asket und wandernder Bettelmönch unter Verzicht auf alles, bis auf die täglichen Opferrituale. Der Unterschied zum *Vanaprastha* besteht in der Ausführung einer bestimmten Feuerzeremonie, bei der der *Sannyasa* sich selbst als Feuer verkörpert und sich als strahlende Energie manifestiert. Durch Askese und *Meditation* gelangt der *Sannyasa* allmählich in den Zustand des *samadhi*. *Sannyasa* dient der Erfüllung von *dharma* und führt zu *moksha*.

Soweit die Darstellung der indischen Tradition und der alten Texte. Natürlich leben wir in einem anderen Kulturkreis und in einer anderen Zeitepoche. Dennoch begegnet uns in diesen Traditionen ein altes Wissen, welches unverändert auch heute gültig ist, da es Grundsätzlichkeiten des menschlichen Lebens vermittelt. So können wir aus den bisherigen Kapiteln und Ausführungen folgende Erkenntnisse für unser eigenes Leben übernehmen:

1. Die Quelle der Schöpfung, Anfang und Ende allen Seins, ist ein göttliches All-Eins. Das Prinzip der Schöpfung ist die Polarität. Der materiellen Welt steht eine geistige Welt gegenüber. Beide durchdringen sich in ständiger Wechselwirkung.

2. Die menschliche Existenz besteht aus einem Zusammenspiel von Körper, Geist und Seele. Gesundheit ist der Zustand der Harmonie dieser drei Anteile. Krankheit ist ein Zustand der Dysharmonie und fordert uns stets auf, uns zu entwickeln und zu reifen.

3. Dem äusserlichen Wachsen des Menschen ist ein inneres zugeordnet. Jede Lebensphase dient dabei der bewussten Entwicklung des Menschen mit dem Ziel, letztlich zur höchsten Stufe der Weisheit, zur Erleuchtung zu gelangen. Erst die Erleuchtung entspricht dem Zustand ganzheitlicher Gesundheit. Mit dem Erreichen der höchsten Erleuchtung schließt sich der Kreis der Schöpfung und die Seele kehrt zurück zum Ursprung.

Jede Inkarnation umspannt einen Zeitraum von der Geburt bis zum Tod und ist dem Menschen gegeben, um unter jeweils ganz besonderen Bedingungen einen weiteren Lernprozess zu durchschreiten und die göttliche Seele immer tiefer erkennen und reifen zu lassen. Die in den obigen Kapiteln dargestellten Lehren der *Indischen Medizin* unterstützen den Menschen auf diesem Weg, indem sie ihm zum einen das notwendige Wissen über die Zusammenhänge der Schöpfung vermitteln und zum anderen lehren, wie ein Weg des inneren Reifens innerhalb der Schöpfung gegangen werden kann. Körper, Geist und Seele werden in ihrer Einbindung in den Kosmos erklärt und wir erfahren, wie wir diese drei Glieder unserer Gesamtexistenz wahrnehmen, pflegen und entwickeln können. Der *Ayurveda* lehrt uns die Pflege des Körpers, der als Gefährt die Seele durch dieses Leben trägt. Der *Dhanurveda* lehrt uns die Kultivierung des Geistes, damit dieser nicht der Irrung des Egos verfällt, sondern als klarsichtiger Lenker den Körper nach den Bedürfnissen der Seele auf dem Weg halten kann. Der *Yoga* schließlich lehrt uns die Befreiung der Seele aus alltäglichen Verhaftungen und das Erkennen unseres göttlichen Wesens und Auftrages. Da wir als menschliche Wesen ebenfalls der Polarität der Schöpfung unterworfen sind, existieren wir als Mann und Frau. Daher kommt der Paarbeziehung eine wichtige Rolle in unserem Leben zu. Auch in der Paarbeziehung wirken körperliche, geistige und seelische Aspekte und *Kamasutra*, *Tantra* und *Ardhanarishvara Veda* lehren uns, diese Zusammenhänge zu verstehen und in Bewusstheit zu wachsen. Und nicht zuletzt läßt uns die Beschäftigung mit den *Ashramas* erkennen, dass ein Leben nicht einfach vergeht oder vor sich hinplätschert, sondern dass dem äusseren Wachsen ein inneres entspricht, welches erkannt und angenommen werden will. So liegt es an uns, den Rhythmus des Lebens zu erkennen und uns mit Bewusstheit und ernsthaftem Bemühen auf einen Weg des Lernens und Erkennens zu wagen, um unsere Seele zur Entfaltung zu bringen.

In unserer heutigen Zeit ist die Kultur einer bewussten Lebenshaltung weitgehend verloren gegangen. Unser Leben wird geprägt von kurzfristigen Befriedigungen, ständigem Aktionismus und materiell überformten Lebenszielen. Es ist jedoch unsere persönliche Entscheidung, ob wir uns einer solchen Lebensweise unterordnen oder ob wir unser Leben in seiner eigentlichen Tiefe ergründen wollen. Das notwendige Wissen, um sich selbstbestimmt auf den Weg des Lernens zu begeben, ist heutzutage jedem frei zugänglich. Wir müssen nur beginnen.

Karma-Sutra

1. Unendlich ist der Kreislauf des Lebens, im Werden und Vergehen zeigt sich das Wesen der Schöpfung. Auch Du kommst und gehst, wirst und vergehst wieder. Deine Seele jedoch ist Teil der göttlichen Ewigkeit. Erkenne, Dein Sein ist Erkennen. Sei achtsam.

2. Gott nur ist ewig, der Mensch aber ist endlich. So herrscht die Zeit über unsere menschliche Existenz. Doch fürchte nicht die Zeit, denn Sie lehrt Dich den Rhythmus des Lebens. Jede Lebensphase hat ihre Aufgaben. Erkenne, alles hat seine Stunde. Versäume sie nicht.

3. Der Körper ist das Fahrzeug, welches unsere göttliche Seele durch die irdische Existenz trägt. Lerne, den Körper und seine Bedürfnisse zu verstehen. Studiere den Ayurveda, um Deinen Körper richtig zu pflegen und gesund zu erhalten. Erkenne, der Körper trägt. Pflege ihn.

4. Der Geist ist der Lenker, welcher unserem Körper die Richtung weist. Doch nur ein ruhiger und klarer Geist vermag es, die leisen Anweisungen der Seele zu hören und das richtige Ziel anzustreben. Schule Deinen Geist durch den Weg des Bogens, auf das er achtsam werde. Erkenne, der Geist lenkt. Lehre ihn, zuzuhören.

5. Die Seele ist auf der Reise durch die irdische Existenz, um zu lernen. Aufgabe und Weg der Seele sind jedoch zunächst verborgen. Praktiziere den Yogaweg, um Deine Seele zu schauen und den Weg der Heimkehr zum göttlichen Ursprung zu finden. Erkenne, Deine Seele reist. Achte auf den Weg.

6. Der Mensch lebt als Mann und Frau. Wir brauchen einander, um uns im Leben zu ergänzen und das Leben in seiner Fülle zu erfahren. Dieses Miteinander fordert Aufmerksamkeit und angemessenes Handeln. Lerne vom Kamasutra über das gemeinsame Leben in dieser Welt. Erkenne, es gibt Regeln für ein Miteinander. Respektiere sie.

7. Als Mann und Frau bilden auch wir die Polarität der Schöpfung ab. So sind wir als Paar ein Mikrokosmos, der den Makrokosmos widerspiegelt. Lerne vom Tantra, in der stofflichen Handlung den geistigen Gesetzen zu begegnen. Erkenne, wie oben so unten. Alles ist eins.

8. Als duale Seelen wurden wir erschaffen und als duale Seelen verbinden wir uns in vollständigem Erkennen, um letztlich wieder zu unserem göttlichen Ursprung heim zu kehren. Wenn Dir das Geschenk der Begegnung mit Deinem Dual gegeben wird, fürchte Dich nicht. Erkenne, nur das WIR überwindet die Schöpfung. Im WIR ist Polarität und Nicht-Polarität, Sein und Nicht-Sein. Das WIR ist das ALL-EINS. Möge Dein Weg in die Heimkehr führen. Namaste.

Nachwort

Zu Beginn des Buches haben wir uns im Kapitel *Ayurveda* mit der Schöpfung beschäftigt und betrachtet, wie aus dem ursprünglichen Eins-im-Nichts, dem göttlichen Ursprung allen Seins, zunächst die Polarität als Grundprinzip aller Schöpfung entsteht. Die polare Welt entfaltet sich dann weiter, es entstehen Raum und Zeit, es bilden sich die Elemente als Grundsubstanzen aller Materie, es wirken *doshas* und *gunas*. In dieser Welt lebt jeder von uns sein Leben und wir alle sind den Rahmenbedingungen dieser Welt ausgesetzt. Die Aufgabe, die wir als Menschen von Leben zu Leben zu erfüllen haben, ist es, zu lernen. Wir werden weiser, klüger, reifer und älter - in jedem einzelnen Leben als Mensch, aber auch im Verlauf vieler Inkarnationen als unsterbliche göttliche Seele. Und sogar insgesamt als Menschheit, auf einem gemeinsamen Entwicklungsweg. Besonders im zweiten Teil des Buches haben wir uns damit beschäftigt, auf welche Weise die Indische Medizin uns Anleitung und Hilfe ist, diesen Reifungsprozess bewusst zu gestalten und durch die Entwicklung von Körper, Geist und Seele letztlich zu einem Erleuchtungszustand zu gelangen. In letzter Konsequenz ist dieser Erleuchtungszustand die Rückkehr in unseren göttlichen Ursprung.

Zum Abschluss dieses Buches wollen wir jetzt den Blick auf ein bedeutsames Mysterium richten und uns deutlich machen, in welchem Verhältnis die Schöpfung und unser Erleuchtungsweg zueinander stehen. Tatsächlich ist der Erleuchtungsweg die Umkehrung der Schöpfung. Die Entfaltung der Schöpfung in die mannigfaltigen Facetten des Seins, die Differenziertheit aller Dinge, die Zahl- und Endlosigkeit materieller und geistiger Formen und Zustände - all dies wird im Erleuchtungsprozess Stück für Stück wieder zurückgeführt und wie gesammelt. Der unerwachte Mensch ist in der materiellen Welt tief verankert, lebt unbewusst und verhaftet in weltlichen Bedingungen. Der *Ayurveda* lehrt uns zunächst die Bewusstheit für den Körper und seine Beziehungen mit dem Kosmos und führt unsere „Verlorenheit" in der materiellen Welt zurück zu einer Achtsamkeit. Gleiches geschieht dem Geist, der durch den Schulungsweg des Bogens wie eingefangen wird, um sich zu sammeln und zurückzufinden zur inneren Mitte. Letztlich geleitet uns der *Yoga* die Schritte zur Überwindung der stofflichen Grenzen und ermöglicht uns das Betreten der geistigen Welt. Im Weg der

Liebenden schließt sich der Kreis, indem alle Dualität überwunden und die Schöpfung wieder verlassen wird. Der Weg, den jede Seele zu bewältigen hat, umfasst somit zunächst ein Hinabsteigen und tiefes Eintauchen in die Schöpfung, sodann ein erneutes Aufsteigen, die Lösung von der ergriffenenWelt und die Heimkehr zum göttlichen Ursprung. Dieser Weg geschieht im Kleinen bei jeder Inkarnation, im Größeren bei jedem Seelenweg durch die Wiedergeburten und im Großen beim Weg der Kulturen oder gar der Menschheit. Als göttliche Wesen erschaffen wir und führen die Schöpfung wieder zurück zum Ursprung. Ständig neu, ein ewiger Kreislauf. So schließen wir dieses Buch mit dem letzten Vers des *Karma-Sutra*. Es ist nicht etwa der neunte Vers, sondern wieder ein erster...

1. *Was ist Gott? Gott ist unsere Bezeichnung für das erwachte Alles-im-Nichts. Ist Gott erwacht, so dürfen wir teilhaben an seinem Atem. Jede Ausatmung Gottes ist der Vorgang der sich entfaltenden Schöpfung, jede Einatmung Gottes die Rückkehr der Schöpfung in Erleuchtung. Wisse, als Sohn und Tochter des Göttlichen atmest Du wie der Vater. So erschaffe und erleuchte – ohne das eine über das andere zu erheben.*

AYURVEDISCHER KONSTITUTIONSTEST

Beschreibe Dich selbst:	Vata	Pitta	Kapha
Körpergröße	eher klein oder aber sehr groß ☐	mittelgroß ☐	groß oder untersetzt ☐
Körperbau	eher schlank, dünn ☐	durch-schnittlich ☐	stabil, kräftig, eher schwer ☐
Gelenke	zartgliedrig, oft knackende Geräusche ☐	mittlere Stärke ☐	kräftig ☐
Schultern	schmal ☐	mittel ☐	breit ☐
Hände	eher schmal ☐	mittelgroß, regelmäßig ☐	eher breit, dick ☐
Füße	eher zart, knochig, oft kalt ☐	mittelgroß, oft heiß ☐	eher breit ☐
Haut	trocken, rau, kühl, braun ☐	weich, warm, oft Sommer-sprossen, rot ☐	dick, feucht, kühl, weiß ☐

Haare	dünn, trocken, gekräuselt, schwarz ☐	seidig, leicht fettig, hoher Haaransatz, blond, rötlich, früh ergraut ☐	kräftig, weich, dicht, leicht ölig, tiefer Haaransatz, dunkel o. hell ☐
Nägel	dünn, brüchig, schmal ☐	mittelstark, regelmäßig, rosa ☐	kräftig, eher breit, weiß, regelmäßig ☐
Augen	klein, unruhig, trocken, stumpf, oft braun ☐	mittelgroß, feucht, durch-dringend, oft grün oder grau ☐	groß, ruhig, anziehend, häufig blau ☐
Zähne	unregelmäßig, Neigung zu Zahnfleisch-schwund ☐	regelmäßig, von mittlerer Größe, häufig gelblich, weiches Zahnfleisch ☐	regelmäßig, kräftig, groß, weiß ☐
Zunge	unruhig, eher dünn, schmal, rissig, dunkel verfärbt ☐	mittelstark, weich, rötlich verfärbt ☐	dick, breit, feucht, weich, hellrosa bis blass ☐
Appetit	unregelmäßig, isst mal wenig, mal übermäßig ☐	groß, isst ständig viel ☐	gering, isst eher wenig ☐

Durst	unregelmäßig, trinkt nur mäßig ☐	groß, trinkt viel ☐	gering, trinkt wenig ☐
bevorzugte Nahrungs-qualität (gemäß Ayur.)	warm, ölig, süß, sauer, salzig ☐	kalt, süß, bitter ☐	heiß, trocken, scharf, bitter ☐
Verdauung	schwach ☐	gut, schnell ☐	langsam ☐
Stuhlgang	wenig, trocken, neigt zu Verstopfung ☐	viel, oft weich, manchmal wässrig ☐	regelmäßig, gut geformt ☐
Urin	wenig, oft dunkel gefärbt ☐	oft starker Geruch, viel ☐	mäßig, hell ☐
Schweiß	schwitzt kaum ☐	schwitzt stark ☐	nur mäßig ☐
Sprache	eher leise, redet viel ☐	selbstbewusst, meist kräftig ☐	angenehm, wohlklingend ☐
Schlaf	wenig, leicht, oberflächlich ☐	mittel, schläft schlecht ein ☐	tief und lang, ungestört ☐
Sexualität	schwankende Libido, mal exzessiv, mal abstinent ☐	regelmäßig, ausgeglichen ☐	starkes Bedürfnis, ausdauernd ☐
Gewicht	niedrig, evtl. Neigung zum Untergewicht ☐	ausgeglichen, kann zu- u. abnehmen ☐	eher hoch, nimmt leicht und schnell zu ☐

Gedächtnis	Kurzzeit: gut Langzeit: schlecht ☐	Kurzzeit: gut Langzeit: gut ☐	Langzeit: gut Kurzzeit: schlecht ☐
Auffassungs gabe	schnell ☐	mittel ☐	langsam ☐
Willens- stärke	eher gering ☐	gut ☐	ausgeprägt ☐
psychische Stabilität	wechselhaft, glgtl. instabil ☐	ausgeglichen ☐	ruht in sich ☐
Selbst- bewusstsein	eher gering ☐	gut ☐	ausgeprägt ☐
Begabungen	Kreativität, Emotionalität ☐	Intellekt, Zielstrebigkeit ☐	Geduld, Ausdauer ☐
Puls- frequenz	hoch ☐	mittel ☐	niedrig ☐

Ergebnis:			

1. *Muladhara* (Wurzelchakra)

Namensbedeutung: *Mula* = Wurzel ; *Dhara* = Stütze
Lageentsprechung: Damm, zwischen Anus und Geschlechtsorganen
Farbe: Rot
Blüte: Quadrat - vierblättriger Lotus
Planet: Sonne
Wochentag: Sonntag
Regionale Zuordnung: Blase/ Niere, Füße/ Beine, Steißbein, Knochen, Dickdarm, Nägel, Zähne, Nase
Sinnesfunktion: Riechen
Drüsen: Nebennieren
Hormone: Kortison, Adrenalin, Noradrenalin
Krankheitsbeispiele: Arthrose, Bluthochdruckprobleme, Darmentzündung, Durchfall/ Verstopfung, Grippe, Hämorrhoiden, Ischias, Krampfadern, Nierensteine, Knochenerkrankungen, Rheumatismus, Rückenprobleme, Zahnprobleme
Psychische Störungen: Angstzustände, existenzielle Ängste, Mangel an Ur-Vertrauen, Depression, Schlafstörungen, Orientierungslosigkeit
Geistige Ebene: Lebenswille
Spirituelle Ebene: Urvertrauen
Zentrale Themen: Lebenswille, Überleben, Sicherheit, Urvertrauen, Selbsterhaltung
Entwicklungsphase: Kindheit, 1. - 7. Lebensjahr
Positive Kräfte: Lebensenergie, Ausdauer, Rhythmusgefühl, Naturverbundenheit
Negative Kräfte: Gleichgültigkeit, Realitätsflucht, Illusionen, Selbstsucht, Triebhaftigkeit
Element: Erde
Vokal: U
Mantra: LAM (Lang gesprochen)
Affirmationen: Ich stehe mit beiden Beinen im Leben. Meine Bedürfnisse werden befriedigt. Ich vertraue der Kraft der Erde und spüre meinen Körper. Ich nehme mich an, so wie ich bin.
Lernaufgaben:
Erdung, Aktivität, Körperbewusstsein, Alltagsbewältigung
das Finden des eigenen Ursprungs (Verwurzelung)
Befriedigung der Grundbedürfnisse (Schlaf, Essen, Trinken, Sex)
Liebe und Annahme des Lebens und des eigenen Körpers
Vitalität und Lebenswille, Sicherheit und Unsicherheit

2. *Svadhisthana* (Sexualchakra)

Namensbedeutung: *Svadhistana* = Süße, = Ort der Süße
Farbe: Orange
Blüte: Mondsichel - sechsblättriger Lotus
Planet: Mond
Wochentag: Montag
Lageentsprechung: Schambein/ Kreuzbein
regionale Zuordnung: Geschlechtsorgane, Nieren, Blase, Darm, Blutkreislauf, Muskeln, Zunge
Sinnesfunktion: Schmecken
Drüsen: Milz, Keimdrüsen (Hoden, Eierstöcke)
Hormone: Östrogene, Progesteron und Testosteron
Krankheitsbeispiele: Erkrankungen der Gebärmutter und der Eierstöcke (Entzündungen, Pilzinfektionen, Zystenbildung), Menstruationsstörungen, Darm-, Blasen-, Nieren- und Milzerkrankungen, Erkrankungen des Muskelsystems
Psychische Störungen: Beziehungsprobleme, Essstörungen, Süchte, sexuelle Unlust, Frigidität, Impotenz, Unfruchtbarkeit, Schlaflosigkeit
Geistige Ebene: Körperbewusstsein
Spirituelle Ebene: Mut, Kreativität
Zentrale Themen: Sexualität, Beziehungsfähigkeit, Kontaktfähigkeit, Sinnlichkeit, körperliche Lust, Fortpflanzung, Kreativität, Arterhaltung
Entwicklungsphase: Jugend, 8. - 14. Lebensjahr
Positive Kräfte: Vitalität, Kreativität, Lebensfreude, Hingabefähigkeit, Sinnlichkeit, Genußfähigkeit
Negative Kräfte: Ängste, Angst vor Fehlern, Triebhaftigkeit, Zwanghaftigkeit, Nervosität, Neid, Besitzgier, Scham- und Schuldgefühle, Verklemmtheit, innerlich gestaut, verkopft
Element: Wasser
Vokal: O (langes O wie bei Mond)
Affirmationen: Ich genieße das Leben mit allen Sinnen. Ich gehe auf den anderen zu. Ich zeige meine Bedürfnisse. Ich befriedige mich selbst.
Mantra: VAM (Vang gesprochen)
Lernaufgaben:
erste Bewusstseinsbildung (Polarität männlich-weiblich)
Hingabe; sinnliche Erfahrung und das körperliche Erleben von Lust
Umgang mit Sexualität und Erotik
Umgang mit Scham und Schuld
soziale Kontakte, Nähe und Distanz

3. *Manipura* (Nabelchakra, Solarplexus)

Namensbedeutung: *Manipura* = leuchtendes Juwel
Farbe: Gelb
Blüte: Dreieck - zehnblättriger Lotus
Planet: Mars
Wochentag: Dienstag
Lageentsprechung: Mitte des Bauchnabels
Regionale Zuordnung: Magen, Dünndarm, Leber, Galle, vegetatives Nervensystem, Augen
Sinnesfunktion: Sehen
Drüsen: Bauchspeicheldrüse, Leber
Hormone: Insulin, Glucagon, Verdauungsenzyme
Krankheitsbeispiele: Verdauungsstörungen, Leber-, Galle- und Magenerkrankungen, Diabetes, Rheuma, Übergewicht, Sodbrennen, Augenprobleme, Appetitlosigkeit
Psychische Störungen: Aggressivität, Zorn, Unsicherheit, Selbstwertprobleme (Selbstüberschätzung und/oder Selbstabwertung), Minderwertigkeitskomplexe, Alpträume, Schlafstörungen, Masochismus
Geistige Ebene: Emotionalität
Zentrale Themen: Willenskraft, Persönlichkeit, Selbstkontrolle
Entwicklungsphase: Frühes Erwachsenenalter, 15. - 21. Lebensjahr
Positive Kräfte: Offenheit, Sensibilität, Spontaneität, Emotionalität, Großzügigkeit, Charisma
Negative Kräfte: Selbstabwertung, übersteigertes Ego, Sentimentalität, Selbstmitleid, Eifersucht, Geiz, Ängste, Pessimismus, Begierden, Abgrenzungsschwäche, Dominanzverhalten
Spirituelle Ebene: Ich-Gefühl
Element: Feuer
Vokal: O (kurz gesprochen wie bei Sonne)
Mantra: RAM (Rang gesprochen)
Affirmationen: Ich bin ich. Ich kämpfe positiv. Ich darf Aggressionen zeigen. Ich vertraue meinen Gefühlen und meiner Spontaneität.
Lernaufgaben:
Liebe zu sich selbst entwickeln, Selbstwert
Umgang mit Emotionen, besonders Aggression
Machtausübung und Unterwerfung (Macht und Ohnmacht)
Polarität gut und böse (Schattenarbeit)
Abgrenzung („Nein" sagen und sich durchsetzen)
Anerkennung (Unabhängigkeit von Lob und Kritik von außen)

4. *Anahata* (Herzchakra)

Namensbedeutung: *Anahata* = ohne Makel
Farbe: Grün, Rosa
Blüte: Hexagramm - zwölfblättriger Lotus
Planet: Merkur
Wochentag: Mittwoch
Lageentsprechung: Brustmitte, auf der Höhe des physischen Herzens
Regionale Zuordnung: Herz, Kreislauf, Lunge, Blut, Arme und Hände, Haut
Sinnesfunktion: Tasten
Drüsen: Thymusdrüse, Herz
Hormone: Thymosin, Dopamin, Noradrenalin
Krankheitsbeispiele: Allergien (Asthma, Heuschnupfen), Ekzeme, Psoriasis, Autoimmunerkrankungen, Infektionen, Herzbeschwerden, Blutdruckstörungen, Lungenkrankheiten, Aids, Krebs
Psychische Störungen: Ängste, Gefühlskälte, Kontaktschwierigkeiten, mangelnde Liebesfähigkeit und Abgrenzung
Geistige Ebene: Nächstenliebe, Güte, „intuitiver Geist"
Zentrale Themen: Mitgefühl, Menschlichkeit
Entwicklungsphase: Reife, 22. - 28. Lebensjahr
Positive Kräfte: Liebe, Mitgefühl, Menschlichkeit
Negative Kräfte: Eigenliebe, Egozentrik, Verbitterung, Neid, Überheblichkeit, Übererregung, Ungeduld, Gefühlskälte, Machtmissbrauch, „Opfer des Schicksals"
Spirituelle Ebene: bedingungslose Liebe, Weisheit des Herzens
Element: Luft
Vokal: A
Mantra: YAM (Yang gesprochen)
Affirmationen: Ich bin mit allen fühlenden Wesen verbunden. Ich liebe. Ich bin geliebt. Ich schenke mir und anderen Liebe und Mitgefühl.
Lernaufgaben:
Polarität von oben und unten (auf- und absteigend)
mit dem Herzen sehen, das wahre Selbst erkennen
Dienen und Mitgefühl, liebende Güte, Selbstlosigkeit, Großmut
Prinzip von Geben und Nehmen
Offenheit und Wärme
Lebensfreude, Sinn für Schönheit und Harmonie
Sich selbst und anderen verzeihen, sich öffnen
Christusbewusstsein: Liebe deinen Nächsten wie dich selbst.

5. *Vishuddha* (Halschakra)

Namensbedeutung: *Vishuddha* = Reinheit
Farbe: Hellblau, Himmelblau
Blüte: Kreis - sechzehnblättriger Lotus
Planet: Jupiter
Wochentag: Donnerstag
Lageentsprechung: Kehlkopf
Regionale Zuordnung: Hals, Kehlkopf, Stimmbänder, Speiseröhre, Luftröhre, Nacken und Schultern, Kiefer, Ohren
Sinnesfunktion: Hören
Drüsen: Schilddrüse, Nebenschilddrüse
Hormon: Thyroxin
Krankheitsbeispiele: Hals- und Atemwegserkrankungen, Asthma, Mandelentzündung, Husten, Erkrankungen im Mund- und Rachenraum, Schilddrüsenerkrankungen, Zahnprobleme, Nackenschmerzen, Stimm-, Sprach- und Hörstörungen, Tinnitus
Psychische Störungen: Ängste, z.B. vor Publikum zu sprechen, Hemmungen, die Unfähigkeit, eigene Gefühle und Gedanken ehrlich auszusprechen, „Fassade", Mangel an Ausdrucksmöglichkeiten, Manipulation, Einmischung
Geistige Ebene: Kommunikation
Zentrale Themen: Kommunikation, Wahrheit, Inspiration
Entwicklungsphase: Entfaltung, 29. - 35. Lebensjahr
Positive Kräfte: geistiges Erwachen, Offenheit, Ehrlichkeit, Authentizität, Unterscheidungskraft, Toleranz, vielseitiges Interesse, Musikalität
Negative Kräfte: Geltungsdrang, Egozentrik, Rationalismus, Intoleranz, ständiges Gedankenkreisen, unterdrückte Aggression (Zähneknirschen)
Spirituelle Ebene: Wahrheit
Element: Äther
Vokal: E
Mantra: HAM (Hang gesprochen)
Affirmationen: Ich drücke mich authentisch aus. Ich drücke mich ehrlich aus. Ich öffne mich für die Kraft der Wahrheit.
Lernaufgaben:
Polarität sprechen – hören
ehrliche Kommunikation und die Verbindung von Fühlen und Denken
Kommunikation (verbal / nonverbal)
Stille / Schweigen
Authentizität, Wahrhaftigkeit, Selbstbeherrschung, Selbstdisziplin

6. *Ajna* (Stirnchakra, drittes Auge)

Namensbedeutung: *Ajna* = Wissen
Farbe: Indigo
Blüte: Geflügelter Kreis - zweiblättriger Lotus
Planet: Venus
Wochentag: Freitag
Lageentsprechung: in der Stirnmitte über der Nasenwurzel
Regionale Zuordnung: Kleinhirn, Nervensystem, Hormonsystem, Augen, Ohren, Nase, Nebenhöhlen
Sinnesfunktion: Sinn, Intuition, „sechster Sinn"
Drüse: Hypophyse
Hormone: Vasopressin
Krankheitsbeispiele: Kopfschmerzen, Migräne, Sehstörungen, Schnupfen, Nebenhöhlenentzündungen, Erkrankungen des Gehirns, der Nerven und Sinnesorgane, M. Parkinson, Epilepsie
Psychische Störungen: Konzentrations - und Lernschwäche, Ängstlichkeit, Depression, Schizophrenie, Demenz, Psychosen, Suizidgefahr
Geistige Ebene: Phantasie
Zentrale Themen: Intuition, Wahrnehmung, Phantasie
Entwicklungsphase: Erkenntnis, 36. - 42. Lebensjahr
Positive Kräfte: Intuition, Vorstellungskraft, Selbstbewusstsein, Klarheit
Negative Kräfte: Machtstreben, Selbstüberschätzung, Egozentrik, Verantwortungslosigkeit, mangelndes Vertrauen in die eigene Intuition
Spirituelle Ebene: Weisheit
Element: /
Vokal: I
Mantra: KSHAM (sprich: kschem)
Affirmationen: Ich bin. Ich bin für mein Leben verantwortlich.
Ich öffne mich für mein inneres Licht.
Lernaufgaben:
Polarität linke - rechte Hirnhälfte, Ausgleich
Intuition / 6. Sinn
Selbstverantwortung
klare und verfeinerte Wahrnehmung, Sinn für Schönheit
Einsicht und Vertrauen in die höhere Weisheit
Erkenntnisfähigkeit, Verbindung Logik und Intuition
eigene Berufung finden (Lebensaufgabe)

7. *Sahasrara* (Kronenchakra, Scheitelchakra)

Namensbedeutung: *Sahasrara* = tausendfältig
Farbe: Weiß, Violett, Gold
Blüte: Lotusblüte - tausendblättriger Lotus
Planet: Saturn
Wochentag: Samstag
Lageentsprechung: Schädeldach, höchster Punkt des Kopfes
Regionale Zuordnung: Gehirn, Gesamtheit des Organismus
Sinnesfunktion: Kosmisches Bewusstsein
Drüse: Epiphyse
Hormone: Serotonin, Melatonin
Krankheitsbeispiele: Krebserkrankungen, Immunschwäche, chronische Erkrankungen
Psychische Störungen: Psychosen, Neurosen, Persönlichkeitsstörungen, Depressionen, Demenz, Schizophrenie, Realitätsflucht, Suchterkrankungen
Geistige Ebene: Selbstverwirklichung
Zentrale Themen: Spiritualität, Erleuchtung, Selbstverwirklichung
Entwicklungsphase: Vollendung, 43. - 49. Lebensjahr
Positive Kräfte: Spirituelle Kraft, Verbundenheit mit dem All-EINS, innere Schau Gottes
Negative Kräfte: Illusion, Unwissenheit, Misstrauen, Aberglaube, Desinteresse
Spirituelle Ebene: Erleuchtung
Element: /
Vokal: Stille
Mantra: OM
Affirmation: Dein Wille geschehe. Ich bin bewusst in jedem Augenblick.
Lernaufgabe:
Licht (Ort des inneren Lichts finden)
Verbindung individuelles und universelles Bewusstsein
Meisterschaft über innere und äußere Welt
Bewusstseinszustand absoluter Freiheit
alle Bewertungen fallenlassen
keine Unterscheidung zwischen gut und böse
man ist befreit, weil man nicht mehr moralisch wertet
alle Gegensätze im Bewusstsein vereinigen (höhere Weisheit)
Erkenntnis der Unsterblichkeit der Seele
Sat-Chit-Ananda = Sein - Bewusstsein - Glückseligkeit

Namaste